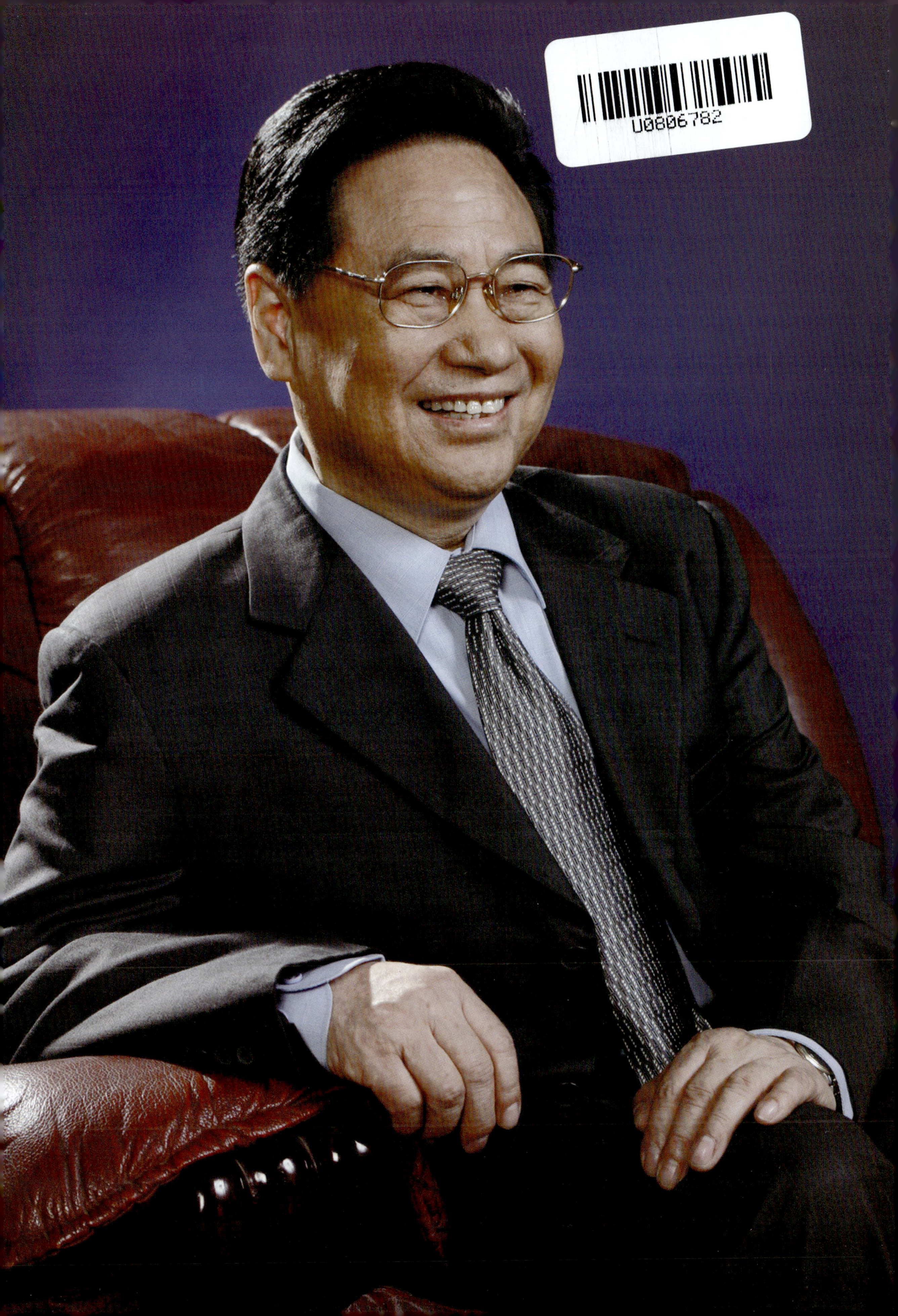

吴炳新，人文博士，1938年出生于山东荣成，中共党员。

三株集团董事局主席，三株集团董事长，国际自然抗癌学会会长，世界中医药学会联合会中药(天然药物)发酵研究专业委员会名誉会长，山东三株发酵中药研究院首席研究员。

“山东三株发酵中医药特色技术”被山东省卫生健康委确定为2020年齐鲁医派中医药学术流派传承项目，吴炳新先生为第一代创始人。

曾任中国对外经贸大学中国消费经济研究院院长、教授、博导，美国休斯敦大学客座教授，美国休斯敦大学吴氏国际工商教育中心常驻总干事，中国领导科学研究会常务理事。

曾任山东大学兼职教授，中央财经大学兼职教授，(中国)国家行政学院兼职教授，济南大学客座教授，山东社会科学院特约研究员。

曾任山东省第八届、第九届政协常委，济南市政协常委，中国工商联执行委员，山东省和济南市工商联合会副会长，山东省民营企业家公会会长，中国专家协会副会长，中国民营科技促进会副理事长，中国微生态学学会第一届委员会常委，中国中医药学学会常务理事。

建立“消费综合理论系统”。个人专著有《消费论》(三卷本，150万字)、《消费通论》、《消费与管理——规律发现与应用》英文版(英国牛津出版社出版)、《领导管理科学新论》、《领导管理科学新论》英文版(英国牛津出版社出版)、**《消费社会生产力论》(中、英文版)**、《消费经济学》(中、英文版)等，其中《领导管理科学新论》(英文版)被列为美国休斯敦大学工商管理学院和中国中央财经大学政府管理学院研究生研修班教材，《消费经济学》被列为中国对外经贸大学研究生教材。出版过个人著作《吴炳新文集》《吴炳新文选》《澎湃诗集》《心潮诗集》等。

著有《发酵中药学》，使发酵中药学成为一门新的学科。

先后在国内外有关刊物发表论文50余篇。其中，十九大前后发表的六篇重要论文为——《新旧动能转换是经济与社会发展的规律》、《人类命运共同体——人本哲学的最高境界》《论市场经济发展中的人文精神》《消费、供给、调控平衡论——吴炳新人文博士答记者李锦问》《消费社会生产力与中国经济持续发展解读》等。

由美国休斯敦大学、中央财经大学与三株公司联合举办“中美消费与领导管理国际研修班”，于2013～2019年(2020年至今因新冠疫情影响中断)先后七次在中国成功举办。吴炳新人文博士的“领导管理科学新论”理论作为教材，并担任主讲。参加学习的中美学员(硕士、博士)达300余人。

曾被评为中国发展市场经济功勋人物；获得过美国优秀科学协会颁发的“环球钻石奖”；2013年，被山东省知识产权局和山东发明协会授予“山东省发明创业奖一等奖”；2014年，被中国发明协会授予国家“发明创业奖·人物奖”；2014年6月，荣获第四届中国管理科学学会管理科学奖(实践类)。拥有个人发明专利13项，其中包括欧盟、美国、日本、韩国专利。

中医药学是中国古代科学的瑰宝，也是打开中华文明宝库的钥匙。

——习近平总书记致信祝贺中国中医科学院成立60周年

中医药学大科学文化与创新发展

吴炳新　编著

山东大学出版社
SHANDONG UNIVERSITY PRESS
·济南·

图书在版编目(CIP)数据

中医药学大科学文化与创新发展 / 吴炳新编著. 济南 ：山东大学出版社，2025. 3. -- ISBN 978-7-5607-8567-7

Ⅰ. R2-05

中国国家版本馆 CIP 数据核字第 2025KM1118 号

策划编辑　唐　棣

责任编辑　毕玉璇

封面设计　王秋忆

中医药学大科学文化与创新发展

ZHONGYIYAOXUE DAKEXUE WENHUA YU CHUANGXIN FAZHAN

出版发行　山东大学出版社

社　　址　山东省济南市山大南路 20 号

邮政编码　250100

发行热线　(0531)88363008

经　　销　新华书店

印　　刷　济南巨丰印刷有限公司

规　　格　787 毫米×1092 毫米　1/16

　　　　　20.25 印张　2 插页　300 千字

版　　次　2025 年 3 月第 1 版

印　　次　2025 年 3 月第 1 次印刷

定　　价　86.00 元

序

中医药学是中华优秀传统文化的瑰宝。中医药文化是中医药事业的根基和灵魂。中医学虽隶属自然科学，却具有人文特征，蕴藏着哲学内涵和文化属性。中医药文化以"深邃的哲学智慧"为中医发展提供了广阔的空间。

中医药的文化属性滋养、丰富了中医学的科学理论，使中医学将医理、哲理、易理、文理四者融贯一体，从而使科学与人文在中医学体系里相得益彰，使得中医学自成一体而独具特色。

科技发展带来西学东渐与东学西渐之间的复杂文化现象和交互关系，这些文化现象为中医学的发展提供了历史契机。在时代变换的浪潮中，文明碰撞是不可避免的，但不同文明之间是可以互相交融、互补共存的。对于中国而言，既有西学东渐的文化现象，又有东学西渐的文化现象。不同文化都具有各自的优势、特色，这决定了文化的交流不是互相替代，而是一种互补的关系。因此，对于中医药文化发展，不要把文化差异看成"绊脚石"。我们应该承认文明交融的"外部力量"不仅未给我们带来困扰，反而给我们提供了一个良好的历史契机。过去缺少这样的契机，当今有了这样的契机，我们要珍惜这个时代所赋予的人类文明交融现象。

在当下，人民日益增长的美好生活需要对中医提出了新需求，也为中医药文化的创新、发展提供了一个新契机。中医学也暴露出了不适应时代发展的某些问题，如疗效评价指标体系有待完善，标准化程度还有待提高，大众普及认可度不够等。为适应时代发展，满足人民需求，中医学只有不断进行自我调适，发展自己，才能有更广阔的发展空间。

吴先生一直在发酵中医领域不断耕耘，其"肠道益生菌对天然药物（中药）的转化与修饰"（这是国际专利题目）早在20世纪就取得欧盟、美国、日本、韩国专利，在临床应用、市场营销方面取得了良好效果，今天又最先看到他的新作《中医药学大科学文化与创新发展》，其中阐述了他的独立思考，中医药学大科学文化之所以称“大”，集中体现有三：大科学精神、大荟萃融合（中华文明）、广泛群众基础。为什么说“中医药学（蕴含）大科学文化”呢？因为中医药学创立的来源是为人的生命服务，为人的养生、防病、治未病、治已病服务，属于哲学、人文科学范畴。中医药学大科学文化正在被近现代的量子科学研究认识。中医药学大科学文化正在利用现代科学知识和现代高科技技术手段逐一、分层、分阶段、分学科等得到证实。例如，本书中利用液相色谱串联质谱（HPLC-MS/MS）技术分析系列发酵中药产品化学成分，对发酵中药功效物质基础有了较客观的认识。通过对比发酵前后成分变化，客观解释了肠道益生菌发酵中药的优势。

这样的思索难能可贵，确实也是中医药文化自身发展的需求。首先，中医药文化需要创造性和创新性的发展。中医药学之所以历数千年而不衰，乃在于其拥有自我创新的机制，表现为随着时代变迁而不断调整创新，从而显示出强大的生命力。我国当前面临人口老龄化等现实问题，加快推进健康中国建设，给中医药文化发展带来了时代性命题。推动传统文化的创造性转化和创新性发展，使之与现实文化相融相通，这对中医药文化发展尤为重要。

其次，中医药文化需要再生性与持续性的发展。中医药是以不断发展的姿态来显现的，表现在中医理论的逻辑演进过程和中医学说体系的渐趋完备过程，有着再生性与持续性的特质。中医再生性呈现出中医思想发展的历史轨迹，以形成的学说、学派与理论演变为主线，具有很强的历史解释力和见证性。当前，中医药文化的再生性与持续性有多种形式，如经典文化传承、中医药文化进校园、轩辕黄帝陵与炎帝神农氏祭祀仪式、国医大师传承工作室、拜师典礼等。我的书院正在北京中医药大学开发我国传统的“书院”式教育系统，探索一种适合现代中医药再生与持续发展的“大学”模式。

中医药历经2000多年的传承与发展，已形成有着完备文化属性的知识体系。中医药文化在历史长河中不断发展，现今仍在发展，仍需发展。西方思想的传入、人民需求的提高，这些促使中医药文化必须转型。中医药文化转型的核心在于“转型不转基因”，即在坚持原创思维和主体性的前提下，在多元文化视域中处理好“圈内文化”和“圈外文化”的关系，以达到完善自我的目的。中医药文化转型既是对自身文化的革新，也是对接多元文化的必然要求。当今，中医药文化仍需保持旺盛的生命力，以文化自信、文化自觉、文化自强的姿态担当起复兴中华民族文化的历史使命。

数千年的临床经验已经证明中医药具有卓越疗效，也表明中医药学蕴含着重要的科学价值。特别是在抗击新型冠状病毒感染疫情中，中医药的优异表现令世人广泛称赞，可以说，中医药有可能是现代科学理论创新和技术创新的一座“富矿”。

科学发展的历史一再向人们昭示，任何科学上的进步都是人类探求科学真理而迈出的步伐，中医药学作为一个开放的理论体系，需要以更加积极开放的姿态接纳并拥抱现代科学理论，为推动中医药的现代化转型提供更为坚实的理论根基，进而走向更为广阔的发展空间。

正如吴先生在“跋”中所言：伟大的中华民族创造了中医药学生命辩证发展大科学文化，中医药的发展历史从来都是人民在实践中不断认识自己、发展自己的过程。

其所思、所言、所为，吾皆有同感，愿为其序。

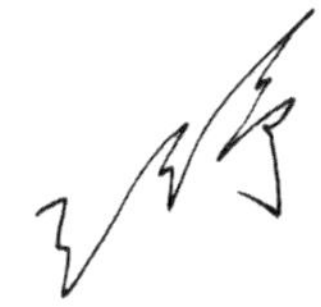

2024 年 12 月

王琦　中国工程院院士、国医大师

中医学专家，北京中医药大学终身教授、主任医师、研究员、博士生导师，北京中医药大学国家中医体质与治未病研究院院长。

构建并完善了中医体质学、中医男科学、中医藏象学、中医腹诊学四大学术体系，开拓了中医原创思维、中医未病学等新的学科领域。

自　序

习近平总书记在致中国中医科学院成立60周年贺信中指出“中医药学是中国古代科学的瑰宝”[1]，强调“要做好守正创新、传承发展工作，积极推进中医药科研和创新，注重用现代科学解读中医药学原理，推动传统中医药和现代科学相结合、相促进，推动中西医药相互补充、协调发展，为人民群众提供更加优质的健康服务”[2]。中医理论研究在充分彰显特色优势的同时，也必须借鉴现代文明日新月异的发展，依据自身特点，选择性吸收外来科技文化最新成果，加速自身发展。这本身也是中医学融入世界文明的必经之路。借鉴现代医学、生命科学等多学科最新进展，以及大数据、人工智能等前沿技术方法，客观、真实分析、判断现代科学技术与中医理论研究融合。谨守“继承不泥古，发展不离宗”的守正创新之意，中医药发展必须“不忘本来，吸收外来，面向未来”，才能逐步迈向现代化、科学化与全球化。

“大科学”(big science，megascience，large science)是国际科技界提出的新概念。美国科学家普赖斯于1962年6月发表了著名的以“小科学、大科学”为题的演讲。他认为二战前的科学都属于小科学，从二战时期起，进入大科学时代，就其研究特点来看，主要表现为投资强度大、多学科交叉、需要昂贵且复杂的实验设备、研究目标宏大等。

科学文化(scientific culture)是2003年公布的自然辩证法名词。科技文化体现的理性、规范、公平、宽容、批判、创新等科学精神，正是推动我国现代化进程中价值观念形成和行为规范变革的基本因素。科技文化的显著特点是其具有内在的、能动的创造性。恩格斯在研究近代科技发展所带来的哲学变革时指出：“新的自然观的基本点是完备了，一切僵硬的东西溶化了，一切

[1] 习近平.习近平书信选集第一卷[M].北京：中央文献出版社，2022：109.

[2] 人民日报社.江山就是人民　人民就是江山：习近平总书记系列重要论述综述：2020—2021[M].北京：人民日报出版社，2022：135.

固定的东西消散了，一切被当作永久存在的特殊东西变成了转瞬即逝的东西，整个自然界被证明是在永恒的流动和循环中运动着。”[1]可见科技文化是科学发展的重要推动力，它同时也是我国科学文化传播内容的重要组成部分。

为什么说“中医药学（蕴含）大科学文化”呢？因为中医药学创立的来源是为人的生命服务，为人的养生、防病、治未病、治已病服务，属于哲学、人文科学范畴。中医药学大科学文化正在被近现代的量子科学研究所认识。中医药学大科学文化正在利用现代科学知识和现代高科技技术手段逐一、分层、分阶段、分学科等得到证实。

我思考后认为，“中医药学大科学文化”之所以称“大”，集中体现有三：大科学精神、大荟萃融合（中华文明）、广泛群众基础。

《黄帝内经》中体现了阴阳对立统一、天人合一的哲学观，以天人合一相应的观念和阴阳五行的理论为基础，并在此基础上衍生出改善自我体质、调节体内阴阳平衡、维护健康等理论。通过阴阳调和、四时顺养等养生理论，指导人们走向养生长寿的最高境界——“尽终其天年，度百岁而去”。“阴阳者，数之可十，推之可百；数之可千，推之可万；万之大，不可胜数，然其要一也。”“天为阳，地为阴，日为阳，月为阴，大小月三百六十日成一岁，人亦应之。”（《素问·阴阳离合论》）“人法地，地法天，天法道，道法自然。”（《道德经》）

中医药学建立在天人合一的整体观上，人是自然界的一部分，人生活在自然界电磁、信息、气场的运动过程中，人体可接受自然界信息场，同时，也自带生物电磁信息场。

中医药学来源于人的生命需要，服务于生命的需要，天地万物生命运动过程为阴阳互根的运动，保持人体气机的升降出入平衡，才能维持生命运动的视、听、言、动。世界是物质的，地球也是物质的。中华民族在先秦时期科学知识贫乏的背景下，凭借观察天象星辰和地上万物，逐步提出了木、火、土、金、水——五行学说，并把对世界阴阳五行的认识，引入对人体五脏六腑及经络的认识。对世界五种物质的认识虽然不全面，但在原始社会无科学技术的时代，也是伟大的认识贡献。

中医药学为了解、认识人体结构，早在公元前1324年就开始对死后的人体进行解剖，发现了人体的五脏六腑、血液、经脉、肌肉、骨骼等，从而发明了针灸治病、养生理疗，内病外治，内病外诊（即望、闻、问、切），开创了以内科为主、外科理疗为辅的医疗系统。

---

[1] 王为全，刘皓.新时代马克思主义经典著作必修课 解读自然辩证法[M].长春：吉林出版集团股份有限公司，2022：34.

人们对中医药学的认识始于炎帝时代"神农尝百草",后人成书《神农本草经》,逐步认识自然界的草木、土、矿物质、动物、微生物等,发现很多物质都对人体的疾病和损伤有治疗作用。经世世代代的认识发展到现代的《中药大辞典》,记载了5767种中药,对中药的具体产地、采集时间,特别是化学成分多数都有注解。

"医药是为人类生命服务的"

人的生命从生长、壮大、强盛、衰老到死亡的整个发展过程是动态辩证的发展过程,这一过程的养生、防病、治未病、治已病需要医药为之服务。医生用药治病是救人,是为救人而治病,人能生存是第一位。但把治病放在第一位,救人放在第二位,是本末倒置。忘记救人,而用药治病,这不是医生的医德仁心。

中医药理论和实践医术,来自天、地、人,是为人服务的大科学文化。

我的认知是十分不够的,但是在我的人生经历和学习中医思想理论的过程中,我得到到了很多的实践经验。我与家人,在中医医院看过病,也在西医医院看过病,很多时候在西医医院看病没有达到很好的治疗结果,最后还是选择中医治疗。我的一个朋友,体检发现肝有一个小肿瘤,怀疑是癌症,经过穿刺检验,确诊癌症。但由于穿刺"捅了马蜂窝",病情加重。治疗过程检查再检查,1个月后就去世了。按道理,病情不该如此迅速恶化。还有我企业的职工,患感冒住院治疗,院内感染,也去世了。我个人也得过重病,有时在西医看就是不治之症,但通过中医治好了。所以,我有很多的思考、想法。

"欣喜、欣慰新时代里中医药学创新成果不断涌现"

从1993年开始至今,我凭借对中医药的学习、认识和研究,对现代科学如微生态学、营养学、生物工程技术的学习和认识,提出了"发酵中药学"。依据中医药学理论、微生态学理论、营养学理论,以现代生物工程技术、人体仿生多菌共生发酵技术发酵中药,这是对中医药学的创新发展。研究的目的如下:

一是,通过人体仿生肠胃道打开人体内部生命运动过程的黑匣子,了解生命新陈代谢过程如何实现物质流、能量流、信息流,以及肠道菌群平衡与人体阴阳平衡的关系。

二是,通过发酵中药提高药材治病的疗效,解决中药治病见效慢和"是药三分毒"的问题,现在已取得可喜的成绩。

基于对中医药学的认识和创新发展,我有些自己的想法,所以才写了《中医药学大科学文化与创新发展》这本小书。按理说,我对中医药和现代科学技术的研究，还是十分浅薄的，没有资格写书，但是我为什么还要写这本书呢？因为我接触到的人很多，遇到的事情也很多，有少数专家、学者对中医药学还不认可，认为中医不像西医那样科学；也有部分年轻人，觉得中医药"说不清"，对中医"如何具体治好病"这点有想法；部分西医专家不认可中医。从上述方面看，虽然我学识浅薄，没有资格来论述这方面的问题，但我觉得还是有必要梳理一下：

一是，梳理中华民族中医药科学文化发展过程的成果。需要把中医药学这门伟大的科学的理论与实践梳理一下。所以要在有些章节引用历史原著。

二是，对习近平总书记提出中医药学要"传承精华，守正创新"[1]的认识体会及我自己的创新梳理一下。当前需要大发展，要以习近平总书记提出的"传承精华，守正创新"为指导思想，我们应该认真学习研究一下老祖宗的智慧，在厘清老祖宗的理论文化思想后，再学习研究创新。

我组织三株科研团队，依据中医药学理论、微生态学理论、营养学理论，以生物工程技术、人体仿生益生菌多菌共生发酵技术和人体仿生益生菌发酵中药生物工程技术进行研发，至今已申报专利几十项，获得国际国内授权近四十项(包括欧盟、日本、韩国、美国)。系列产品开发三十余种，转化为消费社会生产力。

山东三株发酵中药研究院、山东三株发酵中药研究院附属医院——三株酵本草医院，在发酵中药技术产品开发与临床研究应用以及癌症、心脑血管疾病、糖尿病、消化道疾病、呼吸道疾病等疾病治疗方面，已取得了较佳的成绩。

山东中医药大学中医药研究院院长田景振教授与其团队共同编写了《抗病毒中药的研究与应用》(山东科学技术出版社2019年出版)。该团队对中医药抗病毒的研究思路、理论创新及常用抗病毒中草药筛选研究，结合传统中医药理论、临床应用以及传统中药学对温病、瘟疫邪毒的治病研究，并结合现在已知的有毒有害的细菌和病毒侵害人体造成的重症传染病进行系统论述。这是对当代病毒传染重大疫情治疗康复的重大贡献。田景振团队的研究证明，中药能较好治疗病毒引起的疾病。

在此我希望广大医学专家多了解一下中医药学大科学文化，也希望中华儿女多学习、了解一下我们老祖宗的智慧成果。

吴炳新

2024年8月

[1] 本书编写组.习近平讲故事(第二辑)[M].北京：人民出版社，2022：234.

目　录

上篇　中医药学大科学文化篇

中篇　中医药学与时代新科技篇

下篇 中医药与新技术创新发展篇

上篇

中医药学大科学文化篇

中华民族中医药体现了本源哲学、自然科学、社会科学、唯物辩证实践哲学、生命科学、医疗科学、人体内科学、人体外科学、人体解剖学等学科的认识，所以被称为“中医药学大科学文化”。

现代科学技术的高速发展为中西医融合发展提供了极好的条件，中西医融合发展是必然。

第一章 “天人合一”生命起源认识发展

西方人的意识主要是宗教信仰，东方人的意识本源是哲学观。

第一节 《黄帝内经》对“天人合一”的论述

《黄帝内经》是我国现存成书最早的一部医学典籍，它由《灵枢》与《素问》两部分组成。《灵枢》偏重于人体解剖、脏腑、经络、穴位、针灸等说明。《素问》则偏重于人体生理、病理、疾病治疗原则及人与自然的关系等理论解释。《黄帝内经》以天人合一相应的观念和阴阳五行的理论为基础，衍生出改善自我体质、调节体内阴阳平衡、维护健康等理论。通过阴阳调和、法于阴阳、和于术数、四时顺养等养生理论，指导人们走向养生长寿的最高境界——“尽终其天年，度百岁而去”。因此，《黄帝内经》不仅是中医学之宝，也是指导人们日常生活和饮食起居的健康法则，更是指导人们健康长寿的养生之道。

《黄帝内经》体现了阴阳对立统一、天人合一的哲学观。

黄帝曰：余闻天为阳，地为阴，日为阳，月为阴，三百六十日成一岁，人亦应之。今闻三阴三阳，不应阴阳，其故何也？

岐伯曰：阴阳者，数之可十，推之可百；散之可千，推之可万；万之大，不可胜数也，然其要一也。

天覆地载，万物方生也，未出地者，命曰阴处，名曰阴中之阴；则出地者，命曰阴中之阳。阳予之正，阴之为主；故生因春，长因夏，收因秋，藏因冬。失常则天地四塞。阴阳之变，其在人者，亦数之可散也。

第二节　管仲的“天人合一”观

人诞生于天地之间，天人合一。

中国春秋战国时代，管仲（管子）（约公元前723年或公元前716年～公元前645年），任齐国国相，九合诸侯，辅佐齐桓公称霸七雄。

管子主张本源哲学意识，他的宙合观是“天地，万物之橐，宙合有橐天地”，天地是万物的橐囊，宙合又囊括了天地。管子说，太阳是天，天有精气，人得气生，失气者死。人是水，生于水。天为阳（雄），地为阴（雌），男为阳，女为阴，男女结合生人，人生在女子宫水中。三个月精气形成，五个月五脏形成，后五个月形成完成，满十个月婴儿就降生。

地得天道，万物生成。

道有天道、地道、人道。山、土、水、气、阳光，其中水是大地之血脉，是万物之根本，是一切生命之根源。

什么是道？

管子曰：天道以九制，地理以八制，人道以六制。以天为父，以地为母，以开乎万物，以总一统。通乎九制、六府、三充，而为明天子。

管子曰：凡道无根无茎，无叶无荣。万物以生，万物以成，命之曰道。天主正，地主平，人主安静。春秋冬夏，天之时也；山陵川谷，地之枝也；喜怒取予，人之谋也。是故圣人与时变而不化，从物而不移。能正能静，然后能定。定心在中，耳目聪明，四枝坚固，可以为精舍。精也者，气之精者也。气，道乃生，生乃思，思乃知，知乃止矣。

第三节　吴炳新人本哲学观的诞生与根源

地球是浩瀚宇宙中的一员，因为地球有阳光、水、土壤、空气、风、雨、雪等，所以在自然环境条件下产生各种适合繁殖的生命基因和生命，它们在自然的进化下相依相克相生，生生不息地延续发展。一切的生命都处在不断进化过程中，人类是一切生命的精英。

通过考古追踪和现代高科技对宇宙及人类细胞基因工程的研究发现，地球万物和所有生命的诞生，都与自然环境（如阳光、空气、水、风、雨、冰、雪、雾、土壤等）有直接关系，这些都是生物生长的环境条件，是产生生命基因的条件。一切生物（动物、植物、微生物）都在地球大自然环境的变化过程中以及特定环境下，产生各种生命基因，并在环境适应的条件下诞生、发展，进行新陈代谢，延续生命的发展进化。当大自然环境突然发生巨大变化时，能够适应环境变化的生命就能生存延续下来，不能适应环境变化的生命就可能死去或灭绝。

人类诞生于天地之间，地球万物都是生于天地之间。宇宙的运动、地球的运动、气候变化、地球两极的运动变化都与地球、人类及万物有关系。人类基因遗传与地球万物基因遗传的运动变化都受地球与宇宙变化影响、制约，所以人类应高度重视自然界，适应变化发展的环境。

中医药学就诞生于人类生命实践发展的过程中。生命的健康发展与疾病康复都依赖于天地、阳光、空气、水等大地万物。

对人类与自然界的认识，就是以人为本，依靠自然生存发展。人类的意识、思维、悟性、灵感、创新思维决定了改造、创造、创新、发明，从而利用自然界一切可用的物质为自己生存、消费、发展所用。

人体有发射信息和接收信息的功能。大脑有潜意识、意念、意识、思维，有悟性、灵感、创新思维。思维认识方法能力有改造、改进、创造、发明的功能；有记忆、存储、加工信息，创造、发明新的思维方法论的功能；又有人体全面系统循环运动的经络、神经功能；这就使人类区别于自然界万物。世界万物都是由不同基因决定的。当条件合适时，生生不息，传承发展。当自然条件不合适时，如果能改变自己适应外界条件，就能继续生存发展，否则就会灭亡，无一例外。

人类唯物辩证法实践发展哲学包括人类生命哲学、人体生命科学、人类发展历史哲学、人类中医药哲学、西方医学、生物学、海洋学、动物学、自然科学、宇宙航天航空科学、物理科学、数字科学等，这一切都是人类人本哲学发展过程不断诞生的一切唯物辩证实践发展哲学的范畴。

人本哲学是人类唯物辩证发展实践哲学的根和本。所以定位是中医药学生命辩证发展大科学文化。

人类社会历史发展是不平衡的，中国尽管有上下五千年的文明史，但在社会发展的二十世纪初叶，中国还是半殖民地半封建社会，与西方资本主义社会有巨大的差别。

二十世纪到二十一世纪，中国特色社会主义与资本主义社会有根本的差异，可追溯到中国历史哲学社会与西方历史哲学社会也有巨大的差异。

第四节　天人合一是人本本源哲学文化

中华民族对人的认识是天地中人。天人合一是人本本源哲学文化。天地有电磁场信息。人也是一个完整的电磁场信息生物体，有意识、思维，有创新性思维，即在实践过程中有创造性的意识、思维。创造性思维，即悟性、灵感。

人体大脑有记忆储存库，能接收信息、加工信息和发出信息，能产生悟性、灵感、思维信息，能不断地认识自然界、利用自然界，从而改造创新，螺旋上升，不断实践、再创新、发明、创造，永远不断地发展消费社会生产力；永远不断地创造财富，为人类的美好生活与文化文明的发展进步奋斗不止；永远不断地创新、创造，造福人类，满足人们对美好生活的发展需求。

西医是还原论机械生化医学，人类不是机械，是复杂的、有组织结构的生物体。西医在检查治疗疾病中有巨大的贡献，但对于救人治病和人与自然及万物的复杂关系，以及健康、养生、治未病、治已病和康复的关系的研究还不够，在许多方面的研究认识都很有局限性。例如，对依靠自然界生存、生长的人和自然的关系；对人类健康、长寿、养生、治未病、治已病、康复与自然的关系；对自然界外邪（病毒、细菌、风寒、湿热等）与人生病的关系；对人生病的内源性因素（内邪）与自然界的关系等。

第二章　人体认识发展——中医外科学与解剖学

第一节　中医外科学的起源与发展

在原始社会，人们在劳动和生活中因与野兽搏斗，和严寒酷暑抗争，创伤很多，就自发地运用野草、树叶、草药包扎伤口，拔去体内异物，压迫伤口止血等，形成外科最原始的治疗方法。以后发展到用砭石、石针刺开排脓治疗脓肿。这些原始的清创、止血、外用药和小手术就是外科的起源。在公元前1324年前后，甲骨文上有“疾自（鼻病）、疾耳、疾齿、疾舌、疾足、疾止（指或趾）、疥”等记载。《山海经·东山经》中说：“高氏之山……其下多箴石。”郭璞注：“可以为砭针，治痈肿者。”当时砭针是切开排脓的工具，也是最早的外科手术器械。该书载有38种疾病，其中，包括痈、疽、痹、瘿、痔、疥等外科疾病。随着社会分工的出现，民间行医者擅长各异，因此，出现了医学的分科。外科成为专科是在周代，《周礼·天官冢宰》把当时的医生分为疾医、疡医、食医和兽医四大类，其中，疡医即外科医生，主治肿疡、溃疡、金创和折疡。疡医下士八人，掌肿疡、溃疡之祝药，刮杀之齐（祝药即敷药，刮是刮去脓血，杀是用腐蚀剂去恶肉或剪去恶肉，齐是使疮面平复）。我国目前发现最早的一部医学文献《五十二病方》记载了感染、创伤、冻疮、诸虫咬伤、痔漏、肿瘤、皮肤病等很多外科疾病，并在《牝痔》中记载了割治疗法，如“杀狗，取其脬（膀胱），以穿籥（竹管）入膻（直肠）中，吹之，引出，徐以刀剥去其巢，治黄芩而屡傅之”。还有用地胆等药外敷牝痔，用滑润的“铤”作为检查治疗漏管的探针等。可见，当时外科已有广泛的治疗水平。

中医外科初具规模，形成一个学科是在汉朝。那时已有医学理论著作《黄帝内经》问世，其中《灵枢·痈疽》所载外科病名虽只有17种，但对痈疽的病因病机已有一定的认识。在《黄帝内经》中，尚有针砭、按摩、猪膏外用、醪药、手术等多种外科疗法。号称外科鼻祖的华佗（约公元145年～公元208年），第一个应用麻沸散作为全身麻醉剂进行剖腹术。这是世界上最早开展麻醉术和外科手术的文献记载。张仲景的《金匮要略》对后世外科的发展也有很大的影响，如治疗肠痈、寒疝、浸淫疮、狐惑等病的辨治体系和方药，至今仍为临床所应用。西汉前后问世的《金创瘈瘲方》是我国第一部外科学专著，惜已失传。由此可见，到了汉代，从理论、实践、药物、手术、著作等多方面看，中医外科已初步成为一个独立的学科。

两晋南北朝、隋唐五代时期中医外科发展较快。两晋南北朝的葛洪在《肘后备急方》中介绍了许多有科学价值的经验，如用海藻治疗瘿疾，是世界上最早用含碘食物治疗甲状腺疾病的记载；用狗脑敷治疯狗咬伤，开创了用免疫法治疗狂犬病的世界先例。南北朝时出现了我国现存最早的外科专著《刘涓子鬼遗方》（成书于499年），书中载有痈疽的鉴别诊断、内外处方140个。其中，外伤用止血、收敛、止痛，痈疽用清热解毒药，肠痈用大黄汤，脓成不可服，均符合临床实际。对辨别有脓、无脓和脓肿切开方法的描述也有实用价值，如说："痈大坚者，未有脓；半坚薄半有脓；当上薄者都有脓，便可破之。所破之法，应在下，逆上破之，令脓得易出。"隋朝由巢元方等编写的《诸病源候论》是我国第一部病因病机学专著，书中有不少外科内容，对瘿瘤、丹毒、疔疮、痈疽、痔瘘、兽蛇咬伤等疾病的病因病机有了一定的认识。在40多种皮肤病的记载中，对某些皮肤病病因的认识已显示出相当的科学水平，如"在头生疮，有虫，白痂甚痒"是指发癣；"湿疥者，小疮皮薄，常有汁出，并皆有虫，人往往以针头挑得，状如水内瘑虫"指的是疥疮；并认识到漆疮与过敏体质有关。在《诸病源候论·金疮肠断候》中有肠吻合的记载，如"肠两头见者，可速续之，先以针缕如法连续断肠，便取鸡血涂其际"，说明对腹部手术已有一定的经验。还有血管结扎、拔牙等手术方法的记载。

第二节　中医解剖学的发展

一、春秋战国时期

早在《灵枢·经水》中就有记载："若夫八尺之士，皮肉在此，外可度量切循而得之。其死，可解剖而视之。其脏之坚脆，腑之大小，谷之多少，脉之长短，血之清浊……皆有大数。"本篇提出了"解剖"的概念，这是解剖在中医经典中最早的出处。

《黄帝内经》认为，我们对人体结构的了解有两种方法，对外是通过度量切循而得知，对内则是通过解剖来观察。《灵枢·肠胃》记载："唇至齿，长九分，口广二寸半；齿以后至会厌，深三寸半，大容五合；舌重十两，长七寸，广二寸半；咽门重十两，广二寸半；至胃，长一尺六寸；胃纡曲屈伸之，长二尺六寸，大一尺五寸，径五寸，大容二斗五升；小肠，后附脊，左环回周叠积，其注于回肠者，外附于脐，上回运环十六曲，大二寸半，径八分分之少半，长三丈三尺；回肠，当脐左环，回周叶积而下，回运环反十六曲，大四寸，径一寸寸之少半，长二丈一尺；广肠，传脊以受回肠，左环，叶脊上下辟，大八寸，径二寸寸之大半，长二尺八寸；肠胃所入至所出，长六丈四寸四分，回曲环反三十二曲也。"这里描述的消化道各个器官的大小与现代解剖学的描述基本一致，若不是经过解剖观察，很难做到如此精确。这一条文完美地诠释了我国古代解剖技术的发展水平以及对脏腑描述的准确程度。

同时期，除了《黄帝内经》外，《难经》同样对解剖学的发展作出了巨大的贡献，它补充了《黄帝内经》的不足，增加了对五脏以及喉咙、胆、膀胱、肛门的形态和重量的描述。如《难经·四十二难》指出："肝重二斤四两，左三叶，右四叶，凡七叶。心重十二两，中有七孔三毛，盛精汁三合。脾重二斤三两，扁广三寸，长五寸，有散膏半斤，主裹血，温五脏。肺重三斤三两，凡八叶。肾有两枚，重一斤一两。"这里对五脏重量的描述，对心脏四个心腔和主动脉口、肺动脉口、上下腔静脉口的描绘，以及对肾是成对器官的描述，都与现代解剖学的描述大致相符。

又如《难经·四十四难》中提出："唇为飞门，齿为户门，会厌为吸门，胃为贲门，太仓下口为幽门，大肠小肠为阑门，下极为魄门，故曰七冲门也。"将人体消化道的各个门户分为七冲门，以今天的眼光来考察这些描述依然是比较准确的，而且七冲门的大部分名称在现代解剖学中依然被沿用。

由此可见，《难经》成书时期，我国解剖技术水平已经达到了一个很高的层次，与同时期其他医学体系相比可谓是有过之而无不及。

二、两汉魏晋南北朝时期

《史记·扁鹊仓公列传》中言："臣闻上古之时，医有俞跗，治病不以汤液醴酒，镵石挢引，案扤毒熨。一拨见病之应，因五脏之输，乃割皮解肌，诀脉结筋，搦髓脑，揲荒爪幕，前浣肠胃，漱涤五脏，练精易形。"这里对上古医人"割皮解肌"的手术过程做了详细的阐述，即先割皮解肌（剖开皮肤肌肉），然后诀脉结筋（结扎血管和处理韧带），最后则是揲荒爪幕（拉开胸腔膜和腹膜），这与现代外科手术的程序基本吻合，可以推断出若没有一定的解剖经验是无法做出如此详尽的陈述的，说明在汉代以前中国的解剖技术已经达到了相当高的水平。

而《汉书·王莽传》曰："翟义党王孙庆捕得，莽使太医、尚方与巧屠共刳剥之，量度五藏，以竹筳导其脉，知所终始，云可以治病。"可见，虽然解剖在中国古代不被律法所支持，却不曾停止过。

《后汉书》记载："华佗精于方药，病结在内，针药所不及者先与以酒服麻沸散，既醉无所觉，因剖破腹背，抽割积聚，若在胃肠，则断截湔洗，除去疾秽，既而缝合，傅以神膏，四五日疮愈，一月之中平复矣。"这里对手术指征、术中变通及术后处理都有所交代，并与现代手术过程基本一致，足以说明当时的解剖技术所取得的成就。

南北朝时期的《南史·顾觊之传》中记载："沛郡相县唐赐往比村彭家饮酒还，因得病，吐蛊二十余物。赐妻张从赐临终言，死后亲刳腹，五脏悉糜碎。郡县以张忍行刳剖，赐子副又不禁止。论妻伤夫，五藏刑，子不孝父母，子弃市。并非科例。"此事例虽以赐妻及子获罪为终结，但可以看出当时解剖的概念已被大多数民众所知晓。

三、隋唐两宋时期

隋代巢元方在其《诸病源候论》中首载肠吻合术："肠两头见者，可速续之。先以针缕如法，连续断肠，便取鸡血，涂其际，勿令气泄，即推内之。肠但出不断者，当作大麦粥，取其汁持洗肠，以水渍内之。当作研米粥饮之。二十余日稍强糜食之，百日后乃可进食耳。"这段话对术后处理、预后、并发症的预防与治疗都做了具体的交代，这样科学的处理方法足以显示出当时我国解剖技术的发展水平。

五代时期烟萝子所作的《内境图》是我国现存最早的人体解剖图，是现代解剖图谱的蓝本，其内容包括《首部图》《朝真图》《内境左侧之图》《内境右侧之图》《内境正面之图》《内境背面之图》六部分。其内容是根据《黄帝内经》的"脏腑学说"及道家的"内景学说"来绘制的，其所绘器官大多与现代解剖学内容相吻合，他是第一个尝试将人体内脏解剖知识用图画形式表达出来的学者，在当时的历史条件下实属难能可贵，开创了后世绘制解剖图的先河。

宋代庆历年间成书的《欧希范五脏图》，是当时宜州推官吴简组织画工宋景对被朝廷处死的欧希范等56具尸体进行解剖，并根据其所观察到的脏腑位置绘制成图。它所记载的"肺之下则有心、肝、胆，脾胃之下有小肠，小肠下有大肠，小肠皆莹洁无物，大肠则为滓秽。大肠之旁有膀胱……肾则有二，一在肝之右，微下，一在脾之左，微上。脾则在心之左"，各脏器的解剖位置和形态与现代解剖知识基本一致。

崇宁年间，杨介根据泗州死囚的尸体解剖所整理的《存真图》，在中国古代解剖学史中占有不可替代的地位，如心气图描绘了右侧胸、胸腔的主要血管关系等，这无不显示出我国古代解剖的成就，可惜其与《欧希范五脏图》皆已亡佚。宋慈的《洗冤录》中亦有不少关于人体解剖方面的记载。

四、元明清时期

元代滑寿的《十四经发挥》指出："肝之为脏……其脏在右胁右肾之前，并胃着脊之第九椎。心形如未敷莲花，居肺下膈上，附着于脊之第五椎。脾……掩乎太仓，附着于脊之第十一椎……"更加形象、细致地描述了五脏的形态和位置。

明代《赤水玄珠》引用《何一阳传》说:“余先年精力强盛,时以医从师征南,历剖贼腹,考验脏腑。”表明到明代,各医家通过解剖验证脏腑的事情已成平常。

明代李中梓的《医宗必读·行方智圆心小胆大论》涵盖了《新改正内景脏腑图》和其他的脏腑解剖图,指出:“肝居膈下,上着脊之九椎下。心象尖圆,形如莲蕊。心外有赤黄裹脂,是为心包络。”这里对肝的位置、心的外形及心外组织的描述,比《黄帝内经》《难经》的描述更加精确,说明对人体解剖结构的认识在不断进步。

明代赵献可的《医贯·玄元肤论·内经十二官论》记载:“咽喉二窍,同出一脘……喉在前主出,咽在后主吞。喉系坚空,连接肺本,为气息之路……咽系柔空,下接胃本……言语呼吸则会厌开张,当食言语,则水谷乘气,送入喉脘,遂呛而咳矣。”不仅描述了咽喉、会厌、食道、呼吸道的位置以及结构,还强调了咽喉与食管、呼吸道相通,食管与呼吸道二道并列而不相通,这是对前人理论成果的进一步补充。

明代张景岳的《周身骨部名目》详细计量了人体全身的骨度分寸,为我国中医理论及针灸推拿的发展提供了宝贵的度量资料。

清代对解剖学的研究首推王清任,其历时40年,通过观察死于瘟疫、战乱人的尸体以及死囚的尸体而著成的《医林改错》,对人体解剖进行了更加深入细致的研究,并发现了一些新的解剖结构,如通过观察证明肺为两叶,否定了《黄帝内经》的肺为“六叶两耳”的说法。其描述的“肺管下分两杈,入肺两叶,每杈分九中杈,每中杈分九小杈,每小杈长数小枝,枝之尽头处并无孔窍,其形仿佛麒麟菜”,将肺泡称为麒麟菜,并对肺脏、气管进行深入的解剖,进而发现了肺叶支气管的解剖形态及走行,修正了前人认识的一些错误,这是中国古代解剖学发展的又一里程碑。

此外,吴谦等人编撰的《医宗金鉴·刺灸心法要诀》也记载了大量的解剖学史实,并对前人的研究成果进行注释及补充。如根据《黄帝内经》中“膀胱当十九椎,居肾下,大肠之前,有下口,无上口”,将其对膀胱的描述注释为“下联前阴,溺之所出”,进一步完善了对膀胱解剖形态、位置及功能的认识。

第三节　中国古代人体解剖学的衰落

在中国漫长的封建时代，儒家思想、封建伦理道德以及封建制度的制约，是中国解剖学发展受阻的一个重要原因。另一个重要原因则与中医理论遵循的“朴素系统论”的方法论有关，这是古代医家在漫长的探索中发现的另外一条有利于中医理论发展的途径，即《黄帝内经》所奠定的“取类比象”和“由表知里”的方法论。中医学整体观念和阴阳五行学说的提出，极大地丰富和发展了中医基础理论，使中医对解剖学的依赖程度大大降低。

经济学理论告诉我们，供求关系决定了市场，既然中医对解剖学的需要减少了，那么解剖学的发展就显得无足轻重，解剖学自然而然地逐渐衰落了。且不得不承认，古代医家具有较强的保守意识，奉行“述而不作”的理念，他们的解剖活动大多是为了验证前人的理论成果，一达目的即终止研究。此外，中国古代知识分子大多重“道”轻“器”，认为技术活动是一般匠人的工作，往往忽视甚至轻视实际操作，这使得古代医家对解剖产生了回避的心理。此外，各医家之间的门户之见也是古代解剖学衰落的重要原因之一。自满和保守思想也是影响古代人体解剖学发展的因素。当然，中国古代解剖学衰落的原因是很复杂的，不可能一言以概之，但总的来说不外乎两个原因，即社会发展的限制和自身需求不足。

第四节　中医解剖学和整体观察助推中医学理论体系的形成

古人为了探求人体生命的奥秘及生命活动与自然环境的关系，构建了藏象、经络、病因等中医学的核心理论，“近取诸身，远取诸物”(《周易·系辞下》)，先后采用了两种不同的观察方法，即直接观察法和整体观察法。

直接观察法就是采用解剖方法直接观察人体。随着人类知识的发展以及治疗疾病的需要，人们对人体内脏的观察逐渐变为比较自觉的认识活动，把解剖尸体作为认识人体的一条重要途径。如《灵枢·经水》就有“其死，可解剖而视之”的记载。通过尸体解剖，人们不但了解了某些脏器的形态，而且还认识了它们的某些功能。如通过对整个消化道的解剖观察，不但了解了整个消化道的长度、容量——食道与肠道的长度比为1∶35（现代解剖为1∶37），胃容纳水谷“三斗五升”，而且在一定程度上认识了胃肠道的消化功能及其对机体生命活动的意义。在解剖方法的帮助下，《黄帝内经》提出了“心主身之血脉”的见解。通过解剖还发现了肺、脾、肝、肾、膀胱、胆、脑、女子胞等脏器及其各自所处的位置、相互连接的情况以及与外在器官的联系，如认识到肺主呼吸，外通于喉、鼻等。通过解剖还发现了脉、筋、系等形体结构，这是经络概念产生的形态学基础。

尽管我国当时的解剖知识居世界领先地位，但只靠直观的解剖方法得到的知识，显然远不能解释当时医疗实践积累起来的宝贵经验，也不可能对更为复杂的生命现象如思维、情绪等作出明确的说明，更不可能将经验上升为指导临床实践的理论。人们只得寻找另外的方法认识人体，这就是整体观察法。

整体观察法，是把活着的人作为一个整体进行观察，通过分析人体对不同的环境条件和外界刺激作出的不同反应，结合已有的解剖知识，并运用精气、阴阳、五行学说进行类比推理，从而认识人体生命活动规律。

人体是一个内外统一的整体，体内脏腑的生理病理变化可反映于外，即所谓“有诸内，必形诸外”（《孟子·告子下》），而观察人体外在的生理病理征象，则可推知体内脏腑的变化，即所谓“视其外应，以知其内脏”（《灵枢·本藏》）。古人将经长期观察和自身体验获得的有关人体复杂生理机能的认识，分别赋予相关的脏腑，将理性认识与脏腑形态结构融为一体，逐渐确立了心主神志、肾主生殖、脾主运化等藏象理论。在此基础上，经过反复观察和推理，又确立了内在脏腑与外在形体官窍之间的联系，于是逐渐形成了以五脏为中心的藏象理论。

通过对人体生命现象的整体观察，古人逐渐建立了人体中精、气、血、津液等概念。如通过对生殖之精的观察和体验，产生了人体之精的概念；对呼吸之气和人体活动时散发之热气的观察和推理，形成了人体之气的概念等。

在古代哲学精气学说和阴阳学说的渗透和影响下，又逐渐认识了人体之精、气、血、津液各自的生理机能和相互之间的关系，并以它们的不同作用和代谢过程解说脏腑的生理机能和病理变化，阐释脏腑之间的生理、病理联系，于是构建了以功能联系为主导的藏象理论体系。

古人运用直接观察法发现了人体内的脉、筋、骨等形体结构，在针刺治病过程中逐渐发现了针感传导路线，将这一经整体观察获得的信息感受传导的理性认识赋予脉、筋系等形体结构，产生了经络的概念。随着古人对针感方向和循行路线的整体观察及藏象理论的确立，人们便认为脏腑之间、脏腑与体表及官窍之间必有一定的联系通道，于是把已发现的针刺感传导路线与内在脏腑一一联系，构成了十二经脉的循行路线。其后，随着认识的不断深入，关于奇经八脉、十二经别、十二经筋、十二皮部、十五别络的认识也先后产生，经络学说便逐渐形成。经络学说的形成，对认识脏腑之间、脏腑与体表及官窍之间的联系起到了很大的推动作用，加深了对人体自身整体性的认识。

第三章　人体健康与疾病的认识发展

第一节　人体健康与疾病的关系

一、人体健康与疾病

健康与疾病的关系是相对的、动态变化的，在一定条件下可以相互转化，同时，也是辩证的、因人而异的，在个体和医护人员共同努力下随时可以改变，从疾病最严重状态到健康最顶峰状态是一个生命的连续过程。

健康一般指的是一个人在身体、精神和融入社会等方面都处于良好的状态，主要包括三个方面的内容：一是脏器无疾病，具有良好的生理功能；二是对疾病的抵抗能力较强；三是可较好地融入社会。

疾病是指机体在一定条件下，受病因损害后，因自稳调节紊乱而发生的异常生命活动的过程，表现为症状、体征和行为的异常，发生疾病的过程是一个从量变到质变的过程。

健康到疾病的过程是经常变化的，而非静止状态，在不同阶段呈现不同层次的适应水平。如果个体与环境保持正常的适应，则意味着正常的健康；如果适应不良，就说明健康不良。

现代医学发现人体自我修复能力是免疫细胞的功能，但免疫细胞没有自身的修复康复能力。

人类自身有自我修复、康复功能，如骨伤有自己愈合功能，肌肉受伤有自愈功能，微小血管断裂，有接通修复功能等。当严重时，自我修复能力达不到，需要借助外力治疗。

中医把人体本能的修复能力和免疫细胞功能都定为一体，谓之正气。正气充，则外邪不入；外邪超过人体正气，叫正不压邪，表现出重症之病。

二、《黄帝内经》对疾病与健康的论述

《黄帝内经》叙述，人得病有两个原因：第一个是得之于阳者，天地不正之气，如风寒、暑湿、燥火，也叫天邪。第二个是得之于阴者，如情绪、欲望，也叫七情（喜怒忧思悲恐惊）。《黄帝内经》对阴阳与五行非常重视。它告诉我们，“阴“”阳”可以解释万物得病的根源。

天是阳，地是阴；男是阳，女是阴；白天是阳，夜晚是阴。有肯定否定、否定肯定的规律。

所以阴阳是互根互用、互相依存的关系。所谓对立统一，也是阴阳消长平衡。阴阳平衡是相对的，在消长过程中，量和比例是变化的，消长是在变化过程中，这是一般规律。还有特殊规律，天、地气候，雷、雨、雪的异常变化与人类自身的健康变化，及人类自身阴阳特殊原因的变化，这一切是阴阳变化的特殊规律。

以下部分内容引自《黄帝内经》（张凤娇主编.北京联合出版公司，2015年版）。

黄帝问曰：天有八风，经有五风，何谓？

译文：黄帝问道：自然界有八风，人的经脉病变又有五风的说法，这是怎么回事呢？

岐伯对曰：八风发邪，以为经风，触五藏，邪气发病。所谓得四时之胜者：春胜长夏，长夏胜冬，冬胜夏，夏胜秋，秋胜春，所谓四时之胜也。

译文：岐伯回答说：自然界的八风是外部的致病邪气，它侵犯经脉，产生经脉的风病，风邪还会继续侵犯经脉而侵害五脏，使五脏发生病变。一年的四个季节，有相克的关系，如春胜长夏，长夏胜冬，冬胜夏，夏胜秋，冬胜春，某个季节出现了克制它的季节气候，这就是所谓四时相胜。

天气，清净光明者也，藏德不止，故不下也。天明则日月不明，邪害空窍，阳气者闭塞，地气者冒明，云雾不精，则上应白露不下。交通不表，万物命故不施，不施则名木多死。恶气不发，风雨不节，白露不下，则菀槁不荣。贼风数至，暴雨数起，天地四时不相保，与道相失，则未央绝灭。唯圣人从之，故身无奇病，万物不失，生气不竭。

译文：天气，是清净光明的，蕴藏其德，运行不止，由于天不暴露自己的光明德泽，所以永远保持它内蕴的力量而不会下泄。如果天气阴霾晦暗，就会出现日月昏暗，阴霾邪气侵害山川，阳气闭塞不通，大地昏蒙不明，云雾弥漫，日色无光，相应地雨露不能下降。天地之气不交，万物的生命就不能绵延。生命不能绵延，自然界高大的树木也会死亡。恶劣的气候发作，风雨无时，雨露当降而不降，草木不得滋润，生机郁塞，茂盛的禾苗也会枯槁不荣。贼风频频而至，暴雨不时而作，天地四时的变化失去了秩序，违背了正常的规律，致使万物的生命未及一半就夭折了。只有圣人能适应自然变化，注重养生之道，所以身无大病，因不背离自然万物的发展规律，而生机不会竭绝。

黄帝曰：夫自古通天者，生之本，本于阴阳。天地之间，六合之内，其气九州、九窍、五藏、十二节，皆通乎天气。其生五，其气三。数犯此者，则邪气伤人，此寿命之本也。

译文：黄帝说：自古以来，都以通于天气为生命的根本，而这个根本不外天之阴阳。天地之间，六合之内，大如九州之域，小如人的九窍、五脏、十二节，都与天气相通。天气衍生五行，阴阳之气又依盛衰消长而各分为三。如果经常违背阴阳五行的变化规律，那么邪气就会伤害人体。因此，适应这个规律是寿命得以延续的根本。

苍天之气，清净则志意治，顺之则阳气固，虽有贼邪，弗能害也。此因时之序。故圣人传精神，服天气，而通神明，失之则内闭九窍，外壅肌肉，卫气散解，此谓自伤，气之削也。

译文：苍天之气清净，人的精神就相应地调畅平和，顺应天气的变化，就会阳气固密，虽有贼风邪气，也不能加害于人，这是适应时序阴阳变化的结果。所以圣人能够专心致志，顺应天气，而通达阴阳变化之理。如果违逆了适应天气的原则，就会内使九窍不通，外使肌肉壅塞，卫气涣散不固，这是由于人们不能适应自然变化所致，称为自伤，阳气会因此而受到削弱。

阳气者，若天与日，失其所，则折寿而不彰。故天运当以日光明，是故阳因而上，卫外者也。

译文：人身的阳气，如像天上的太阳一样重要，假若阳气失去了正常的位次而不能发挥其重要作用，人就会减损寿命或夭折，生命机能亦暗弱不足。所以天体的正常运行，是因太阳的光明普照而显现出来，而人的阳气也应在上在外，并起到保护身体、抵御外邪的作用。

因于寒，欲如运枢，起居如惊，神气乃浮。因于暑，汗烦则喘喝，静则多言，体若燔炭，汗出而散。因于湿，首如裹，湿热不攘，大筋软短，小筋弛长，软短为拘，弛长为痿。因于气，为肿，四维相代，阳气乃竭。

译文：由于寒，阳气应如门轴在门臼中运转一样活动于体内。若起居猝急，扰动阳气，则易使神气外越。因于暑，则汗多烦躁而喘，安静时多言多语。若身体发高热，则像炭火烧灼一样，一经出汗，热邪就能散去。因于湿，头部像有物蒙裹一样沉重。若湿热相兼而不得排除，则伤害大小诸筋，而出现短缩或弛纵，短缩的造成拘挛，弛纵的造成痿弱。由于风，可致浮肿。以上四种邪气维系缠绵不离，相互更代伤人，就会使阳气倾竭。

阳气者，烦劳则张，精绝。辟积于夏，使人煎厥。目盲不可以视，耳闭不可以听，溃溃乎若坏都，汩汩乎不可止。

阳气者，大怒则形气绝；而血菀于上，使人薄厥，有伤于筋，纵，其若不容，汗出偏沮，使人偏枯。汗出见湿，乃生痤疿。高梁之变，足生大丁，受如持虚。劳汗当风，寒薄为皶，郁乃痤。

译文：在人体烦劳过度时，阳气就会亢盛而外张，结果是阴精逐渐耗竭。如此多次重复，阳愈盛而阴愈亏，到夏季暑热之时，便易使人发生煎厥病，发作的时候眼睛昏蒙看不见东西，耳朵闭塞听不到声音，混乱之时就像都城崩毁、急流奔泻一样不可收拾。

人的阳气，在大怒时就会上逆，血随气生而瘀积于上，与身体其他部位阻隔不通，使人发生薄厥。若伤及诸筋，使筋弛纵不收，而不能随意运动。经常半身出汗，可以演变为半身不遂。出汗的时候，遇到湿邪阻遏就容易发生小的疔疮和痱子。经常吃肥肉精米厚味，足以导致发生疔疮，患病很容易，就像以空的容器接收东西一样。在劳动出汗时遇到风寒之邪，迫聚于皮腠形成粉刺，郁积化热而成疮疖。

阳气者，精则养神，柔则养筋。开阖不得，寒气从之，乃生大偻；陷脉为瘘，留连肉腠，俞气化薄，传为善畏，及为惊骇；营气不从，逆于肉理，乃生痈肿；魄汗未尽，形弱而气烁，穴俞以闭，发为风疟。

故风者，百病之始也。清静则肉腠闭拒，虽有大风苛毒，弗之能害，此因时之序也。

译文：人的阳气，既能养神而使精神慧爽，又能养筋而使诸筋柔韧。汗孔的开闭调节失常，汗气就会随之侵入，损伤阳气，以致筋失所养，造成身体俯曲不伸。寒气深陷脉中，留连肉膝之间，气血不通而郁积，久而成为疮瘘。从腧穴侵入的寒气内传而迫及五脏，损伤神志，就会出现恐惧和惊骇的征象。由于寒气的稽留，营气不能顺利地运行，阻逆于肌肉之间，就会发生痈肿。汗出未止的时候，形体与阳气都受到一定的消弱，若风寒内侵，腧穴闭阻，就会发生风疟。

风是引起各种疾病的原因，而只要人体保持精神的安定和劳逸适度等养生的原则，那么，肌肉腠理就会密闭而有抗拒外邪的能力，虽有大风苛毒的侵染，也不能伤害人体，这正是循着时序的变化规律保养生气的结果。

故病久则传化，上下不并，良医弗为。故阳畜积病死，而阳气当隔，隔者当泻，不亟正治，粗乃败之。故阳气者，一日而主外，平旦人气生，日中而阳气隆，日西而阳气已虚，气门乃闭。是故暮而收拒，无扰筋骨，无见雾露，反此三时，形乃困薄。

译文：病久不愈，邪留体内，则会内传并进一步演变，到了上下不通、阴阳阻隔的时候，虽有良医，也无能为力了。所以阳气蓄积，郁阻不通时，也会致死。对于这种阳气蓄积，阻隔不通者，应采用通泻的方法治疗，如不迅速正确施治，而被粗疏的医生所误，就会导致死亡。人身的阳气，白天主司体表：清晨的时候，阳气开始活跃，并趋向于外，中午时，阳气达到最旺盛的阶段，太阳偏西时，体表的阳气逐渐虚少，汗孔也开始闭合。所以到了晚上，阳气收敛拒守于内，这时不要扰动筋骨，也不要接近雾露。如果违反了一天之内这三个时间的阳气活动规律，形体被邪气侵扰则困乏而衰薄。

岐伯曰：阴者，藏精而起亟也；阳者，卫外而为固也。阴不胜其阳，则脉流薄疾，并乃狂；阳不胜其阴，则五脏气争，九窍不通。是以圣人陈阴阳，筋脉和同，骨髓坚固，血气皆从；如是则内外调和，邪不能害，耳目聪明，气立如故。

译文：岐伯说：阴是藏精于内部不断地扶持阳气的；阳是卫护于外使体表固密的。如果阴不胜阳，阳气亢盛，就使血脉流动迫促，若再受热邪，阳气更盛就会发为狂证。如果阳不胜阴，阴气亢盛，就会使五脏之气不调，以致九窍不通。所以圣人使阴阳平衡，无所偏胜，从而达到筋脉调和，骨髓坚固，血气畅顺。这样，则会内外调和，邪气不能侵害，耳目聪明，气机正常运行。

风客淫气，精乃亡，邪伤肝也。因而饱食，筋脉横解，肠澼为痔；因而大饮，则气逆；因而强力，肾气乃伤，高骨乃坏。

译文：风邪侵犯人体，伤及阳气，并逐步侵入内脏，阴精也就日渐消亡，这是由于邪气伤肝所致。若饮食过饱，阻碍升降之机，会发生筋脉弛纵、肠澼及痔疮等病症。若饮酒过量，会造成气机上逆。若过度用力，会损伤肾气，腰部脊骨也会受到损伤。

凡阴阳之要，阳密乃固，两者不和，若春无秋，若冬无夏，因而和之，是谓圣度。故阳强不能密，阴气乃绝；阴平阳秘，精神乃治；阴阳离决，精气乃绝。

译文：大凡阴阳的关键，以阳气的致密最为重要。阳气致密，阴气就能固守于内。阴阳二者不协调，就像一年之中，只有春天而没有秋天，只有冬天而没有夏天一样。因此，阴阳的协调配合，相互为用，是维持正常生理状态的最高标准。所以阳气亢盛，不能固密，阴气就会竭绝。阴气和平，阳气固密，人的精神才会正常。如果阴阳分离决绝，人的精气就会随之而竭绝。

因于露风，乃生寒热。是以春伤于风，邪气留连，乃为洞泄；夏伤于暑，秋为痎疟；秋伤于湿，上逆而咳，发为痿厥；冬伤于寒，春必温病。四时之气，更伤五脏。

译文：由雾露风寒之邪引起的侵犯，就会发生寒热。春天伤于风邪，留而不去，会发生急骤的泄泻。夏天伤于暑邪，到秋天会发生疟疾病。秋天伤于湿邪，邪气上逆，会发生咳嗽，并且可能发展为痿厥病。冬天伤于寒气，到来年的春天，就要发生温病。四时的邪气，交替伤害人的五脏。

阴之所生，本在五味，阴之五宫，伤在五味。是故味过于酸，肝气以津，脾气乃绝；味过于咸，大骨气劳，短肌，心气抑；味过于甘，心气喘满，色黑，肾气不衡；味过于苦，脾气不濡，胃气乃厚；味过于辛，筋脉沮弛，精神乃央。是故谨和五味，骨正筋柔，气血以流，腠理以密，如是则骨气以精。谨道如法，长有天命。

译文：阴精的产生，来源于饮食五味。储藏阴精的五脏，也会因五味而受伤，过食酸味，会使肝气淫溢而亢盛，从而导致脾气的衰竭；过食咸味，会使骨骼损伤，肌肉短缩，心气抑郁；过食甜味，会使心气满闷，气逆作喘，颜面发黑，肾气失于平衡；过食苦味，会使脾气过燥而不濡润，从而使胃气滞；过食辛味，会使筋脉败坏，发生弛纵，精神受损。因此，谨慎地调和五味，会使骨骼强健，筋脉柔和，气血通畅，腠理致密，这样，骨气就精强有力。所以重视养生之道，并且依照正确的方法加以实行，就会长期保有天赋的生命力。

通过《黄帝内经》原文论述可以看出，健康是指人体阴阳平衡的一种状态，疾病就是人体阴阳失调而造成的各种表现。《黄帝内经》认为人与自然息息相关，是相参相应的，自然界的运动变化无时无刻不对人体发生影响。人和宇宙万物一样，是禀受天地之气而生，按照四时的法则而生长。人生天地之间，必须要依赖天地阴阳二气的运动和滋养才能生存。《黄帝内经》所确立的独特养生防病视角，决定了它不仅为保障人民健康、繁衍中华民族作出了巨大贡献，而且还将一如既往地继续为人类的健康事业保驾护航。

第二节　精、气、神与人体疾病的关系

中国古代哲学家认为，人由天地之精气化生。如《管子·内业》说："人之生也，天出其精，地出其形，合此以为人。"《管子·水地》说："人，水也。男女精气合而水流形。"说明人与水一样，皆由精气和合而生。男女精气和合，产生人的生命，天赋予人智慧，水(地)赋予人形体，生命、智慧、形体结合而成为人。《素问·宝命全形论》说："人以天地之气生。"又说："天地合气，命之曰人。"亦说明人是天地之精气相结合而生成的，天地精气是构成人体的基本物质。从哲学意义上讲，人为自然万物之一，自然万物皆源于气，那么人也源于气。人的形体是由天地精气(无形之气)凝聚而成的，组成人体的各种基本细微物质皆属于"气"，人的形体中又充满着气，即所谓"气冲形，形寓气"。人生由气凝聚而成，人死又复散为气。人的生死过程，也就是气的聚散过程。

总之，精气学说的基本观点如下：

(1)精气是构成宇宙万物的本源。精气是无形的，可分为阴阳二气。阴阳二气交感聚合而化成万物。

(2)精气是不断运动的，变化不止的，从而维持了宇宙中日新月异的变化。

(3)精气是天、地、万物之间的中介，从而将自然界万物联系成一个整体，并使自然界万物得以相互感应。

(4)精气又是构成人体的基本物质，"天地合气，命之曰人"。

一、精气学说在中医学中的应用

古代哲学的精气学说渗透到中医学中，对中医学的基础理论和临床各科实践都产生了深刻的影响。中医学吸收了古代哲学中精气学说的精华，并与其自身固有的理论和实践经验相结合，创立了独特的气学理论。中医学的气学理论虽源于古代哲学的精气学说，但有明显区别。

中医学的气的概念，一般的表述为气是人体中无形的，活力很强的，且不断运动的精微物质，是构成人体和维持人体生命活动的最基本物质。

（一）精气是人体生命的动力，是维持生命的根本

人的五脏、六腑、形体、官窍、血和津液等皆属于有形而静之物，必须在无形之气的推动和激发作用下才能活动，如心主行血，肺主呼吸，脾胃运化水谷等，都是在气的推动和激发下进行的。再如血与津液的相互化生，精与血的相互转化，以及精、血、津液各自的新陈代谢，也都是在气的推动和激发作用下得以进行的。没有气，各种生命活动则停止，生命则难以维持。故说气是维持生命的根本。诚如《类经·摄生》所说："人之有生，全赖此气。"临床上，不论什么原因引起气的突然大量脱失（即气脱），都要以"当先固气"为治疗原则，实因"气者，人之根本也"（《难经·八难》）。

（二）精气足则生命活动正常有序

人体中充满着气，气的来源有三个方面：人在出生之前，在母体中获得先天之精所化之气；人出生以后，通过肺吸入自然界之清气；出生之后，由脾胃消化、吸收的水谷精微所化之气。

以上三气相合，则生成充满全身而维持生命活动的气，一般可称其为"真气"或"一身之气"。需要指出，此"气"是无形的，即肉眼难以看见的精微物质，亦即下面所述"精气神学说"中所指的"气"。

人体之气是否充足，取决于气的化源是否充盛。禀受的先天之精与摄取的后天之精充足，则气必化生充足。气推动着人体脏腑、经络、形体和官窍的生理活动。气充足则生理活动正常有序，生命力旺盛；气不足，称为气虚，其推动与激发作用减弱，则可出现全身或局部虚弱的征象。适当补气，或兼补精以培其化源。

（三）气的运动必须协调而通畅

人体气的运动和自然界一样，具有升、降、出、入四种形式。在正常情况下，升与降、出与入保持着相对的平衡与协调。气的运动贵在通畅。气运行通畅则血与津液流动通畅，各脏腑、形体、官窍的功能得以正常发挥，人体则处于健康状态。气的运动通畅及与升降出入运动的协调统称为"气机调畅"。

反之，气的运动郁滞不畅（称气滞）与气的升降出入运动失常所出现的气逆（升太过而降不急）、气陷（升不急而降太过）、气闭（气机闭阻，出入不利）及气脱（气不内守而外脱）等病理变化，统称为“气机失调”。

（四）精、气、神的关系

古代中医学家在接受古代哲学的精气学说的同时，又糅合了道家和养生家有关精、气、神的理论和观点，创立了中医学的精气神学说，用以阐释精、气、神的概念，相互关系，以及在养生、防病和治疗中的作用。中医的精气神学说与古代哲学的精气学说所属的范畴不同，因此对精、气、神的认识也不尽相同。

1.精

（1）自然界无形之气中的精华或精粹部分。

（2）泛指自然界中的无形之气，此精即气，又称“精气”，亦即“元气”。

（3）泛指人体中一切有用的有形物质，如先天之精、水谷之精、血和津液等。此乃“广义之精”。

（4）专指肾所藏之精，即肾精。中医学精气神学说中的精主要是指此义。

2.气

古代哲学中气的概念已如前述，亦即“精气”的泛指含义。人体中气的概念，是指无形的，活力很强又不断运动的精微物质，是构成人体和维持人体生命活动的最基本物质。哲学中的气是世界上一切物质的本源，而人体中的气只是区别于精、血、津液等有形物质的一种无形的，并为人体生命提供动力的精微物质，又称为“真气”或“一身之气”。

3.神

神的含义相当复杂，概括起来主要有以下四种：一指自然界物质运动变化的表现及其内在规律；二指人体一切生命活动的主宰；三指人和生物生命力的综合外在表现，亦即诊断学中所指的“神气”；四专指人的精神意志思维活动，包括心理活动。

以上四种含义中，后三种与中医学关系密切。

4.精气神学说

中医学的精气神学说主要阐释精、气、神的概念，相互关系及其在养生、防病、治疗中的作用。

精气神学说中的精主要是指肾所藏的精，即肾精。此精是构成人体胚胎和促进胚胎发育的原始物质，是生命的本源。故《素问·金匮真言论》说："夫精者，身之本也。"精能化气。肾精所化之气称为"肾气"，又称"元气"，是促进人体生长发育，推动和调节各脏腑、经络的功能，并使人具备生殖机能的原动力，是一身之气的重要组成部分。精气神学说中的气，即前述的"一身之气"或"真气"，是人体生命活动的动力。精气神学说中的神，即上述神的含义中的第二项和第四项。其中，主要是指第二项，即神是人体一切生命活动的主宰。

此精、气、神三者之间的关系如图 3-1 所示。

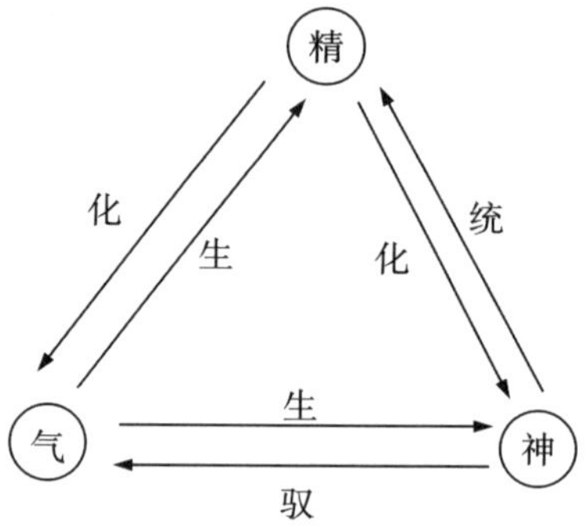

图 3-1　精、气、神三者之间的关系

精能化气，气能生精，精气互化。此即无形之气与有形之精的相互转化。精足则气充，气足则精旺。

精能化神养神，故称精为神的物质基础。精旺则神明，精衰则神废。神能摄精固精，神守则精固，神荡则精泄。

气由精生，又能生神养神，故精足气旺则神明；神能驭气统精，故神明则气调而精固。

二、《黄帝内经》中精气神与疾病的论述

本部分内容引自《黄帝内经》(张凤娇主编.北京联合出版公司，2015 年版)。

昔在黄帝，生而神灵，弱而能言，幼而徇齐，长而敦敏，成而登天。

乃问于天师曰：余闻上古之人，春秋皆度百岁，而动作不衰；今时之人，年半百而动作皆衰者，时世异耶？人将失之耶？

岐伯对曰：上古之人，其知道者，法于阴阳，和于术数，食饮有节，起居有常，不妄作劳，故能形与神俱，而尽终其天年，度百岁乃去。今时之人不然也，以酒为浆，以妄为常，醉以入房，以欲竭其精，以耗散其真，不知持满，不时御神，务快其心，逆于生乐，起居无节，故半百而衰也。

夫上古圣人之教下也，皆谓之虚邪贼风，避之有时，恬淡虚无，真气从之，精神内守，病安从来？是以志闲而少欲，心安而不惧，形劳而不倦，气从以顺，各从其欲，皆得所愿。故美其食，任其服，乐其俗，高下不相慕，其民故曰朴。是以嗜欲不能劳其目，淫邪不能惑其心，愚智贤不肖不惧于物，故合于道。所以能年皆度百岁，而动作不衰者，以其德全不危也。

译：从前的黄帝，生来十分聪明，很小的时候就善于言谈，幼年时对周围事物领会得很快，长大之后，既敦厚又勤勉，及至成年之时，登上了天子之位。

他向岐伯问到：我听说上古时候的人，年龄都能超过百岁，动作不显衰老；现在的人，年龄刚至半百，而动作就都衰弱无力了，这是时代不同所造成的呢，还是今天的人们不会养生所造成的呢？

岐伯回答说：上古时代的人，那些懂得养生之道的，能够取法于天地阴阳自然变化之理而加以适应，调和养生的办法，使之达到正确的标准。饮食有所节制，作息有一定规律，既不妄事操劳，又避免过度的房事，所以能够形神俱旺，协调统一，活到天赋的自然年龄，超过百岁才离开人世；现在的人就不是这样了，把酒当水浆，滥饮无度，使反常的生活成为习惯，醉酒行房，因恣情纵欲，而使阴精竭绝，因满足嗜好而使真气耗散，不知谨慎地保持精气的充满，不善于统驭精神，而专求心志的一时之快，违逆人生乐趣，起居作息，毫无规律，所以到半百之年就衰老了。

古代深懂养生之道的人在教导普通人的时候，总要讲到对虚邪贼风等致病因素，应及时避开，心情要清净安闲，排除杂念妄想，以使真气顺畅，精神守持与内，这样，疾病就无从发生。因此，人们就可以心志安闲，少有欲望，情绪安定而没有焦虑，形体劳作而不使疲倦，真气因而调顺，各人都能随其所欲而满足自己的愿望。人们无论吃什么食物都觉得甘美，随便穿什么衣服也都感到满意，大家喜爱自己的风俗习尚，愉快地生活，社会地位无论高低，都不相倾慕，所以这些人称得上朴实无华。因而任何不正当的嗜欲都不会引起他们注目，任何淫乱邪僻的事物也都不能惑乱他们的心志。无论愚笨的，聪明的，能力大的还是能力小的，都不因外界事物的变化而动心焦虑，所以符合养生之道。他们之所以能够年龄超过百岁而动作不显得衰老，正是由于领会和掌握了修身养性的方法而身体不被内外邪气干扰危害。

帝曰：人年老而无子者，材力尽邪，将天数然也。

岐伯曰：女子七岁，肾气盛，齿更发长；二七而天癸至，任脉通，太冲脉盛，月事以时下，故有子；三七，肾气平均，故真牙生而长极；四七，筋骨坚，发长极，身体盛壮；五七，阳明脉衰，面始焦，发始堕；六七，三阳脉衰于上，面皆焦，发始白；七七，任脉虚，太冲脉衰少，天癸竭，地道不通，故形坏而无子也。丈夫八岁，肾气实，发长齿更；二八，肾气盛，天癸至，精气溢泻，阴阳和，故能有子；三八，肾气平均，筋骨劲强，故真牙生而长极；四八，筋骨隆盛，肌肉满壮；五八，肾气衰，发堕齿槁；六八，阳气衰竭于上，面焦，发鬓颁白；七八，肝气衰，筋不能动，天癸竭，精少，肾藏衰，形体皆极；八八，则齿发去。肾者主水，受五脏六府之精而藏之，故五脏盛，乃能泻。今五脏皆衰，筋骨解堕，天癸尽矣。故发鬓白，身体重，行步不正，而无子耳。

译：黄帝说：人年纪老的时候，不能生育子女，是由于精力衰竭了呢，还是受自然规律的限定呢？

岐伯说：女子到了七岁，肾气旺盛了起来，乳齿更换，头发开始茂盛。十四岁时，天癸产生，任脉通畅，太冲脉旺盛，月经按时来潮，具备了生育子女的能力。二十一岁时，肾气充满，真牙生出，牙齿就长全了。二十八岁时，筋骨强健有力，头发的生长达到最茂盛的阶段，此时身体最为强壮。三十五岁时，阳明经脉气血渐衰弱，面部开始憔悴，头发也开始脱落。四十二岁时，三阳经脉气血衰弱，面部憔悴无华，头发开始变白。四十九岁时，任脉气血虚弱，太冲脉的气血也衰少了，天癸枯竭，月经断绝，所以形体衰老，失去了生育能力。

男子到了八岁，肾气充实起来，头发开始茂盛，乳齿也开始更换了。十六岁时，肾气旺盛，天癸产生，精气满溢而能外泻，两性交合，就能生育子女。二十四岁时，肾气充满，筋骨强健有力，真牙生长，牙齿长全。三十二岁时，筋骨丰隆盛实，肌肉亦丰满健壮。四十岁时，肾气衰退，头发开始脱落，牙齿开始枯槁。四十八岁时，上部阳气逐渐衰竭，面部憔悴无华，头发和两鬓花白。五十六岁时，肝气衰弱，筋的活动不能灵活自如，天癸枯竭，精气少，肾脏衰，形体衰疲。六十四岁时，牙齿头发脱落。肾主水，接受其他各脏腑的精气而加以贮藏，所以功能旺盛，肾脏才能外溢精气。如今五脏功能都已衰退，筋骨懈惰无力，天癸已竭。所以发鬓都变白，身体沉重，步伐不稳，也不能生育子女了。

春三月，此谓发陈，天地俱生，万物以荣，夜卧早起，广步于庭，被发缓形，以使志生，生而勿杀，予而勿夺，赏而勿罚，此春气之应，养生之道也。逆之则伤肝，夏为寒变，奉长者少。

译：春季的三个月谓之发陈推新，生命萌发的时令。天地自然，都富有生气，万物显得欣欣向荣。此时，人们应该入夜即睡眠，早些起身，披散开头发，解开衣带，使形体舒缓，放宽步子，在庭院中漫步，使精神愉快，胸怀开畅，保持万物的生机。不要滥行杀伐，多施予，少敛夺，多奖励，少惩罚，这是适应春季的时令，保养生发之气的方法。如果违逆了春生之气，便会损伤肝脏，使提供给夏长之气的条件不足，到夏季就会发生寒性病变。

夏三月，此谓蕃秀，天地气交，万物华实，夜卧早起，无厌于日，使志无怒，使英成秀，使气得泄，若所爱在外，此夏气之应，养长之道也。逆之则伤心，秋为痎疟，奉收者少。

译：夏季的三个月，谓之蕃秀，是自然界万物繁茂秀美的时令。此时，天气下降，地气上腾，天地之气相交，植物开花结实，长势旺盛，人们应该在夜晚睡眠，早早起身，不要厌恶长日，情志应保持愉快，切勿发怒，要使精神之英华适应夏气以成其秀美，使气机宣畅，通泄自如，精神外向，对外界事物有浓厚的兴趣。这是适应夏季的时令，保养夏长之气的方法。违逆了就会损伤心脏，使提供给秋收之气的条件不足，到秋天容易发生疟疾。

秋三月，此谓容平，天气以急，地气以明，早卧早起，与鸡俱兴，使志安宁，以缓秋刑，收敛神气，使秋气平，无外其志，使肺气清，此秋气之应，养收之道也。逆之则伤肺，冬为飧泄，奉藏者少。

译：秋季的三个月，谓之容平，自然界景象因万物成熟而平定收敛。此时，天高风急，地气清肃，人应早睡早起，和鸡的活动时间相仿，以保持神志的安宁，减缓秋季肃杀之气对人体的影响；收敛神气，以适应秋季容平的特征，不使神思外驰，以保持肺气的清肃功能，这就是适应秋令的特点而保养人体收敛之气的方法。若违逆了秋收之气，就会伤及肺脏，使提供给闭藏之气的条件不足，冬天就要发生飧泄病。

冬三月，此谓闭藏，水冰地坼，无扰乎阳，早卧晚起，必待日光，使志若伏若匿，若有私意，若已有得，去寒就温，无泄皮肤，使气亟夺，此冬气之应，养藏之道也。逆之则伤肾，春为痿厥，奉生者少。

译：冬天的三个月，谓之闭藏，是生机潜伏、万物蛰藏的时令。当此时节，水寒成冰，大地龟裂，人应该早睡晚起，待到日光照耀时起床才好，不要轻易地扰动阳气，妄事操劳，要使神志深藏于内，安静自若，好像有个人的隐秘，严守而不外泄，又像得到渴望得到的东西，把它密藏起来一样；要守避寒冷，求取温暖，不要使皮肤开泄而令阳气不断地损失，这是适应冬季的气候而保养人体闭藏机能的方法。违逆了冬令的闭藏之气，就会损伤肾脏，使提供给春生之气的条件不足，春天就会发生痿厥之疾。

天气，清净光明者也，藏德不止，故不下也。天明则日月不明，邪害空窍，阳气者闭塞，地气者冒明，云雾不精，则上应白露不下。交通不表，万物命故不施，不施则名木多死。恶气不发，风雨不节，白露不下，则菀槀不荣。贼风数至，暴雨数起，天地四时不相保，与道相失，则未央绝灭。唯圣人从之，故身无奇病，万物不失，生气不竭。

译：天气，是清净光明的，蕴藏其德，运行不止，由于天不暴露自己的光明德泽，所以永远保持它内蕴的力量而不会下泄。如果天气阴霾晦暗，就会出现日月昏暗，阴霾邪气侵害山川，阳气闭塞不通，大地昏蒙不明，云雾弥漫，日色无光，相应地雨露不能下降。天地之气不交，万物的生命就不能绵延。生命不能绵延，自然界高大的树木也会死亡。恶劣的气候发作，风雨无时，雨露当降而不降，草木不得滋润，生机郁塞，茂盛的禾苗也会枯槁不荣。贼风频频而至，暴雨不时而作，天地四时的变化失去了秩序，违背了正常的规律，致使万物的生命未及一半就夭折了。只有圣人能适应自然变化，注重养生之道，所以身无大病，因不背离自然万物的发展规律，而生机不会竭绝。

逆春气，则少阳不生，肝气内变。逆夏气，则太阳不长，心气内洞。逆秋气，则太阴不收，肺气焦满。逆冬气，则少阴不藏，肾气独沉。

译：违逆了春生之气，少阳就不会生发，以致肝气内郁而发生病变。违逆了夏长之气，太阳就不能盛长，以致心气内虚。违逆了秋收之气，太阴就不能收敛，以致肺热叶焦而胀满。违逆了冬藏之气，少阴就不能潜藏，以致肾气不蓄，出现注泻等疾病。

夫四时阴阳者，万物之根本也。所以圣人春夏养阳，秋冬养阴，以从其根，故与万物沉浮于生长之门。逆其根，则伐其本，坏其真矣。故阴阳四时者，万物之终始也，死生之本也，逆之则灾害生，从之则苛疾不起，是谓得道。道者，圣人行之，愚者背之。从阴阳则生，逆之则死。从之则治，逆之则乱。反顺为逆，是谓内格。

译：四时阴阳的变化，是万物生命的根本，所以圣人在春夏季节保养阳气以适应生长的需要，在秋冬季节保养阴气以适应收藏的需要，顺从了生命发展的根本规律，就能与万物一样，在生、长、收、藏的生命过程中运动发展。如果违逆了这个规律，就会克伐生命力，破坏真元之气。因此，阴阳四时是万物的终结，是盛衰存亡的根本，违逆了它，就会产生灾害，顺从了它，就不会发生重病，这样便可谓懂得了养生之道。对于养生之道，圣人能够加以实行，愚人则时常有所违背。顺从阴阳的消长，就能生存，违逆了就会死亡。顺从了它，就会正常，违逆了它，就会乖乱。相反，如背道而行，就会使机体与自然环境相格拒，就会生病，病名为内格。

是故圣人不治已病，治未病，不治已乱，治未乱，此之谓也。夫病已成而后药之，乱已成而后治之，譬犹渴而穿井，斗而铸锥，不亦晚乎。

译：所以圣人不等病已经发生再去治疗，而是在疾病发生之前治疗，如同不等到乱事已经发生再去治理，而是在它发生之前治理。如果疾病已发生，然后再去治疗，乱子已经形成，然后再去治理，那就如同临渴而掘井，战乱发生了再去制造兵器，那不是太晚了吗？

因于露风，乃生寒热。是以春伤于风，邪气留连，乃为洞泄；夏伤于暑，秋为痎疟；秋伤于湿，上逆而咳，发为痿厥；冬伤于寒，春必温病。四时之气，更伤五脏。

译：由雾露风寒之邪引起的侵犯，就会发生寒热。春天伤于风邪，留而不去，会发生急骤的泄泻。夏天伤于暑邪，到秋天会发生疟疾病。秋天伤于湿邪，邪气上逆，会发生咳嗽，并且可能发展为痿厥病。冬天伤于寒气，到来年的春天，就要发生温病。四时的邪气，交替伤害人的五脏。

阴之所生，本在五味，阴之五宫，伤在五味。是故味过于酸，肝气以津，脾气乃绝；味过于咸，大骨气劳，短肌，心气抑；味过于甘，心气喘满，色黑，肾气不衡；味过于苦，脾气不濡，胃气乃厚；味过于辛，筋脉沮弛，精神乃央。是故谨和五味，骨正筋柔，气血以流，腠理以密，如是则骨气以精。谨道如法，长有天命。

译：阴精的产生，来源于饮食五味。储藏阴精的五脏，也会因五味而受伤，过食酸味，会使肝气淫溢而亢盛，从而导致脾气的衰竭；过食咸味，会使骨骼损伤，肌肉短缩，心气抑郁；过食甜味，会使心气满闷，气逆作喘，颜面发黑，肾气失于平衡；过食苦味，会使脾气过燥而不濡润，从而使胃气滞；过食辛味，会使筋脉败坏，发生弛纵，精神受损。因此，谨慎地调和五味，会使骨骼强健，筋脉柔和，气血通畅，腠理致密，这样，骨气就精强有力。所以重视养生之道，并且依照正确的方法加以实行，就会长期保有天赋的生命力。

东风生于春，病在肝，俞在颈项；南风生于夏，病在心，俞在胸胁；西风生

于秋，病在肺，俞在肩背；北风生于冬，病在肾，俞在腰股；中央为土，病在脾，俞在脊。

译：东风生于春季，病多发生在肝，肝的经气输注于颈项。南风生于夏季，病多发生于心，心的经气输注于胸胁。西风生于秋季，病多发生在肺，肺的经气输注于肩背。北风生于冬季，病多发生在肾，肾的经气输注于腰股。中央的方位属于土，病多发生在脾，脾的经气输注于脊背。

故春气者，病在头；夏气者，病在脏；秋气者，病在肩背；冬气者，病在四支。

译：所以春季邪气伤人，病多发于头部；夏季邪气伤人，病多发于心；秋季邪气伤人，病多发于肩背；冬季邪气伤人，病多发于四肢。

故春善病鼽衄，仲夏善病胸胁，长夏善病洞泄寒中，秋善病风疟，冬善病痹厥。

译：所以春天多生鼻流清涕或鼻血，夏天多生胸胁病变，长夏多生里寒洞泄，秋天多生风疟，而冬天多生痹证。

故冬不按跷，春不鼽衄，春不病颈项，仲夏不病胸胁，长夏不病洞泄寒中，秋不病风疟，冬不病痹厥飧泄，而汗出也。

译：所以冬天不要动手动脚（冬天要善保阳气，不做剧烈运动，就是说冬天要使元阴、元阳蕴藏充沛），春天就不会发生鼻流清涕或鼻血之疾，及颈项病，夏天就不会得胸胁部疾病，长夏就不会得里寒洞泄，秋天就不会得风疟，冬天也就不会得痹证、飧泄、汗出过多等。

夫精者，身之本也。故藏于精者，春不病温。夏暑汗不出者，秋成风疟。此平人脉法也。

故曰：阴中有阴，阳中有阳。平旦至日中，天之阳，阳中之阳也；日中至黄昏，天之阳，阳中之阴也；合夜至鸡鸣，天之阴，阴中之阴也；鸡鸣至平旦，天之阴，阴中之阳也。故人亦应之。

译：精，是人体的根本，所以阴精内藏而不妄泄，春天就不会得温热病。

夏暑阳盛,如果不能排汗散热,到秋天就会酿成风疟病。这是诊察普通人四时发病的一般规律。

所以说:阴阳之中,还各有阴阳。白昼属阳,平旦到中午,为阳中之阳。中午到黄昏,则属阳中之阴。黑夜属阴,合夜到鸡鸣,为阴中之阴。鸡鸣到平旦,则属阴中之阳。人的情况也与此相应。

故天有精,地有形;天有八纪,地有五里,故能为万物之父母。清阳上天,浊阴归地,是故天地之动静,神明为之纲纪,故能以生长收藏,终而复始。惟贤人上配天以养头,下象地以养足,中傍人事以养五脏。天气通于肺,地气通于嗌,风气通于肝,雷气通于心,谷气通于脾,雨气通于肾。六经为川,肠胃为海,九窍为水注之气。以天地为之阴阳,阳之汗,以天地之雨名之;阳之气,以天地之疾风名之。暴气象雷,逆气象阳。故治不法天之纪,不用地之理,则灾害至矣。

译:所以天有精气,地有形体;天有八节之纲纪,地有五方的道理,因此天地是万物生长的根本。无形的清阳上升于天,有形的浊阴下归于地,所以天地的运动与静止,是由阴阳的神妙变化为纲纪,而能使万物春生、夏长、秋收、冬藏,终而复始,循环不休。懂得这些道理的人,他把人体上部的头来比天,下部的足来比地,中部的五脏来比人事以调养身体。天的轻清之气通于肺,地的水谷之气通于咽喉,风木之气通于肝,雷火之气通于心,溪谷之气通于脾,雨水之气通于肾。六经犹如河流,肠胃犹如大海,上下九窍以水津之气贯注。如以天地来类比人体的阴阳,则阳气发泄的汗,像天的下雨;人身的阳气,像天地疾风。人的暴怒之气,像天有雷霆;逆上之气,像阳热的火。所以调养身体而不取法于自然的道理,那么疾病就要发生了。

故邪风之至,疾如风雨。故善治者治皮毛,其次治肌肤,其次治筋脉,其次治六腑,其次治五脏。治五脏者,半死半生也。

故天之邪气,感则害人五脏;水谷之寒热,感则害于六腑;地之湿气,感则害皮肉筋脉。

译:所以外感致病因素伤害人体,急如疾风暴雨。善于治病的医生,于邪在皮毛的时候，就给予治疗；技术较差的，至邪在肌肤才治疗；更差的，至邪在筋脉才治疗；又其差的，至邪在六腑才治疗；更差的，至邪在五脏才治疗。假如病邪传入五脏，就非常严重，这时治疗的效果，只有半死半生了。

所以自然界中的邪气，侵袭了人体就能伤害五脏；饮食之或寒或热，就会损害人的六腑；地之湿气，感受了就能损害皮肉筋脉。

故善用针者，从阴引阳，从阳引阴；以右治左，以左治右；以我知彼，以表知里；以观过与不及之理，见微得过，用之不殆。

善诊者，察色按脉，先别阴阳；审清浊，而知部分；视喘息、听音声，而知所苦；观权衡规矩，而知病所主；按尺寸，观浮沉滑涩，而知病所生。以治无过，以诊则不失矣。

译：所以善于运用针法的医生，病在阳，从阴以诱导之，病在阴，从阳以诱导之；取右边以治疗左边的病，取左边以治疗右边的病，以自己的正常状态来比较病人的异常状态，以在表的症状，了解里面的病变；并且判断太过或不及，就能在疾病初起的时候，便知道病邪之所在，此时进行治疗，不致使病情发展到危险的地步了。

所以善于诊治的医生，通过诊察病人的色泽和脉搏，先辨别病症的属阴属阳；审察五色的浮泽或重浊，而知道病的部位；观察呼吸，听病人发出的声音，可以得知所患的病苦；诊察四时色脉是否正常，来分析为何脏何腑的病，诊察寸口的脉，从它的浮、沉、滑、涩，来了解疾病所产生之原因。这样在诊断上就不会有差错，治疗上也没有过失了。

故曰：病之始起也，可刺而已；其盛，可待衰而已。故因其轻而扬之；因其重而减之；因其衰而彰之。形不足者，温之以气；精不足者，补之以味。其高者，因而越之；其下者，引而竭之；中满者，泻之于内；其有邪者，渍形以为汗；其在皮者，汗而发之，其慓悍者，按而收之；其实者，散而泻之。审其阴阳，以别柔刚，阳病治阴，阴病治阳；定其血气，各守其乡，血实宜决之，气虚宜引之。

译：所以说：病在初起的时候，可用刺法而愈；及其病势正盛，必须待其稍微衰退，然后刺之而愈。所以病轻的，使用发散轻扬之法治之；病重的，使用消减之法治之;其气血衰弱的,应用补益之法治之。形体虚弱的,当以温补其气;精气不足的,当补之以厚味。如病在上的,可用吐法;病在下的,可用疏导之法;病在中为胀满的,可用泻下之法;其邪在外表,可用汤药浸渍以使出汗;邪在皮肤,可用发汗,使其外泄;病势急暴的,可用按得其状,以制伏之;实证,则用散法或泻法。观察病的在阴在阳,以辨别其刚柔,阳病应当治阴,阴病应当治阳;确定病邪在气在血,更防其血病再伤及气,气病再伤及血,所以血实宜用泻血法,气虚宜用导引法。

第三节　中医对病因的认识

一、外感病因

(一)六淫

六淫,是指风、寒、暑、湿、燥、火六种外感病邪。要理解六淫的含义,首先必须搞清六气的含义及其与六淫的区别。六气,是指风、寒、暑、湿、燥、火六种正常的自然界气候,一般不使人发病。当气候发生异常,超过了一定限度,如六气的太过和不及,非其时而有其气以及气候变化过于急骤,都会使机体不能适应,导致疾病。这种情况下的六气,称为六淫。六淫,指反常的六气,这是最基本的。其次,能否确定六淫,还与机体是否发病有关。

(二)疠气

疠气,是一种具有强烈传染性的外邪。疠气致病的特点主要有三方面:一是传染性强;二是发病多急骤,病情危笃;三是一气一病,症状相似。

二、内伤病因

（一）七情

七情，是指人的喜、怒、忧、思、悲、恐、惊七种情志变化。正常情况下，七情是人体对客观外界事物和现象所作出的七种不同的情志反应，一般不会使人发病，只有突然、强烈或长期持久的情志刺激，超过人体本身生理活动的调节范围，引起脏腑气血功能紊乱，才会导致疾病。情志活动的物质基础是五脏的精、气、血。内在脏腑气血的变化会影响到情志的变化，反之亦然。

（二）劳逸

过劳包括劳力过度、劳神过度和房劳过度三方面。

过逸是指过度安逸，即长时期不参加劳动，又不进行体育锻炼。过度安逸导致人体气血运行不畅和全身虚弱，进而可引起气滞血瘀而变生他病。由于脾主四肢，四肢少动则脾运不健，化生气血渐少，日久渐趋虚弱。

（三）饮食失宜

饮食失宜主要包括饥饱失常、饮食不洁和饮食偏嗜三方面。

三、病理产物形成的病因

在疾病过程中形成的病理产物等成为引起其他疾病的致病因素。这种在疾病过程中形成的病理产物又成为新的病证发生的病因，称为病理产物形成的病因，也称继发性病因。病理产物形成的病因主要有水湿痰饮、瘀血、结石三大类。

（一）水湿痰饮

水湿痰饮是机体水液代谢障碍所形成的病理产物，这种病理产物会导致脏腑经络功能失调，继而引起各种复杂的病理变化。

水湿痰饮就其形质而言，浊稠者为痰，清稀者为饮，更清者为水，而湿乃水液弥漫浸渍于人体组织中的状态，其形质不如痰饮和水明显。水湿痰饮均为津液在体内停滞而成，故常统称“水湿”“水饮”“痰饮”等。

水湿痰饮的形成可从邪正两方面理解。外感六淫、疠气，内伤七情、饮食、劳逸等是水湿痰饮形成的病因，是否在体内形成水湿痰饮，还与脏腑功能直接有关。其中，又以肺、脾、肾、肝、三焦、膀胱与水液代谢关系最为密切。

（二）瘀血

瘀血是指体内血液停滞，不能正常循环。它既指积于体内的离经之血，又包括阻滞于经脉及脏腑内运行不畅的血液。瘀血的形成，主要是外邪入侵、情志所伤、饮食、劳逸、外伤等病因作用于人体后，使血行不畅或血溢脉外所致。

（三）结石

凡体内湿热浊邪蕴结不散，或久经煎熬，形成砂石样的病理产物，称为结石。常见的结石有胃结石、胆结石、肾结石等。结石主要由于饮食不洁，或情志内伤影响肝胆疏泄，或湿热内蕴，日久煎熬形成。药物服用不当，影响胃的通降、肾的气化，久之也可形成结石。

四、其他病因

（一）外伤

外伤包括枪弹、金刃伤，跌打损伤，持重伤，烧烫伤，冻伤，溺水，虫兽伤和雷击伤等。

（二）寄生虫

寄生虫停留在体内可导致多种疾病。常见的寄生虫有蛔虫、钩虫、蛲虫、绦虫、血吸虫等。

（三）药邪

药邪是指用药不当造成疾病的一种致病因素。药邪的形成常见有用药过量、炮制不当、配伍不当、用法不当等。

（四）医过

医过是指医生的过失。医生的过失同样可造成病情加重或滋生他疾。医过的形成主要包括语言不妥、文字不规范、误治、操作不当等方面。医过的致病特点随不同的医过方式而定。一般来说，语言不妥与七情致病特点相近。文字不规范、误治对病人的损害类同于药邪。医生操作不当与外伤的致病特点较为相似。

（五）先天因素

先天因素是指人未出生前以父母体质或胎儿发育过程中的病因为致病因素，即先天性致病因素。

第四节　中医关于病机与发病类型的论述

一、中医关于正气、邪气的论述

正气是一个综合概念，是人体的生理机能活动，主要指人体对外界环境的适应能力、抗邪能力和康复能力。习惯上，正气的涵义重在功能，实际上，它离不开物质。例如，正气与脏腑阴阳、精血、津液等物质及其功能状态密切相关，不宜割裂看待。

邪气，泛指各种致病因素。它包括六淫、疠气、外伤、虫兽所伤、饮食失宜、七情内伤、劳逸损伤等，还包括在致病因素作用下机体内部继发产生的病理产物，如痰饮、瘀血、水湿、结石等。

（一）邪气是发病的重要条件

“邪气发病”（《素问・金匮真言论》），是中医学关于发病的一个基本观点。邪气与发病的关系，主要表现为邪气影响疾病的性质、类型、病位、病情等。例如，机体感受阳邪（风、暑、火热邪气）致病易表现为实热病证；感受阴邪（寒、湿邪气）致病易表现为实寒病证；六淫外感，其发病起始常表现为卫表证候。某些邪气与机体相应的某些脏腑组织常有着特异性定位联系，如六淫致病，其始发多轻浅，其中，风邪常伤人上部，湿邪易犯人下部，某些疫疠之气为患，始发就病情重笃。这些认识，均有利于对邪气与发病关系的理解。

（二）正气不足是发病的内部因素

“邪之所凑，其气必虚”（《素问·评热并论》）这是中医发病学中的一个基本观点。邪气之所以能够侵袭人体而发病，其前提和依据必然是人体正气先虚。并由此引申出：发病与否取决于人体正气的盛衰，从而强调正气在发病中的主导作用。

（三）正邪相搏，邪胜正负则发病

1.正邪相搏贯穿于人体的健康状态或病理过程

邪气损正，主要表现为人体机能或形质的损伤，并可改变人体的体质特征，影响人的寿命等。正气抗邪，主要表现为抵御外邪入侵，影响发病类型，感邪患病后机体不药而自愈等。邪气侵袭，影响人体健康或致病，正气起而抗邪，这种矛盾斗争自始至终贯穿于人的生命活动过程，这是应该树立的一种基本认识。

2.正邪相搏的胜负，决定发病与否

其主要观点为邪胜正负则发病，正胜邪负则不发病。胜负是用来说明正邪相搏消长变化的双方态势的，其标志是发病或不发病。可从三方面来理解：其一是在正气旺盛的条件下，抗邪力强，病邪难以侵入，或虽侵入，正气奋力驱邪外出而不致产生明显的病理反应，是为正胜邪负则不发病；其二，正气先虚，邪乘虚侵入而发病；其三，正气处于常态，但感邪特重，致病性特强，正气与邪气相比显得相对不足，从而导致疾病的发生。其二、其三均可概括为邪胜正负则发病。

（四）在不同条件下，正与邪的主导作用不同

《黄帝内经》曾在多篇中反映强调正气状态在发病中起主导作用的一面，

如《灵枢·百病始生》认为:"风雨寒热,不得虚,邪不能独伤人。卒然逢疾风暴雨而不病者,盖无虚,故邪不能独伤人。"同一邪气感受于不同的个体,有人发病,有人却不发病,这说明了发病与否主要取决于人体正气的盛衰。在这种具体条件下,也提示正气在发病中起到主导的作用。

但是,正与邪都是可变动的因素,在另外的一些具体条件下,邪气在发病中也可以起到主导作用。例如,同一个体,若正气处于常态,但感受不同的邪气,又常有发病或不发病两种情形。外感风寒之邪,由于正气奋起抗邪,而不致发病,仍能保持健康状态。若系被高温烧伤,或毒蛇咬伤,或枪弹杀伤,或毒物伤害时,即令正气旺,也难免被邪气伤害而致病。这些均说明在一定的具体条件下,邪气在发病中也是可以起到主导作用的。

因而,在不同的具体条件下,正气或邪气均有可能在发病中起主导作用,并且均不能忽视对方在疾病发生发展变化过程中的影响。《素问·遗篇·刺法论》中所说的五疫"不相染者,正气存内,邪不可干,避其毒气……"就蕴含着既强调正气又重视邪气在发病中的作用的辩证法思想。

二、病机

病机是疾病的临床表现、发展转归和诊断治疗的内在根据。

(一)源流

中医病机理论,源于《黄帝内经》论述,充实并完善于历代各家之创见和阐释,并为近代科学研究所发展。如《素问·至真要大论》"病机十九条"奠定了脏腑病机和六气病机的理论基础。

《素问·调经论》的"血气不和,百病乃变化而生"为气血病机之概括。

《素问·热论》对热病及三阴三阳经脉内在联系之论述,为经络病机和六经病机之理论基础。

《伤寒杂病论》阐释外感伤寒病证六经病机变化及其传变规律,并对脏腑、经络、气血、痰饮等病机有所发挥。

《诸病源候论》是最早的病因病机学专著,深入论述邪侵途径、发病条件、病机过程及其转归。

《小儿药证直诀》阐明小儿“脏腑柔弱，易虚易实，易寒易热”病机特点，奠定了儿科病机理论的基础。

《素问玄机原病式》提出“六气皆从火化”论点，阐发并充实了“实火”病机。

《脾胃论》创“阴火”概念，提出“火与元气不两立”，深入论述内伤与阴火病机。

《格致余论》倡“阳常有余，阴常不足”，发挥了阴虚相火病机。

《丹溪心法》对“六欲”病机进行阐释，有所创见。

《内科摄要》强调脏腑病机以脾胃、肾、命门为主。

《医贯》病机理论则独重肾水与命火。

《景岳全书》则倡“阳常有余，阴常不足”之病机观点。

《理虚元鉴》提出虚证病机本于肺、脾、肾的论点。

《瘟疫论》提出“邪自口鼻而入”“有传染受之”“邪伏膜源”等论点，对瘟疫的病机传变有所创见，并丰富和发展了外感热病病机。

《外感温热篇》阐发温热病卫气营血病机变化及传变规律。

《温病条辨》阐发温热病三焦传变机理。

《温热病篇》论述湿热病机变化等，使外感热病病机理论系统而完备。

《医林改错》对气虚致瘀及血瘀病机有所创见和发挥。

《血论证》以阴阳水火气血立论，促进和发展了气血病机理论。

近四十年来，通过系统整理和总结，涌现出多种新的病机观点和理论；同时，运用现代自然科学方法和手段来研究中医病机已成为新的趋向，并已取得可喜之成果。

（二）特点

疾病的发生、发展和变化，与患病机体体质和致病邪气的性质密切相关。临床所见，尽管疾病种类繁多，病证表现千变万化，病机传变错综复杂，然而从其总体来说，总离不开邪正斗争的繁盛、病位病势的表里出入、阴阳气血的失调、津液代谢的失常等病机变化的一般规律。

中医病机学说的特点主要表现于根据以五脏为中心的藏象理论，一般多把局部病理变化同机体的全身状况联系起来，通过脏腑组织和经络之间的相互联系和相互制约关系来探讨疾病的发展传变规律，从而形成了中医学注重整体联系的病理观。在这种观点指导下，在分析病机变化时，既注意局部病变和整体的关系，又注重疾病的发展变化规律；既注重病机传变的一般规律，又注重疾病突变的特殊情况等，即充分体现了中医病机学说的整体观点和辩证观点。

（三）结构和内容

中医病机学的结构和主要内容，包括如下几个方面和层次：

（1）基本病机，包括邪正盛衰、阴阳失调、气血失常以及津液代谢失常等。

（2）系统病机，包括外感热病病机（如六经病机、卫气营血病机和三焦病机等）、经络病机、脏腑病机、形体病机、官窍病机等。

（3）症状发生机理，包括全身性症状和各系统病变常见症状之发生机理。

（4）疾病的传变规律等。

三、发病类型

由于邪气的种类、性质、致病特点，以及致病途径各有不同，人体的正气状态各有差异，感邪的轻重不一，所以不同的疾病，其发病形式可以表现为各种不同的类型。

（一）感邪即发

感邪后立即发病，称为感邪即发。

感邪即发，首先与病邪因素密切相关。外感风寒、风热、燥热、湿热、温毒等病邪，邪胜正负则感而即发；某些疫疠之气致病力强，侵袭机体致病常可表现为顿发；某些毒物毒性作用强烈，从不同途径伤害人体，常可迅速扩散至全身，引起中毒甚至死亡。

（二）伏而后发

伏而后发，是与感邪即发相对而言。

某些病邪致病有一个潜伏过程。寒热或伏热、伏火、乖戾之气等乘正气之虚潜藏于机体之内，逾时而发，或为气候、饮食、情志诸因素所诱发。其临床特点为初发即呈里热证。其传变方式为由里而达表，或由里而再里，病情较重，病程较长，病理变化较多。

（三）徐发

徐发指徐缓起病。

徐发主要与相应的致病因素、体质因素相关。例如，临床上许多痹证，系由风、寒、湿三气杂至，合而成痹，常起病徐缓，病程缠绵，或呈急性期与慢性期交替，这与寒湿邪气的性质及其致病特点相关。另外，徐缓发病也包含对机体存在的渐进性病理过程的认识。例如，嗜酒成癖、久嗜膏粱厚味、忧愁不释等，积以时日，就可渐渐呈现出越来越明显的症状或体征。还有某些高年患者，正气虚亏，机体反应性低下，虽感受外邪，常可徐缓起病，且病情多重。这又说明徐发与体质因素密切相关。

（四）继发

继发，系与原发相对而言，继发病是在原发疾病的基础上产生的新疾病。例如，《医门法律·胀病论》指出："凡有癥瘕、积块、痞块，即是胀病之根，日积月累，腹大如箕，是名单腹胀。""单腹胀"为继发病。其常由于黄疸、积聚、酒食不节而引起，也说明了原发病与继发病之间密切的病理关联。这对于预防和积极治疗原发病，防止继发病的发生有着重要的指导意义。

（五）合病与并病

合病、并病之说，首见于《伤寒论》。凡两经或三经的证候同时出现者，称为合病；凡一经病证未罢而又出现另一经证候者，称为并病。

合病与并病之区别，在于发病时间上的差异，"合则一时并见，并则以次相乘"（《伤寒来苏集·伤寒论翼》）。

（六）复发

疾病的复发，也是一种常见的发病类型。复病，系指重新发作的疾病。

由于病邪、正气、诱因三者均是可变动的因素，因而在复发时表现的类型也很多，将其主要类型概括为三个方面：疾病“少愈”则复发；急性发作期与慢性缓解期反复交替；疾病发作期与休止期休作相间。

第五节　人体生命本能自塑修复系统

《本能论》论述了人类疾病分两种：一种是外源性疾病，一种是内源性疾病。它将源于伤寒六经的三阴三阳病归纳成了两种疾病：三阳病属于外源性疾病，三阴病属于内源性疾病，即阳性病与阴性病。

《本能论新解》讲的是所谓的“疾病”的根源论，首先讲的是“三通”理念，即观念通、二便通、汗腺通。其中，观念通明确论述了人生病的原因是以“内因为主、外因为辅”的观念。“内因为主”的“内因”是“自家中毒”。也就是说，自己身体产生的毒素又被自己身体重新吸收，造成对自己身体内环境的污染。长期、持续的“自家中毒”才是导致人类生病的最重要因素。而这个“自家中毒”的根源在于吃、动、排的不均衡，也就是我们常说的营养过剩。比如说，我们每天只需要吃一份食物就能维系好我们身体的吃、动、排的平衡，而我们每天却吃三份到五份的食物，那么我们吃进来的多余食物去哪里了？当我们吃进来了，排不出去，那些多余的食物肯定会影响我们吃、动、排的平衡。吃进来的食物消化不了，排不出去，会在我们身体里面发酵，发酵的食物长期停留在我们身体里面会产生大量的毒素、垃圾。这些有毒物质会被我们的肠道重新吸收，进入血液循环，通过血液循环进入我们的组织脏器，进入我们的每个细胞，造成持续不断的自身中毒。就是这个持续不断自身中毒的内因，才是一切所谓疾病的根源。大便、小便、排汗是人体最大的正常排异通路。所以我们帮人保持健康的时候，首先是帮助这个人管住嘴巴，不让他摄入那些伤害他的食物，再去帮助身体开放所需要开放的所有的排毒通路。等到帮助身体完全清除身体垃圾毒素之后，做到每个细胞都是清洁干净的状态，这时候人就获得了非常好的健康平衡。

中医治未病，应用药食同源的功能性食物就能很快实现“三通”。

钱学森教授曾说过:“科学的最终是生命科学。”

发酵中药学属于生命科学范畴。益生菌发酵中药主要依据中医药学理论、微生态学理论和营养学理论,采用生物工程技术和人体仿生学方法,运用益生菌多菌共生发酵中药(天然药物),使益生菌、益生菌产生的酶等对中药或营养物质等成分进行转化和分解。其目的是提高中药的生物利用率,更好地为大众健康服务。

生命科学在郭生白、郭达成所著的《本能论新解》中提出并论述了11个本能系统。

一、“自塑自我”本能系统

生命能必须依附生命物质才能显示生命的存在。而生命物质是生命能系统摄取外界物质进行分解变化来塑制的自我依附物。宇宙之间的一切生命都有这个“自塑自我”本能系统。人的“自塑自我”本能系统本身就是一个很复杂的本能系统。此外,生命本能中有一个生存本能系统。我们说生命能是一个复杂的大系统。这巨大的、复杂的生命能系统塑造了自己复杂的形体,形体涵入了生命能,而生命能附入了自塑的形体。这是中医的生命观,即所谓“阴涵阳附”。什么是“阴涵阳附”?生命能系统的“自塑自我”本能便是“阴涵阳附”。

二、“自我修复”本能系统

生命能系统有自我修复的本能。“自我修复”本能系统会把我们身体形质在受到损伤后修复起来。

三、“自我更新”本能系统

“自我更新”本能系统与“自塑自我”本能系统是并列的生命能系列。“自我更新”本能系统是生命历程自始至终的“阴阳互根”活动。“阴阳互根”与“阴涵阳附”是中医对生命的最根本的认识。

“自我更新”本能系统是生命存在的“能”系统,“自我更新”本能系统不断地更新着生命物质,生命物质又不断地产生着生命能,这就是生命存在的过程。

“自我更新”本能系统是自然寿命长短的根据。人的长寿之道就是保养“自我更新”本能的健运。“自我更新”本能系统使生命不断地延续，去旧生新。

四、“自我复制”本能系统

宇宙之间一切生命，都是生命能与生命物质相互涵附而发生的。生命既已发生，就必须生存下去，这是“自我更新”本能系统的运行。宇宙间的生命从远古到今天，不知经过多少亿年，我们得见它们，都是因为生命的“自我复制”使生命嗣续地永恒存在下去。没有“自我复制”，生命只有一代便会绝种。

生命的自塑、生命的更新、生命的复制，这是生命生存的全过程。每一个过程都是本能活动的结果。

五、个性传递本能系统

个性传递本能，也是我们认识生命的一项重要内容。宇宙万物之所以是万物，就是因为每个物种都有自己的个性。正是因为千千万万不同的个性，万物之间才能有互相依赖而生存的条件，才能有相互制约而均势的结构和相互变化的依据。

宇宙万物万象，是大自然不知多少亿年间生物与生物磨合出来的生存结构，人是不可以干预的。如果在大自然中有一个物种因人为而灭绝，结果是可怕的。如果是自然选择，并不可怕，自然必会有另一种生物来补充这个空档。

六、应变本能系统

应变本能系统是生命自我保护的本能。应变本能有改变自己适应环境的能力。应变本能系统的内容极为丰富，它的自我改变、适应生存环境的能力处处可见，适应者生存。

七、共性本能系统

什么是共性本能系统？共性本能系统是指人体系统活动中，必须有这些功能系统共同的、自主的、和谐的、有序的良好关系。无论是生理活动还是病理活动，都不可能没有共性本能活动。

八、排异本能系统

排异本能系统发生在“自塑自我”与“自我更新”活动中。它是排除身体器官组织中的废物，保持机体组织的纯洁性的生存本能。如果没有排异本能，机体组织中的废物将堆积得无处不有，而这些生命废弃物都会成为有毒有害物质，生命便不能生存。排异系统中的一般方法和具体方法举例如下：

（一）发汗法、解肌法、透表法

透表法与发汗法、解肌法不同。发汗法、解肌法都是从汗腺分泌排异。透表法不是通过汗腺分泌排出异物，而是从微循环出血排异。这是由病毒本身特性决定的。病毒侵害人体“在血不在液”。

（二）吐法

所谓吐法，也是排异本能系统因势利导的方法之一。不是我们使人吐，是人的排异系统要吐出异物，而发生了障碍吐不出，我们看到了障碍在哪里，因势利导，这个方法叫作吐法。

（三）下法

下法是用通大便的方法实现排异目的的方法。下法是排异系统最丰富的方法，这是因为排异本能系统有把全身内部组织的异物排出来的功能。下法包括清下法、泻下法、合下法、下瘀血法、利尿法。

九、自主调节系统

自主调节系统是生命本能中一个重要的系统。比如说，生命活动从自塑本能到自我修复、自我更新、排异、应变，这些系统活动是在一个大程序之中。这个大程序中各个系统与系统之间的活动，以及每个本能系统内部器官、组织之间的活动，都是自主调节系统所主宰的。自主调节系统就是这样一个系统。

十、生命本能信息系统

生命本能系统中有一个信息系统，这个系统就是中医的“经络”。这个经络系统早已被中医所认识，而且应用了数千年。

“经”是什么？可以解释为“径”“路径”，或者“经过”。“经”与“络”相连，最好是作“路径”解释。“络”是相联系，像网络一样。《灵枢》表述：“手之三阴，从胸走手；手之三阳，从手走头。足之三阳，从头走足；足之三阴，从足走腹。经脉专注，周流不息。”手六条路径从胸走到手，从手走到头。足六条路径与手经相连接，从手走至足，又从足走至腹，在经之间有络相连。

生命信息系统有两种信息传递方式：一种是神经传导，神经传导的一类信息都是受意志调控的，如我们肢体活动与语言、饮食活动之类的信息。另一类是感应信息，如心率、喘息、食欲、性欲及血压、血糖、血脂的调节，本能系统活动中的器官、组织的共生性运动，应变性中的多器官、组织的和谐运动等，这些都是感应信息。

信息网络最早从人的生命本能开始建立，最早认识生命系统信息网络的是中医。而且会用生命信息保护生命的也是中医，如针灸、推拿、按摩治疗。我们共同看一看这个生命信息网络的完美。

经络手、足各有 6 条。双手各有 3 条，3 条自胸通向手，另 3 条从手通向头。双足各有 3 条，3 条自腹通向足，另 3 条自足通向头，这就是 12 条经。十二经加任、督二脉，总会和点——“百会”。十四经脉形成一个相互交通的大环，经脉大环又由无数的孙络连通成一个相互交通的大网络。

我们知道了生命信息系统，那自然就可以解释经络针灸治病的神奇了。信息系统是什么？信息系统是传递生命过程中各个局部的活动情况到处理中心，处理中心根据各局部组织的情况发出指令，保持生命活动的和谐常态。如果信息系统中任何一条传导通路或感应通路阻滞或不畅，势必会引起某一局部的活动失调或障碍，这便是疾病。针灸、砭石、推拿等方法可以使信息通道恢复敏感，使下达指令，上传信息，通而畅之，则障碍、阻滞消失，生命活动恢复和谐生态。总之，信息不过是上通下达，保持敏感性、通畅性而已。

临床中信息系统，是中医认识疾病的唯一根据。中医的脉象、舌象、色象、声象、体象、物象、意象，都是信息系统对疾病信息系统由内及外的传递。许多疾病都反映在循环系统，出现脉的不同现象：或浮，或沉，或迟，或数，或弦，或细，或滑，或涩……很多疾病反映在分泌系统，出现舌苔、津液的变象：或薄，或厚，或黄，或干，或腻……面色、肤色、语言声音、坐卧姿势、自我感觉、情绪的变化，这些都是内部信息的传递。这些都是中医望、闻、问、切的根据。如脉象“浮”，表现桡动脉浅出，循环向体周围组织供血增加，体温升高，头疼。这是外源性疾病，是向体表排异的趋势。再如，舌苔薄白而干，脉象弦细。这个脉象显示动脉血管收缩，失去调节能力。舌苔显示唾液腺分泌黏稠唾液，很少分泌稀薄唾液，这说明分泌调节失常，可以判断为内源性疾病。诸如此类，这些内部传导到外部的信息，成为中医认识疾病的唯一根据。中医用针刺左右对称的穴位，受针者左右感受强弱不同，这是有病的信息。感受左右穴位针感相同的，是病愈。如施针者刺患者穴位，“不得气”的患者，如针刺入豆腐，这是病已严重至极的信息；“得气”的患者，针刺入穴位，如鱼吞钩，肌组织收缩把针紧缠住。

中医认识生命信息系统已久，上至几千年。中医利用生命信息系统治疗疾病也有几千年的历史。今天提出一个生命信息系统，并不是突然的。

十一、意念能系统

意识、意念、意志、思维、悟性、灵感都产生在人类的生活消费、科技生产消费、社会消费的三大消费过程中。

意念、意志产生的能力很强大。首先是人们的意识、思维、悟性灵感活动过程中产生思想，并通过人们的语言、文字文化，及在三大消费过程的行为表现出来。

意念能是指人的意念发出的能量。意念能是一种无形的能量，能够影响生物体。意念能系统包括意念在疾病治疗过程中的积极和消极影响，以及意念对器官组织功能性的影响。

意念能可以影响健康。意念能对器官组织的功能性有显著影响。积极意念如平静和喜悦对健康有良性影响，而消极意念如恐惧和愤怒则会对健康产生负面影响。意念能的科学解释涉及量子物理学和生物学原理。

第四章　中医理论哲学基础

阴阳学说和五行学说是中国古代人民创造的朴素辩证唯物的哲学思想。因此，古代医学家借用阴阳学说和五行学说来解释人体生理、病理的各种现象，并用以指导总结医学知识和临床经验，这就逐渐形成了以阴阳学说、五行学说为基础的中医学理论体系。

第一节　阴阳学说

阴阳学说是以自然界运动变化的现象和规律来探讨人体的生理功能和病理变化，从而说明人体的机能活动、组织结构及其相互关系的学说。

一、阴阳的概念

任何事物均可以用阴阳来划分，凡是运动着的、外向的、上升的、温热的、明亮的都属于阳，相对静止的、内守的、下降的、寒冷的、晦暗的都属于阴。我们把对于人体具有推进、温煦、兴奋等作用的物质和功能统归于阳，对于人体具有凝聚、滋润、抑制等作用的物质和功能归于阴，阴阳是相互关联的一种事物或是一个事物的两个方面。

阴阳学说认为，自然界任何事物或现象都包含着既相互对立，又互根互用的阴阳两个方面。阴阳是对相关事物或现象相对属性或同一事物内部对立双方属性的概括。阴阳学说认为，阴阳之间的对立制约、互根互用，并不是处于静止和不变的状态，而是始终处于不断地运动变化之中。“阴阳者，有名而无形。”(《灵枢·阴阳系日月》)“一阴一阳之谓道。”(《易传·系辞上》)道指“道理”“规律”。“阴阳者,天地之道,万物之纲纪,变化之父母,生杀之本始,神明之府也。”(《素问·阴阳应象大论》)

二、阴阳的特性

(一)相关性

相关性指用阴阳所分析的事物或现象,它应该是在同一范畴、同一层次或同一交点的,即是在相关的基础上的。不相关的事物或现象不宜分阴阳。如以天而言,则昼为阳,夜为阴。

(二)普遍性

普遍性指凡属于相关的事物或现象,都可以用阴阳对其各自的属性加以概括分析。如水与火、动与静。

(三)相对性

相对性指各种事物或现象的阴阳属性不是一成不变的,在一定条件下可相互转化。如中原十月份的气候较七月份的炎夏,属阴;但较十二月份的严冬,又属阳。

(四)可分性

可分性指阴阳之中可再分阴阳。如以天而言,昼为阳,夜为阴;白昼又可再分,上午为阳中之阳,下午为阳中之阴;黑夜亦可再分,前半夜为阴中之阴,后半夜为阴中之阳。

三、阴阳学说

阴阳学说主要内容有以下五个方面:

(一)阴阳交感

阴阳交感,是指阴阳二气相互感应而交合,即阴阳二气相互发生作用。

阴阳交感的意义在于它是宇宙万物发生、发展与变化的根源。古代哲学家认为精气是构成世界万物之本源。由于精气的自身运动，别为阴阳二气，积阳为天，积阴为地，天地乃判。如《易传·系辞下》曰："天地氤氲，万物化醇。"《素问·天元纪大论》曰："阴阳相错，而变由生也。"

人为万物之一，也是自然的产物。人类的产生，亦赖天地阴阳二气的相互作用。新的生命个体的产生，也是阴阳二气交感相错的结果。如《灵枢·本神》说："天之在我者德也，地之在我者气也，德流气迫而生者也。"

阴阳交感是阴阳二气运动中的一个阶段，阴阳二气升降有序，运行和谐，则阴阳交感相错处于最佳状态，万物得以发生、发展与变化。故《道德经·第四十二章》说："道生一，一生二，二生三，三生万物。万物负阴而抱阳，冲气以为和。"

(二)阴阳对立

阴阳对立，即阴阳相反，是指属性相反的阴阳双方在一个统一体中的相互斗争、相互制约和相互排斥。阴阳对立一般有以下的含义：

(1)阴阳代表了属性相反的两种事物和现象，或一个事物内部的两个方面。如寒与热、升与降、动与静、上与下、天与地、水与火等，都是属性相反的矛盾双方，是相互斗争、相互排斥的。阴阳对立是自然界普遍存在的规律。

(2)阴阳对立可导致阴阳的相互制约，正是因为阴阳的相互制约，才使事物取得了统一，使阴阳维持相对的平衡协调状态，即所谓"阴平阳秘""阴阳均平"。相互对立的阴阳双方中，若有一方过于亢盛，则对另一方过度抑制，可致其不足；若一方过于虚弱，则对另一方的抑制不足，可致其相对偏亢。对此，则阴阳双方失去了相对的平衡协调，称其为"阴阳失调"。

(三)阴阳互根

阴阳互根，即阴阳相成，是指阴阳双方具有相互依存、相互为用的关系。阴阳的互根互用一般有以下两个方面的含义：

(1)相互依存，阴阳双方中每一方都以对方的存在作为自己存在的前提和条件，任何一方都不能脱离另一方而单独存在。阳根于阴，阴根于阳；阳依阴而存,阴依阳而在。阴阳依存是自然界普遍存在的规律。阴阳互根关系遭到破坏,就会出现“孤阴”或“独阳”,而“孤阴不生,独阳不长”,机体的生机也就被破坏,终因“阴阳离决”而亡。

(2)阴阳互用,阴阳双方在相互依存的基础上,还存在着不断相互资生、相互促进和相互助长的关系。阴阳互用关系在人体的生命过程中体现得十分普遍。如维持人体生命活动的物质与功能之间,构成人体的基本物质气与血之间,人体的基本机能兴奋与抑制之间,都存在阴阳相互资生、相互促进的关系。故《素问·阴阳应象大论》说:“阴在内,阳之守也;阳在外,阴之使也。”相互为用的阴阳双方,若有一方虚弱,久之必致另一方亦不足,从而出现“阴阳互损”的病理变化。

(四)阴阳消长

阴阳消长,是指对立统一的阴阳双方的量和比例不是一成不变的,而是处于不断地消长变化之中。

1.此消彼长

这类消长形式一般出现在阴阳的对立制约过程中。如四时寒暑的更替,其根源就在于阴阳的对立制约所产生的阴阳消长;从冬至经春到夏,阳生而盛,阳制阴而阳长阴消;从夏至经秋到冬,阴生而旺,阴制阳而阴长阳消。在气候异常变化及人的病理变化过程中,阴阳双方中的一方偏盛,过度制约另一方,可出现剧烈的阳长阴消或阴长阳消;其中一方不足,则不能有效地制约另一方,可出现阳消阴长或阴消阳长。但此“长”,仅是相对偏亢,而非绝对增长。

2.阴阳皆消与阴阳皆长

这种消长形式一般存在于阴阳的互根互用过程中。如人饥饿时出现气力不支,即是由于阴不足不能生阳而导致阳亦不足,属阴消引起阳消的阴阳皆消。而补充营养物质,产生能量,增长了气力,则是阴得到补充又能生阳,属阴长引起阳长的阴阳皆长。在病理情况下,阴阳双方中一方不足引起另一方虚衰的阴阳互损,即属阴阳皆消,而治疗中补养一方使另一方亦得到充实则属阴阳皆长。

因此，阴阳消长是阴阳运动变化的一种形式，而导致消长的根本原理是阴阳的对立制约与互根互用。

3.阴阳平衡

阴阳平衡即阴阳双方的和谐、协调、有序状态，是阴阳对立制约取得统一，阴阳消长变化稳定在一定范围内的结果。因而，阴阳平衡，实际上是相对的、动态的常阈平衡。

4.阴阳消长与平衡的关系

阴阳之间的消长变化是永恒的、无休止的。如果这一消长变化是在一定范围、一定限度内进行的，那么事物在总体上仍旧呈现出相对稳定状态，即阴阳平衡协调状态。此时的阴阳消长，应是消而不偏衰，长而不偏亢，在自然界表现为四时气候的正常更易，在人体则表现为生命活动的正常进行。若阴阳消长变化超越了正常限度，阴阳平衡就会遭到破坏，而出现阴阳偏盛、偏衰或皆衰现象，在自然界则标志着气候的异常变化，在人体则标志着生命活动的失常而使人进入疾病状态。

中医学关于阴阳的消长与平衡的认识，符合事物运动的客观规律。静止是相对的，消长是绝对的，平衡是相对的。也就是说，在绝对的运动中有着相对的静止，相对的静止中又蕴伏着绝对的运动；在绝对的消长中产生了动态平衡和稳定，而动态平衡中又存在着绝对的运动与变化。事物就是在消长和平衡这一矛盾运动中发展变化的。中医学既重视阴阳绝对的消长变化，又不忽视其相对平衡的重要性。因为只有不断地消长与不断地平衡，才能推动事物的正常发展，对人体来说也就能维持生命活动的正常进行。若只有绝对的运动而没有相对的平衡，自然界将处于瞬息万变的状态，生命的产生和发展将是不可能的，人类健康的维持也将是困难的。

（五）阴阳转化

阴阳转化，一般是指事物总体阴阳属性的改变，即属阳者在一定条件下可变为属阴，属阴者在一定条件下可变为属阳。

事物的阴阳双方之所以能各自向其对立面转化，是因为事物的阴阳属性是由该事物所含阴与阳的量和比例的多少确定的。而事物内部阴与阳的量又不是固定不变的，是处于不断地消长变化之中。一旦这种消长变化达到一定的阈值，事物内部阴与阳的比例出现倒置，则其阴阳属性也要发生根本的改变，即发生阴阳总体属性的转化。所以说，阴阳消长是阴阳转化的必要条件，而转化是消长的结果。

阴阳转化的形式一般有两种：一是渐变，二是突变。阴阳转化的渐变，是指阴阳在其消长过程中，随着阴消阳长而阴渐变为阳，随着阳消阴长而阳渐变为阴。如四时寒暑更替、昼夜更替中的阴阳转化，都是以渐变方式进行的。阴阳转化的突变，是指阴阳在其消长过程中，平时表现为量的变化而表现不出明显的质的变化，当消长变化发展到一定限度时，阴阳即快速向其反面转化而表现为质的改变。如急性热病中，由高热突然出现四肢厥冷、体温下降，即属病由阳证突变为阴证。由上可见，不管哪种转化形式，都有一个量变到质变的过程。如果我们把阴阳消长看作一个量变过程的话，那么阴阳转化就是量变基础上的质变。

三、阴阳学说在中医学中的应用

阴阳学说帮助古代医家构筑了中医学理论体系，并贯穿于中医学理论体系的各个方面，指导着历代医家的理论思维和诊疗实践。

（一）用于阐释人体的生理功能

人体的生理功能，无论就其整体还是部分而言，皆可用阴阳学说加以概括说明。人的生长壮老已的全过程，是由阴阳二气交感相错来维持的。阴阳二气的升降运动及其相互作用，推动着物质之间的相互转化，推动着人的生命进程。体内阴阳的对立制约与互根互用，使阴阳保持相对平衡协调，从而维持着正常的生命活动。人的生命活动是恒动的，因而阴阳双方的平衡也是动态变化的，阴阳的消长与转化正说明了这一点。因此，体内阴阳的对立制约、互根互用以及在此基础上的一定限度内的消长与转化，共同维持着阴阳的动态常阈与协调。这一平衡与协调不仅反映了人体生命活动的正常发展与变化，还是“生命的根本条件”。

(二)用于说明人体的病理变化

疾病是由邪气作用于人体而表现为阴阳失调、脏腑组织损伤以及生理功能失常的生命过程,因而,阴阳失调是疾病的基础病机之一。

阴阳失衡包括阴阳的偏胜、偏衰、互损、格拒、亡失等多种病理变化,但最常见者乃阴阳的偏胜与偏衰,故中医学把“阳胜则热,阴胜则寒,阳虚则寒,阴虚则热”称为病理总纲。

(三)用于指导疾病的治疗

由于阴阳失调是疾病的基本病机之一,因而调整阴阳,损其有余,补其不足,恢复阴阳的协调平衡,则是治疗疾病的基本原则。

第二节　五行学说

一、五行的概念

五行,即木、火、土、金、水五种物质及其运动变化。其中,“五”指木、火、土、金、水五种构成世界的基本物质;“行”指这五种物质的运动变化。后来,五行成为一个抽象的哲学概念。在对自然界各种事物和现象做了木、火、土、金、水五种属性概括之后,五行的概念可表述为自然界具有木、火、土、金、水五种属性的事物和现象的运动变化。

二、五行学说的主要内容

(一)五行各自的特性

五行特性是抽象的理性概念,是用以识别自然界各种事物和现象五行属性的基本依据。

“木曰曲直”是指木有升发、生长、能屈能伸、喜条达舒畅的特性。

“火曰炎上”是指火有温热、光明、向上的特性。

“土爰稼穑”是指土有受纳、承载、生化、长养的特性。

“金曰从革”是指金有肃杀、潜降、收敛的特性。

“水曰润下”是指水有寒凉、滋润、向下、静藏的特性。

（二）事物和现象的五行归类

自然界的各种事物和现象，分归于五行之中，构成了五行系统。这种归类的理论依据是五行特性，而归类的方法有以下两种：

（1）取象比类法，即从事物的形象中找出能反映本质的特性，直接与五行各自的特性相比较，以确定其五行属性。方位、四时、五脏的五行属性即是应用此法确定的。

（2）推演络绎法，即根据已知的某事物的五行属性，推演归纳与此事物相关的其他事物的五行属性。如自然界的五化、五色、五味以及人体的五脏、五官、五体、五志等的五行属性，皆是用此法确定的。

将事物进行五行归类的意义：通过五行属性，将自然界的各种事物和现象与人体的脏腑组织器官和生理病理征象，作了广泛的联系，并分归于五行之中。如此，则构建了人体内外环境相联系的五行系统，表现了人体自身的整体性及人与自然环境的统一性。

（三）五行的生克制化

五行的生克制化是五行之间关系正常的状态，可用于阐释自然界的正常变化和人体的生理活动。

1.五行相生

五行相生是指木、火、土、金、水五行之间存在着有序的递相资生、助长和促进的关系。相生的次序是木生火，火生土，土生金，金生水，水生木。在相生关系中，五行中任何一行都有“生我”与“我生”两方面的关系，《难经》将其喻为母子关系。其中生我者为母，我生者为子。因此，五行相生实际上是五行中的任何一行对其子行的资生和促进。

2.五行相克

五行相克是指木、火、土、金、水五行之间存在着有序的递相克制、制约的关系。相克的次序是木克土，土克水，水克火，火克金，金克木。在相克关系中，五行中的任何一行都有“克我”和“我克”两个方面的关系，《黄帝内经》称为“所胜”与“所不胜”。克我者为“所不胜”，我克者为“所胜”。因此，五行相克实际上是指五行中的任何一行对其所胜一行的制约与克制。

3.五行制化

五行制化是指五行相生与相克关系的结合，即五行之间既相互资生，又相互制约以维持其平衡协调。五行相生和相克是不可分割的两个方面，没有生，就没有事物的发生与成长；没有克，就不能维持事物在协调关系下的变化与发展。只有生中有克，克中有生，相反相成，协调平衡，才能生生不息。

（四）五行乘侮与母子相及

五形乘侮，是五行之间的异常相克现象；母子相及，则是五行之间相生关系的异常变化。它们都用于解释自然界的异常变化和人体的病理变化。

1.五行相乘

五行相乘指五行中某一行对其所胜一行的过度克制，相乘次序与相克次序相同，即木乘土，土乘水，水乘火，火乘金，金乘木。

2.五行相侮

五行相侮是指五行中的每一行对其所不胜一行的反向克制，又称“反侮”。相侮次序与相克次序相反，即木侮金，金侮火，火侮水，水侮土，土侮木。

3.母子相及

母子相及包括母病及子和子病及母两类，皆属五行相生关系失调而出现的变化。母病及子是指五行中的某一行异常，连累到其子行，引起母子两行皆异常。如水虚不能生木，引起木亦虚，结果水竭木枯，母子俱衰。子病及母是指五行中的某一行异常，影响到其母行，引起子母两行皆异常。如火旺影响到木，引起木气亦亢，结果木火皆亢，子母俱盛。

三、五行学说在中医学中的应用

五行学说在中医学中的应用，主要是以五行的特性来分析归纳人体脏腑、经络、形体、官窍等组织器官和精神情志等各种功能活动，构建以五脏为中心的生理病理系统，进而与自然环境相联系，建立天人一体的五脏系统，并以五行的生克制化规律来分析五脏之间的生理联系，以五行的乘侮和母子相及规律来阐释五脏病变的相互影响，指导疾病的诊断和防治。因此，五行学说作为中医学主要的思维方法在中医学理论体系的建立中起着重要作用，而且还对中医临床实践具有重要指导意义。

五行学说在中医学中的应用，主要是用五行学说阐释人体的生理、病理及指导疾病的诊治。

（一）说明五脏的生理功能及其相互关系

五行学说在生理方面的应用，主要包括以五行特性类比五脏的生理特点，构建天人一体的五脏系统，以生克制化规律说明五脏之间的生理联系等几个方面。

1.说明五脏的生理特点

五行学说将人体的五脏分别归属于五行，并以五行的特性来说明五脏的生理功能。如木有生长、升发、舒畅、条达的特性，肝喜条达而恶抑郁，有疏通气血、调畅情志的功能，故以肝属木。火有温热、向上、光明的特性，心主血脉以维持体温恒定，心主神明，心为脏腑之主，故以心属火。土性敦厚，有生化万物的特性，脾主运化水谷、化生精微以营养脏腑形体，为气血生化之源，故以脾属土。金性清肃、收敛，肺具有清肃之性，以清肃下降为顺，故以肺属金。水具有滋润、下行、闭藏的特性，肾有藏精、主水功能，故以肾属水。

2.构建天人一体的五脏系统

五行学说除以五行特性类比五脏的生理特点，确定五脏的五行属性外，还以五脏为中心，推演络绎整个人体的各种组织结构与功能，将人体的形体、官窍、精神、情志等分归于五脏，构建以五脏为中心的生理病理系统。同时，又将自然界的五方、五气、五色、五味等与人体的五脏联系起来，建立了以五脏为中心的天人一体的五脏系统，将人体内外环境联结成一个密切联系的整体。如以肝为例，“东方生风，风生木，木生酸，酸生肝，肝生筋……肝主目”（《素问·阴阳应象大论》），“东方青色，入通于肝，开窍于目，藏精于肝，其病发惊骇，其味酸，其类草木……是以知病之在筋也”（《素问·金匮真言论》），把自然界的东方、春季、青色、风气、酸味等，通过五行的木与人体的肝、筋、目联系起来，构筑了联系人体内外的肝木系统，体现了天人相应的整体观念。

3.说明五脏之间的生理联系

五脏的功能活动并不是孤立的，而是互相联系的。五行学说不仅用五行特性说明五脏的功能特点，还运用五行生克制化理论来说明脏腑生理功能的内在联系，即五脏之间存在着既相互资生又相互制约的关系。

（二）说明五脏病变的相互影响

主要是用五行相生相克关系的异常来说明五脏病变的相互影响。

（1）相生关系的传变，包括母病及子和子病及母两个方面。

（2）相克关系的传变，包括相乘和相侮两个方面。

五脏有病可以相互传变，而这一传变可以用五行的母子相及或相乘相侮来说明。一脏有病，可通过不同途径影响他脏。这可以说是运用五行学说解释人体病理变化的积极意义。但五脏病变的传变绝不局限于五行的相克乘侮规律（或次序）所规定的模式。

（三）指导疾病的治疗

五行学说指导疾病的治疗主要表现于两个方面：一是根据药物的色、味，按五行归属确定其作用于何脏，从而指导脏腑用药；二是按五行的生克乘侮规律，控制疾病的传变，确定其治疗原则和方法。现仅就后一项中的重要问题作一概括性的阐述。

1.根据相生规律确定的治疗原则

“虚则补其母，实则泻其子”，又称为补母与泻子。

补母，主要用于母子两脏虚弱之证，即通过补母以治疗母子两脏皆虚或子脏虚弱之证。如脾气虚弱，土不生金，可致肺气不足，引起脾肺两虚，或肺气虚日久，影响脾之健运，即子盗母气，导致肺脾气虚，皆可用补脾（即补母）之法治之。

泻子，主要用于母子两脏亢实之证，即通过泻子，抑制子脏过分亢进的功能活动，以治疗母子两脏皆实之证或母脏的实证。如心火亢盛，子病犯母而致的心肝火旺证，可采用泻心火为主的方法治疗，即便肝火独盛，亦可以采用泻心火的方法以抑制肝火的偏亢。

2.根据相生规律确定的具体治疗方法

滋水涵木法，是滋养肾阴以养肝阴，以制约肝阳上亢的方法，适用于肾阴不足，水不涵木所致的肝阳上亢证。

益火补土法，按五行相生理论，是温心阳以助脾阳的一种方法。但自命门学说兴起以来，一般多指温肾阳而助脾阳的一种方法，适用于肾阳衰微而致脾阳不振、运化失职之证。

培土生金法，是补脾气以益肺气的方法，适用于脾气虚弱，不能资助肺脏的脾肺气虚证或主要是因肺气虚而引起的脾肺两虚证。

金水相生法，是滋养肺肾阴虚的一种治疗方法，又称滋养肺肾法。适用于肺阴虚无力滋肾，或肾阴不足，不能上滋肺阴而致的肺肾阴虚证。

3.根据相克规律确定的治疗原则

抑强扶弱，或侧重于制其强盛，使弱者易于恢复，这主要适用于因一方过强引起的相克异常；或侧重于扶其不足，避免弱者被乘被侮，阻止病情进一步恶化，这主要适用于因一方过弱引起的相克异常。如肝木过盛，横逆乘脾犯胃，即木旺乘土，治应抑强为主，常用抑肝、平肝之法；土湿太过，反之侮木，即脾湿太盛，影响了肝的条达舒畅，治疗也当抑强为主，重在除湿，湿去脾健则肝气自能恢复其疏泄之性。又如脾虚肝旺，即土虚木乘，治当以健脾为主，和肝为辅；肺虚肝旺，即金虚木侮，治当以补肺为主，兼以抑肝，即所谓“佐金平木”。

4.根据相克规律确定的具体治疗方法

抑木扶土法，是以疏肝、平肝佐以健脾，治疗肝旺脾虚的一种方法。适用于木旺乘土之证。若属“土虚木乘”，则应重在健脾，兼以抑肝。

培土制水法，是以温运脾阳治疗水湿停聚为病的一种方法。适用于脾虚不运，水湿泛滥而致的水肿胀满之证。但应注意，此处的土是指脾；水，是指水湿邪气，而非指肾。

佐金平木法，是滋肺阴，肃肺气以抑制肝旺的一种治疗方法。有时又指通过抑制肝木以助肺气清肃。适用于“左升太过，右降不及”的肝火犯肺证。肝火偏亢为主者，重在“平木”；肺阴不足为主者，重在“佐金”。

泻南补北法，即泻心火补肾水。适用于肾阴不足，心火偏亢的心肾不交证。心火偏亢为主者，重在泻南；肾水不足为主者，重在补北。

第五章　中医药应用认识发展

中药作为中医学治疗疾病的重要组成部分，与中医学的发展相互依托，不可分割。两者相互促进，同步发展。《黄帝内经》约成书于战国至西汉时期，是我国现存最早的医学典籍，标志着中医学基本理论的确立，其中也记载了诸如“寒者热之”“热者寒之”的用药法则。《难经》在《黄帝内经》的基础上提出81个问题并采用问答方式进行重点讨论，探讨和论述了中医的一些理论问题，并首创脉证相参的辨证观。张仲景的《伤寒杂病论》是我国第一部理法方药体系完备的巨著，发展并确立了中医辨证论治的基本法则。《神农本草经》重于“药”。四大经典合而构成了理法方药齐备的中医学理论体系。从古至今，植物被广泛用于治疗基本疾病。

《神农本草经》为我国第一部药物学专著，系统总结了汉代及汉代以前药物学知识，收载药物365种，并根据养生、治疗和有毒无毒等，将药物分为上、中、下三品，寒、凉、温、热四性，酸、苦、甘、辛、咸五味，标志着中药学理论体系的形成。后世如唐代《新修本草》、宋代《证类本草》、明代《本草纲目》等重要的本草学著作，均是在此基础上发展而成的。

《本草纲目》借鉴《证类本草》，通过科学的分类方法，记载药物1892种，收集药方11096个，分为16部、60类，保存了大量前世文献，是本草学的集大成之作，是我国古代的“百科全书”。

第一节　中药应用及加工的历史渊源

人类为了生活、生存，就以大自然的动植物为对象去探索食物。人们有时误食某些植物或动物，以致发生呕吐、泄泻、昏迷甚至死亡；有时食后却使自己的疾病减轻或消失。这种感性认识积累多了便成了最初的药材知识。自发现火以后，人们又逐渐用火处理食物，同时把制作熟食的方法应用于药材，不仅方便应用，同时便于干燥贮藏。中药材在远古时期大多是当地天然可得的野生鲜品，随着农业、畜牧业技术的发展和对药物性能认识的提高，许多中药材的常用品种逐渐被人工引种或养殖。

我国最早的药学文献可以追溯到商代。《礼记・月令》云："孟夏月也……聚蓄百药。"说明人们已经学会在初夏季节采集与储存药材，这也是有关药材采集的最早文献记载。

《五十二病方》是现已发现的我国最早的医方书，书中在记述了一些方剂的煎煮法、服药时间、服药次数、禁忌的同时，还记述了一些药材的采集、收藏方法。

我国最早的药学专著《神农本草经》系统地总结了秦汉时期本草学发展的成就和民间用药经验，也记述了有关中药材加工的基本法则，如在其《序列》中指出："药有……有毒无毒，阴干，暴干，采造时月，生熟，土地所出，真伪新陈，并各有法。"其中，阴干、暴干是指产地加工，采造时月是指采收时间、季节。同时期还出现了中药材采收加工专著《桐君采药录》。

张仲景的《伤寒论》和《金匮要略》共收载药物 183 种，其中，73 种都有药材的加工方法，如记载有去污、去芦、去节、去毛、去皮、去皮尖、去核、去翅、去足等初加工方法。

魏晋南北朝时期，中药学有了很大发展，此时的《吴普本草》在《神农本草经》基础上，增设了采药时间，对大多数药材的采药时间都有明确的规定。而同时期的《名医别录》对药材的异名、产地、采收时间和采收条件等叙述更为具体。而这一时期，陶弘景所著的《本草经集注》收载药物 730 种，是在《神农本草经》基础上整理补充而成。陶弘景十分强调药材的采收与加工,每项药下除对原有的性味、功能与主治有所补充外,还增加了产地、采集时间和加工方法等内容,对中药材加工作出了历史性的贡献。

唐代苏敬等修订的《新修本草》是世界上最早的药典,在其“本草”部分就有讲产地、采收等内容,也十分重视中药材的采收加工,指出:“离其本土,则质同而效异;乖于采摘,乃物是而实非。”孙思邈所著的《千金要方》是我国最早的临床应用百科全书,也载有羚羊角加工“须末如粉”。孙思邈在《千金翼方》中记载了238种中药材的采集时间,并指出中药材采集时间、干燥方法、储藏期限等与质量的关系。曰:“夫药采取,不知时节,不以阴干、暴干,虽有药名,终无药实。故不依时采取,与朽木不殊,虚费人工,卒无裨益。”《千金要方》和《千金翼方》中还出现了“药出州土”“采药时节”和“药藏”等专论内容,并指出:“凡药,皆须采之有时日,阴干、暴干,则有气力。若不依时采之,则与凡草不别,徒弃功用,终无益也。”证明唐代中药材采收加工技术已达到了较高水平。

20世纪70年代出版的《中药大辞典》共收载中药5767种,每项药下也有基源、栽培、采集、制法等内容。

第二节　中药炮制是中药应用中的特色

中药炮制是中医学宝库中的重要组成部分,是我国历代医药学家在长期实践中逐步积累和发展起来的制药技术。

中药炮制历史源远流长,有关中药炮制的内容早在春秋战国时期就有记载。例如,《五十二病方》载有炮炙、燔、煅、细切、熬、酒渍等法。汉代《神农本草经》载有炼、煮、蒸、熬、烧等十二种炮制方法。南北朝时期《雷公炮炙论》一书中记载炮制方法则更加具体,内容也更加丰富,如“凡炼蜜,一斤只得十二两……若火少,若火过,并用不得”。明代陈嘉谟《本草蒙筌》指出:“凡药制造,贵在适中,不及则功效难求,太过则气味反失。”并提出:“酒制升提,姜制发散。入盐走肾脏,仍仗软坚,用醋注肝经,且资住痛。童便制,除劣性降下。

米泔制，去燥性和中。乳制，滋润回枯，助生阴血。蜜制，甘缓难化，增益元阳……”明代李时珍《本草纲目》在“黄连”条下说：“黄连……为治火之主药，治本脏之火，则生用之；治肝胆之实火，则猪胆汁浸炒；治肝胆之虚火，则以醋浸炒；治中焦之火，则以姜汁炒；治下焦之火，则以盐水或朴硝炒；治气分湿热之火，则以吴茱萸浸汤炒。”

现代研究证明，古人采用的很多炮制方法非常科学合理。如延胡索，中医认为用醋制可增强止痛作用。近代药理研究表明，延胡索止痛原理主要是其所含生物碱——延胡索素总碱的镇痛作用，其效价为吗啡的40%，其中甲素、乙素、丑素的镇痛作用较为明显，以乙素最强。而游离的生物碱难溶于水且易溶于醋，故延胡索的生品与醋制品水煎液中生物碱含量不同，生品中生物碱含量为25.6%，醋制品中生物碱含量是49.33%。

《雷公炮炙论》强调槟榔驱虫要生用。现代研究表明，槟榔驱虫的有效成分是槟榔碱，槟榔碱易溶于水，沸点低。如用水、火制，则有效成分易丢失，故宜生用。

苦杏仁含苦杏仁苷3%，苦杏仁苷在体内分解产生氢氰酸，为止咳平喘的主要有效成分。苦杏仁中同时含有苦杏仁酶。30～40 ℃，苦杏仁酶活性最高，在浸泡煎煮过程中能迅速酶解苦杏仁苷，使其分解成氢氰酸而挥发，导致临床疗效降低。苦杏仁酶在80 ℃以上失活，为此，杏仁的炮制采用焯法(在沸水中)杀酶保苷。

清代张仲岩在《修事指南》中曰：“炮炙不明，药性不确，则汤无准，而病证不验也。”说明药物不依法炮制，可直接影响疗效。

第三节　《本草纲目》的意义价值

《本草纲目》被誉为东方医学巨典，是我国医药宝库，以论药材为主，并纠正了前人的许多错误之处。本书不仅是一部药物学著作，还是一部具有世界性影响的博物学著作，书中涉及的内容极为广泛，在生物、化学、天文、地理、地质、采矿乃至于历史方面都有一定的贡献。

《本草纲目》是李时珍于嘉靖三十一年(1552 年)至万历六年(1578 年),历时 27 年,三易其稿所著的集中国 16 世纪前本草学大成的中医典籍,属《四库全书》子部医家类。该书卷一、卷二介绍历代本草的中药理论和所载药物;卷三、卷四介绍百病主治药物及用法;卷五至卷五十二为药物各论,以“部”为分类收入介绍药物各种属性。《本草纲目》集我国 16 世纪前药学成就之大成,被国外学者誉为中国之百科全书。

全书首列总目、凡例、附图。卷一、卷二为序例,主要介绍历代诸家本草及中药基本理论等内容。首先列举《神农本草经》《名医别录》《雷公炮炙论》《唐本草》等四十一种本草著作,并加以简要评价,基本反映出明代以前本草学发展概况;另又附列引用医书二百七十七种,经史百家书籍四百四十种,共计七百一十七种。通过引述前人专论如《神农本经名例》《陶隐居名医别录合药方剂法则》《采药分六气岁物》《七方十剂》《五味宜忌》《五味偏胜》《标本阴阳》《升降浮沉》《脏腑虚实标本用药式》《引经报使》《相须相使相畏相恶诸药》《相反诸药》《服药食忌》《妊娠禁忌》《饮食禁忌》《李东垣随证用药凡例》《张子和汗吐下之法》《陈藏器诸虚用药凡例》等,使中药理论获得系统整理。卷三、卷四为百病主治,大致沿袭宋以前本草“诸病通用药”旧例,以诸风等一百一十三种病证为纲,分列主治药物,或于病证下再分若干证,类列药物用法,复设草部、菜部、果木等为小纲,并详其主治,编次有序,便于临证参考。卷五至卷五十二为药物各论,总目原称载药一千八百九十二种,经核实为一千八百九十七种。各论均以“部”为纲,以“类”为目分类,分为水、火、土、金石、草、谷、菜、果、木、服器、虫、鳞、介、禽、兽、人等十六部,每部之前均有简要论述。各部之下再分若干类,如草部分为山草、芳草、隰草、毒草、蔓草、水草、石草、苔类、杂草等十一类,凡六十类。每药均标注首载文献出处,若有归类变更或并入某药者,则予以校正说明;下设释名、集解、辨疑正误、修治、气味、主治、发明、附方等栏目解说。“释名”下列举别名,并释命名意义;“集解”介绍产地、品种、形态、采收等;“辨疑正误”对历代本草有疑误者予以辨正;“修治”阐述炮制方法;“气味”阐述药物性味及有毒无毒;“主治”包括功效;“发明”侧重阐述药性理论、用药要点及李氏学术见解;“附方”广录以该药为主的主治各科病证的有效方剂。

该书在唐慎微《经史证类备急本草》的基础上，进行大量整理、补充，并载述李氏发明与学术见解。其主要成就包括：集中国 16 世纪前中药学之大成，该书首先介绍历代本草的中药理论和所载药物，又首次载入民间和外用药三百七十四种，如三七、半边莲、醉鱼草、大风子等，并附方一万一千零九十六则。该书显示出当时最先进的药物分类法，除列“一十六部为纲，六十类为目”外，还包括每药之中“标名为纲，列事为目”，即每一药物下列释名、集解等项，如“标龙为纲，而齿、角、骨、脑、胎、涎皆列为目”；又有以一物为纲，而不同部位为目。特别是在分类方面，从无机到有机，从低等到高等，基本符合进化论观点。全面阐述所载药物知识，对各种药物设立若干专项，分别介绍药物名称、历史、形态、鉴别、采集、加工，以及药性、功效、主治、组方应用等；同时引述自《本经》迄元明时期各家学说，内容丰富而有系统。

对中医药理论有所发明，书中强调对中药应该辨证应用，如藜芦条下称“吐药不一，常山吐疟痰，瓜丁吐热痰，乌附尖吐湿痰，莱菔子吐气痰，藜芦则吐风痰者也”。其中，亦有前人所未论及之名言和精辟理论，如辛夷条下有“脑为元神之府”之论，橘皮条下称“脾乃元气之母，肺乃摄气之龠”等。书中对过去本草书籍中将两药误为一物者，如葳蕤与女萎；一物而误为两药者，如天南星与虎掌；品种混淆不清者，如百合与卷丹；药用部位失真者，如五倍子误认为果实；药物归类不当者，如将薯蓣列为草类等，均予以澄清更正。书中对妄图长生不老，服食丹石成风现象进行了批判，对黄连、泽泻服之可以成仙，草子可以变鱼等说，亦作了驳斥。

该书虽为中药学专书，但涉及范围广泛，对植物学、动物学、矿物学、物理学、化学、农学等内容亦有很多记载。如在矿物学方面对石油的产地、性状作了详细记述；在化学方面，阐述了检验石胆真伪的方法；在物理学方面，从空气中的湿度变化，以推测雨量的大小；在农学方面，阐述采用嫁接技术，以改良果树品种。本书通过对药名的探索与考证，阐明某些汉字的字形、读音；也载述一些少数民族和其他国家药名的读音和含义；还记载契丹族用羊皮、羊骨占卜和写字，吐蕃人用燕脂化妆等习俗，蒙古族裹于牛皮内治疗外伤方法等。该书保存了 16 世纪以前大量文献资料，其中有的原书已佚失，有关资料可从本书得以窥见。

此处仅节选一二，中医爱好者可自行参阅李时珍著《本草纲目》，了解每味中药如何对症应用与医治疾病。

附《本草纲目》明·李时珍著，张凤娇译（节选）

第一卷 序例

七方

【岐伯曰】气有多少，形有盛衰，治有缓急，方有大小。又曰：病有远近，证有中外，治有轻重。近者奇之，远者偶之。汗不以奇，下不以偶。补上治上制以缓，补下治下制以急。近而偶奇，制小其服；远而奇偶，制大其服。大则数少，小则数多。多则九之，少则一之。奇之不去则偶之，偶之不去则反佐以取之，所谓寒热温凉，反从其病也。

【王冰曰】脏位有高下，腑气有远近，病证有表里，药用有轻重。单方为奇，复方为偶。心肺为近，肝肾为远，脾胃居中。肠膀胞胆，亦有远近。识见高远，权以合宜。方奇而分两偶，方偶而分两奇。近而偶制，多数服之；远而奇制，少数服之。则肺服九，心服七，脾服五，肝服三，肾服一，为常制也。方与其重也宁轻，与其毒也宁良，与其大也宁小。是以奇方不去，偶方主之；偶方不去，则反佐以同病之气而取之。夫微小之热，折之以寒；微小之冷，消之以热。其大寒热，则必能与异气相格。声不同不相应，气不同不相合。是以反其佐以同其气，复令寒热参合，使其始同终异也。

【时珍曰】逆者正治，从者反治。反佐，即从治也。谓热在下而上有寒邪拒格，则寒药中入热药为佐，下膈之后，热气既散，寒性随发也。寒在下而上有浮火拒格，则热药中入寒药为佐，下膈之后，寒气既消，热性随发也。此寒因热用，热因寒用之妙也。温凉仿此。

【完素曰】流变在乎病，主病在乎方，制方在乎人。方有七：大、小、缓、急、奇、偶、复也。制方之体，本于气味，寒、热、温、凉，四气生于天；酸、苦、辛、咸、甘、淡，六味成于地。是以有形为味，无形为气。气为阳，味为阴。辛甘发散为阳，酸苦涌泄为阴；咸味涌泄为阴，淡味渗泄为阳。或收或散，或缓或急，或燥或润，或软或坚，各随脏腑之证，而施药之品味，乃分七方之制也。故奇、偶、复，三方也。

大、小、缓、急者，四制之法也。故曰：治有缓急，方有大小。

【岐伯曰】君一臣三佐九，制之大也。君一臣三佐五，制之中也。君一臣二，制之小也。又曰：远而奇偶，制大其服；近而奇偶，制小其服。大则数少，小则数多。多则九之，少则一之。

【完素曰】身表为远，里为近。大小者，制奇偶之法也。假如小承气汤、调胃承气汤，奇之小方也；大承气汤、抵当汤，奇之大方也，所谓因其攻里而用之也。桂枝、麻黄，偶之小方也；葛根、青龙，偶之大方也，所谓因其发表而用之也。故曰：汗不以奇，下不以偶。

【张从正曰】大方有二：有君一臣三佐九之大方，病有兼证而邪不一，不可以一二味治者宜之；有分两大而顿服之大方，肝肾及下部之病道远者宜之。王太仆以心肺为近，肾肝为远，脾胃为中。刘河间以身表为远，身里为近。以予观之，身半以上其气三，天之分也；身半以下其气三，地之分也；中脘，人之分也。

第二卷　百病主治

健忘

[补虚]

[草木]

人参：开心益智，令人不忘，同猪肪炼过，酒服。

远志：定心肾气，益智慧不忘，为末，酒服。

仙茅：久服通神，强记聪明。

淫羊藿：益气强志，老人昏耄，中年健忘。

[谷菜果木]

麻勃：主健忘。七夕日收一升，同人参二两为末，蒸熟，每卧服一刀圭，能尽知四方事。

山药：镇心神，安魂魄，主健忘，开达心孔，多记事。

莲实：清心宁神，末服。

头痛

［湿热痰湿］

［草部］

黄芩：一味酒浸晒研，茶服，治风湿、湿热、相火、偏、正诸般头痛。

荆芥：散风热，清头目。作枕，去头项风。同石膏末服，去风热头痛。

蔓荆实：头痛，脑鸣，目泪。太阳头痛，为末浸酒服。

栝蒌：热病头痛，洗瓤温服。

大黄：热厥头痛，酒炒三次，为末，茶服。

［菜果］

东风菜、鹿藿、苦茗：并治风热头痛。清上止痛，同葱白煎服。用巴豆烟熏过服，止气虚头痛。

杨梅：头痛，为末茶服。

［木石］

竹茹：饮酒人头痛，煎服。

黄柏、栀子、茯苓、白垩土：并湿热头痛。合王瓜为末服，止疼。

铁粉：头痛鼻塞，同龙脑，水服。

第四节 《中药大辞典》——划时代的中药巨著

由于历代本草学文献极为丰富，而又比较繁复，随着近代科学技术的发展，临床医学、药用植物学、药理学、药物化学等迅速兴起，传统的本草学需要与现代科学知识结合起来。因此，中华人民共和国成立后，国家组织专家团队运用现代科学知识对中药加以系统整理，最终编写了《中药大辞典》这一划时代中药著作，此作是一次艰辛而有意义的尝试。

《中药大辞典》原由南京中医学院编纂，于1958～1966年完成初稿，历时七年半，从1972～1976年，又用四年半的时间对初稿进行了全面修订和增补，终于1977年分上、下及附编三册陆续出版。此书共收载药物五千七百六十七味，每一味药物下设异名、基原、原植（动、矿）物、栽培（饲养）、采收加工（或制法)、药材、成分、药理、炮制、药性、功用主治、用法与用量、选方、临床报道、各家论述备考等十九项。成分、药理两项及其有关索引由南京医学院编写,其余十七项及其有关索引由南京中医学院编写并总揽其成。

《中药大辞典》是中国中医药学从远古至今漫长的五千余年的历史医药理论经验总结,此书结合现代化技术,对每味药的化学成分分析,深刻解析功能与临床应用,是一部伟大的科学巨著。《中药大辞典》有中文版和英文版,它是一部伟大的教科书,是中华民族对人类生命健康长寿的贡献。

在现代科学技术日新月异的发展时代,如何更深入地研究中医药的传承、创新、发展,为中华民族乃至人类的防病、养生、治未病、治已病作出新贡献,是我们这代人奋斗的目标,也是祖先对我们后代的期望!

第五节　《伤寒论》《金匮要略》经典方药论述

一、《伤寒论》

《伤寒论》对中医学发展起到非常重要的作用,其中,112 方为"方书之祖",并且《伤寒论》的六经辨证奠定了中医辨证施治体系的基础。《伤寒论》是一门"集症为证,类证为病,统病为纲"的中医证候诊断学和证候病理学,其促进了中医药大科学的创新发展。

(一)六经辨证

《伤寒论》将外感热病根据阴阳对比(即寒热、表里之义)及正邪争胜的不同情况,审时度势,创立了与方药性质的阴阳补泻相对应的诊断治疗体系——"六经辨证"。实际上,"六经"之"经"非经络之义。正如柯琴所指出:"夫仲景之六经是经界之经,而非经络之经。"日本喜多村氏也认为:"所谓三阴三阳,是表里寒热虚实之义,并非脏腑经络相配之谓。"因此,俗称的"六经辨证",应确切地称作"六界辨证"或"六段辨证"。它反映外感热病发展的六个阶段或六种不同的态势。可提要如下:

《伤寒论》原文以三阳三阴为界，其实背后还有一个层面，即阴阳混杂的少阳和厥阴层面。仲景未言明，但仲景给了我们太阳病（桂枝汤、麻黄汤）、阳明病（白虎汤、承气汤）、阴阳混杂的少阳病（柴胡汤、泻心汤）、太阴病（理中汤、建中汤）、少阴病（四逆汤、真武汤）、阴阳混杂的厥阴病（乌梅丸、黄连汤、白头翁汤、小承气汤、四逆汤、吴茱萸汤、当归四逆汤等辨证选之）的治病药方。

同时应看到，“证”与“方”照合关系的纽带是处方的综合药理作用，反过来，这种关系对中医药理学的发展也起到了重要作用。

（二）六经证之间的传变关系

传统论述的“六经”传变是太阳→少阳→阳明→太阴→少阴→厥阴的模式，这种模式不足以反映六经证之间的联系，因为此间变化不是单线联系，而应是多方位的立体关系。

以《伤寒论》的原文为依据，并结合临床实际情况，将六经证之间的传变关系表示如图 5-1 所示。

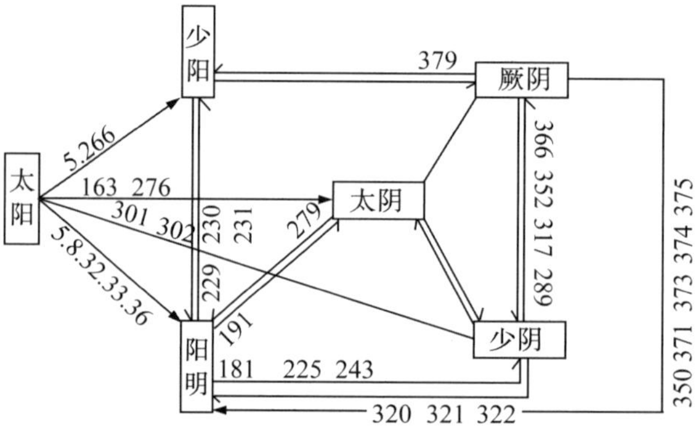

（图中数码为《伤寒论》条文序号）

图 5-1　六经证之间的传变关系

资料来源：刘公望.温病金匮伤寒经典速览[M]

《伤寒论》所论述的内容除伤寒外还包括夹杂证，也包括误治以后的变证（前人认为是误治而成的变证，实际上大部分是疾病发展的必然结果，因此，读《伤寒论》不要被“误治”所拘），将上图拓展开来，即如图 5-2 所示，其反映了《伤寒论》论述各种证候传变的全貌。

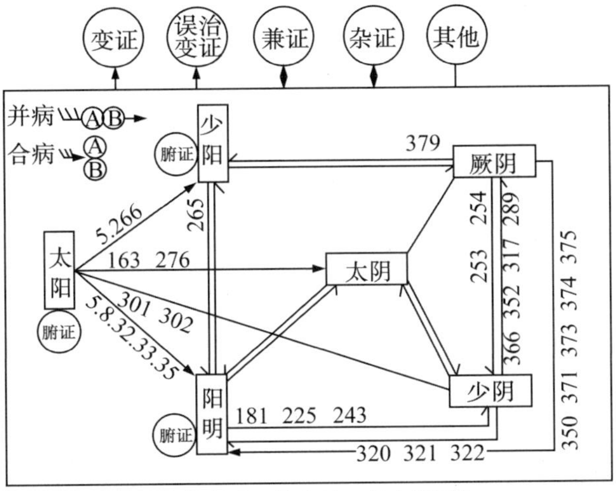

（图中数码为《伤寒论》条文序号）

图 5-2　六经证之间的传变关系扩展

（三）《伤寒论》用药规律

《伤寒论》共应用了 89 味药，组成了 112 方。以桂枝、芍药、甘草为例，这三味药组成了两个基本的处方，即桂枝甘草汤以补阳，芍药甘草汤以补阴，再与其他药物配伍，衍生了诸多处方，如图 5-3 所示。

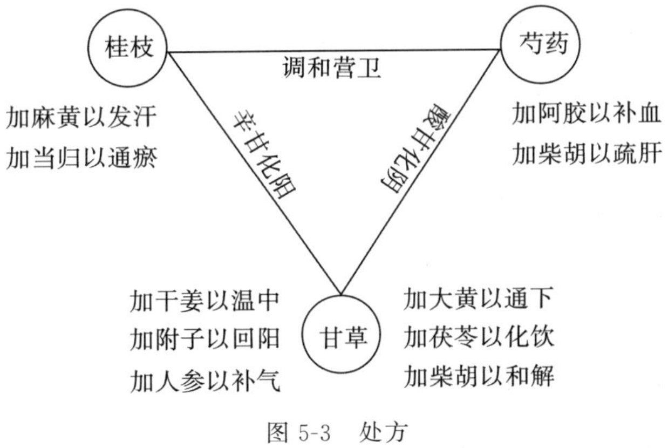

图 5-3　处方

前人从《伤寒论》的“方”“证”对应关系中，不断探求药物及其相互配伍在人体中所表现的药理作用，发展了《本草经》的内容，至今仍在临床中起重要作用，试列举如下：

1.桂枝、芍药

在表则调和营卫以解肌（适用于脉缓有汗的表虚证，且属尚未化热的表寒证，不适于脉紧无汗、热不得越的表实证），在里则调和气血，温经止痛。

见于桂枝汤、当归四逆汤。

2.桂枝、甘草

和阳，降逆平冲，用于动悸气上冲。

见于桂枝甘草汤、苓桂术甘汤、桂枝加桂汤、茯苓甘草汤、炙甘草汤、桂枝甘草龙骨牡蛎汤及桂枝去芍药加蜀漆龙骨牡蛎救逆汤。

3.芍药、甘草

和阴，舒筋缓急，用于腹痛、拘挛、阴虚。

见于芍药甘草汤、炙甘草汤。

4.麻黄、桂枝

发汗解表散寒，用于伤寒表实证之恶寒发热、头痛、身痛、脉紧、无汗。

见于麻黄汤、大青龙汤、小青龙汤。

5.麻黄、杏仁

宣肺平喘，用于实证喘息。

见于麻黄汤、大青龙汤、小青龙汤、麻杏甘石汤。

6.麻黄、石膏

清热，宣肺平喘，用于高热汗出、热喘。

见于麻杏甘石汤、越婢汤。

7.麻黄、附子

温阳解表，用于恶寒发热而脉沉。

见于麻黄附子细辛汤、麻黄附子甘草汤。

8.麻黄、连翘

发泄郁热，用于热毒郁闭的黄疸、疮疡。

见于麻黄连翘赤小豆汤、麻黄升麻汤。

9.柴胡、黄芩

和解退热，用于往来寒热、口苦、咽干、目眩、脉弦数。

见于小柴胡汤、大柴胡汤。

10.黄连、干姜

辛开苦降，清胃温肠，用于胃热肠寒、胸中烦欲呕、腹中痛而下利。

见于黄连汤、干姜黄芩黄连人参汤、乌梅丸、泻心汤。

11.黄芩、黄连

清热燥湿解毒,用于热结胃肠、痞满下利。

见于葛根芩连汤、泻心汤。

12.栀子、干姜

清宣郁热,温中除烦,寒温并用,温中清上,用于胃虚挟热邪内扰,内热心烦。

见于栀子干姜汤。

13.栀子、豆豉

清热宣郁,用于治疗胸中烦热、懊忱不得眠。

见于栀子豉汤、栀子生姜豉汤。

14.石膏、知母

清热止渴,除烦,用于高热汗出、口渴心烦。

见于白虎汤。

15.石膏、竹叶

较石膏、知母为缓和,清热除烦。

见于竹叶石膏汤。

16.大黄、芒硝

清热泻下,用于里热实证、便秘、腹痛、发热。

见于大承气汤、调胃承气汤。

17.枳实、厚朴

行气宽肠消滞,用于宿食停滞、胸痞腹满。

见于大承气汤、小承气汤、栀子厚朴汤。

18.桂枝、桃仁

化瘀消肿,引血下行,用于寒凝血滞、妇女痛经、子宫肌瘤。

见于桃核承气汤。

19.干姜、甘草

振奋脾阳,用于脾阳不振,腹痛肠鸣下利,或脾肺寒多涎唾。

见于理中丸、四逆汤、干姜甘草汤、小青龙汤。

20.干姜、细辛、五味子

温肺化饮止咳，用于寒饮在肺、咳嗽气短。

见于小青龙汤。

21.附子、干姜

温经回阳，用于上吐下泻、汗出亡阳厥逆、脉沉微欲绝。

见于四逆汤类、干姜附子汤。

22.附子、桂枝

扶阳祛寒，用于脉沉、微恶寒。

见于桂枝加附子汤、桂枝去芍药加附子汤、桂枝附子汤。

23.附子、白术

温阳燥湿止痛，用于骨节疼痛、恶寒脉沉。

见于附子汤、白术附子汤、甘草附子汤、真武汤。

24.地黄、阿胶

补血滋阴，止血止痛，用于阴虚、血虚、下血。

见于炙甘草汤。

25.茯苓、白术

健脾利水，用于小便不利、眩晕、心悸。

见于苓桂术甘汤、真武汤、五苓散。

26.阿胶、滑石

育阴利水，用于小便不利、烦渴。

见于猪苓汤。

27.生姜、大枣

调和营卫，安内攘外。

见于桂枝汤、小柴胡汤等。

28.半夏、生姜

和胃止呕，用于呕吐。

见于小柴胡汤、泻心汤。

29.龙骨、牡蛎

收敛固涩，镇静安神，用于汗出、亡血、失精及动悸。

见于桂枝甘草龙骨牡蛎汤、桂枝去芍药加蜀漆龙骨牡蛎救逆汤、柴胡加龙骨牡蛎汤。

(四)《伤寒论》处方分类

医家对《伤寒论》112 方进行了分类，清代以《伤寒论类方》为代表，现代以《伤寒论方解》为代表，此二书对研究《伤寒论》处方之间的关系及临床应用都有很大的价值。

我们把每类方剂都可看作是一个家族，如桂枝类方，即以桂枝这味药为主组成的方剂，诸如桂枝汤、小建中汤、桂枝加龙骨牡蛎汤等的“桂枝剂”方剂群体。柴胡类方，即由柴胡这味药为主组成的方剂，诸如小柴胡汤、大柴胡汤、柴胡桂枝汤、四逆散等“柴胡剂”方剂群体。在《伤寒论》原书中麻黄类方、大黄类方、黄芪类方、石膏类方、黄连类方、干姜类方、附子类方、半夏类方等都具有这种家族性，掌握了类方的特点，就可以把方、证、人有机地融为一体，临证便可信手拈来，心中有底。正如仲景所言“观其脉证，知犯何逆，随证治之”。

《伤寒论》方解通俗地讲就是解方，又叫方证解析。方证解析不能随便拍脑袋，更不能主观想象，它必须依据原方的药证，每一味中药都具有确切的药证，药证相对稳定，它不会随时间的变化而变化，而疾病谱会随时间的变化而变化，药证决定方证，方证对应人的病证。这是中医自古以来不变的原则，以不变应万变，这就是中医的博大精深之处。以桂枝汤为例，桂枝汤共五味药，桂枝配甘草为辛甘生阳，芍药配甘草为酸甘化阴，三味相合能调阴阳，这是调病机，故能调营卫、调脾胃、调气血；姜枣相配，安内攘外，体质虚弱、易汗、畏风寒人群皆可应用。其治疗疾病谱可达 45 种之多。

(五)《伤寒论》重点方证解析

《伤寒论》112 方证之中，选定 25 个最为重要的方证进行论述，如能灵活应用，可以举一反三，甚切实用，特分述如下。

1.麻黄汤证

经典的辛温解表方，具有发汗、平喘的功效，用于太阳伤寒证，其人为风寒表实证，适用于以无汗而喘或无汗身痛、脉浮有力为特征的疾病。

治则：发汗解表，宣肺平喘。

组方：麻黄、桂枝、杏仁、甘草。

主症：恶寒、无汗、发热、头痛、身疼、关节疼痛、脉浮紧。

2.桂枝汤证

经典的调和营卫方，用于太阳中风证，其人为风寒表虚证，适用于以心动悸、腹痛、自汗出、消瘦、脉弱等为特征的疾病和虚弱体质的调理。

治则：解肌发表，调和营卫。

组方：桂枝、芍药、生姜、大枣、甘草。

主症：发热、恶寒、汗出、头项强痛或身痛、脉浮缓或浮弱。

3.葛根汤证

温和的发汗剂，用于风寒表实证兼颈项强，具有散寒舒筋功效，适用于以恶寒无汗、头痛、身痛、颈项腰背强痛、嗜睡、易疲乏、大便溏薄等为特征的疾病。

治则：解饥发汗，生津舒筋。

组方：葛根、麻黄、桂枝、生姜、甘草、芍药、大枣。

主症：太阳病、项背强、无汗恶风、脉浮紧。

4.大青龙汤证

伤寒病的发汗峻方，用于风寒表实兼内热证，适用于以发热、无汗、烦躁为特征的发热性疾病及皮肤病等。

治则：发汗解表，清热除烦。

组方：麻黄、桂枝、杏仁、甘草、生石膏、生姜、大枣。

主症：脉浮紧、发热恶寒、身痛、无汗、烦躁。

5.小青龙汤证

治疗水气病咳喘的专方，用于风寒表实兼痰饮内停证，具有散寒化饮的功效，适用于以恶寒、口不渴、痰唾涕等分泌物量多清稀为特征的病。

治则：解表蠲饮，止咳平喘。

组方：桂枝、芍药、麻黄、细辛、干姜、甘草、五味子、半夏。

主症：咳喘、恶寒、无汗、发热、头项痛、身痛、干咳、脉浮而弦紧。

6.麻杏石甘汤证

清热平喘方，用于风热袭表证或肺热内闭证，适用于以汗出而喘、口渴烦躁为特征的病。

治则：辛凉宣泄，清肺平喘。

组方：麻黄、杏仁、生石膏、甘草。

主症：发热、咳嗽、气喘、痰黏色黄、脉浮弦而浮滑。

7.五苓散证

水逆病的专方，经典的通阳利水剂，用于蓄水证，适用于以口渴、吐水、腹泻、汗出而小便不利为特征的疾病。

治则：利水渗湿，温阳化气。

组方：猪苓、茯苓、泽泻、白术、桂枝。

主症：小便不利、发热而渴、脉浮或浮数。

8.苓桂术甘汤证

本方是治疗痰饮病的常用方，具有温阳化饮、平冲定悸之功。

治则：温阳健脾，利水降冲。

组方：茯苓、桂枝、白术、甘草。

主症：心下逆满，或胸肋支满，气上冲胸，起则头眩，气短，脉沉紧或弦。

9.猪苓汤证

本方是治淋专方，用于蓄水证兼阴虚者，可通治泌尿道感染，适用于以尿频、尿急、尿痛、排尿窘迫、尿失禁等一系列尿路刺激症状为特征的疾病。

治则：利水清热，养阴。

组方：猪苓、茯苓、泽泻、阿胶、滑石。

主症：发热、小便不利、渴欲饮水、心烦不得眠、脉浮。

10.栀子豉汤证

本方为治疗外感热病，邪入气分之轻证的常用方。适用于以身热懊侬，虚烦不得眠，胸脘痞闷，按之软而不硬，嘈杂似饥，但不欲食，舌红苔微黄，脉数等为特征的疾病。

治则：清热解郁除烦。

组方：栀子、香豉。

主症：虚烦不得眠，心中懊侬。

11.白虎汤证

本方为急症用方，用于阳明经热证、气分燥热证。多用于发热性疾病，有解渴、止汗的功效。适用于以恶热、自汗、大渴、脉滑而厥为特征的疾病。

治则：清热生津。

组方：生石膏、知母、甘草、粳米(或山药)。

主症：高热、汗出、口干舌燥、欲饮水、脉洪大或浮滑。

12.白头翁汤证

本方是清热解毒，凉血止痢方。多用于清热痢疾，症见腹痛、里急后重、肛门灼热、下痢脓血、赤多白少、渴欲饮水、舌红苔黄、脉弦数。适用于大肠瘀热下痢证。

治则：清热解毒，凉血止痢。

组方：白头翁、黄柏、黄连、秦皮。

主症：下痢、便脓血、小腹急迫疼痛、肛门重坠灼热、小便赤黄、脉沉弦或沉数。

13.大承气汤证

本方为急症用方，具有峻下热结的功效。适用于阳明腑实热证、气分湿热证。常用于发热性疾病或危重外伤后的极期，适用于以脘痞、腹满、舌燥、便秘、神昏为特征的疾病。

治则：峻下热秽。

组方：大黄、芒硝、枳实、厚朴。

主症：不恶寒，午后潮热，大便难，不大便五六日以上，腹满痛，脉沉迟或实。

14.茵陈蒿汤证

本方为谷疸阳黄病的专方，用于湿热黄疸证。适用于以身黄鲜明如橘子色、寒热不食、小便色黄短少、腹满、舌红苔黄腻为特征的疾病。

治则：清热利湿，退黄。

组方：茵陈、栀子、大黄。

主症：阳黄的黄色鲜明、深热、便秘、心烦欲呕、舌苔腻或黄燥、小便短赤、脉滑数或濡数。

15.小柴胡汤证

本方为退热抗炎剂，经典的和解方，是治疗处在迁延期的发热性疾病的常用方。用于少阳半表半里证，适用于以往来寒热、胸肋苦满、心烦喜呕、默默不欲饮食为特征的疾病。

治则：和解少阳。

组方：柴胡、黄芩、人参、甘草、生姜、大枣、半夏。

主症：往来寒热、胸肋满闷、不欲饮食、情绪不畅、心烦喜呕、脉弦。

16.小陷胸汤证

本方是结胸病的专方，有清热、化痰、通便的功效。适用于以胸腹痛、痰黄黏稠、便秘为特征的疾病。用于肺胃痰热郁结证。

治则：泻热化痰开结。

组方：黄连、瓜蒌、半夏。

主症：小结胸病，心下（胃部）烦闷，按之则痛，舌红苔黄腻，痰涎多，脉浮滑而数。

17.半夏泻心汤证

本方为治疗痞病的专方，具有止呕、消痞的功效。适用于心下痞、呕吐、下利而烦的疾病。用于寒热错杂证。

治则：和胃降逆，开结除痞。

组方：黄连、黄芩、半夏、干姜、甘草、大枣、人参（或党参）。

主症：心下痞满、干呕、嗳气食臭、腹中雷鸣。

18.理中汤证

本方是治疗霍乱胸痹等病的常用方，具有温中驱寒的功效。适用于脾阳虚证，症见吐利、食不化、心下痞硬、口不干渴、喜睡的疾病。

治则：温中祛寒，补气健脾。

组方：人参、干姜、甘草、白术。

主症：腹胀满、腹痛、喜按、吐泻、脉弱或沉迟。

19.吴茱萸汤证

本方为温热性止吐止痛剂，主治以腹痛、干呕、吐涎沫、头痛、吐利而手足厥逆为特征的疾病。适用于肝胃虚寒证。

治则:温中补虚,降逆止呕。

组方:吴茱萸、人参、生姜、大枣。

主症:干呕、吐涎沫、头痛、脉弦迟。

20.四逆汤证

本方为霍乱病的急救方,经典的回阳救逆剂,适用于以下利清谷、四肢厥冷、脉微欲绝为特征的急危重症。本方用于肾阳寒虚证、少阴寒证。

治则:回阳救逆。

组方:甘草、生姜、附子。

主症:脉沉细、微弱或沉迟,四肢厥冷,下利清谷。

21.真武汤证

本方为水气病的常用方,经典的温阳利水方,适用于以精神萎靡、畏寒肢冷、脉沉细无力、浮肿为特征的疾病。本方用于阳虚水泛证。

治则:温阳利水。

组方:附子、茯苓、白术、芍药、生姜。

主症:心悸、小便不利、头弦、脉沉细或迟弱。

22.当归四逆汤证

本方为治疗手足厥冷的专方,经典的温经止痛方,适用于以腹痛、头痛、关节痛而手足冷、脉细为特征的疾病。

治则:温经散寒,养血通脉。

组方:当归、桂枝、芍药、北细辛、炙甘草、通草、大枣。

主症:手足厥冷、脉细欲绝。

23.炙甘草汤证

本方为止血强心强壮剂和急症用方,经典的滋阴方,适用于以羸瘦肤枯、贫血、脉结代、心动悸为特征的疾病和虚弱体质的调理。

治则:滋阴养血,通阳复脉,宁心安神。

组方:炙甘草、桂枝、地黄、党参、阿胶、麦冬、火麻仁、生姜、大枣。

主症:脉结代、心动悸。

24.黄连阿胶汤证

本方为除烦止血方，适用于以心烦不得眠、心下痞、腹痛、舌红、便血、崩漏为特征的疾病。用于阴虚化热证。

治则：滋阴泻火。

组方：黄连、阿胶、黄芩、芍药、鸡子黄。

主症：心烦，不得眠，脉细数。

25.乌梅丸证

本方为温脏安蛔剂，是调理后半夜丑卯时间阴阳二气不相顺接的要剂。适用于寒热错杂证、蛔厥证。

治则：温凉兼湿，止痛安蛔。

组方：乌梅、细辛、干姜、黄连、当归、附子、蜀椒、桂枝、人参（或党参）、黄柏。

主症：脉微而厥，得食而呕，时静时烦，常自吐蛔虫。

（六）分经审证

临床上根据六经的主证将疾病加以总体区分，再根据“经证”“腑证”“合病（证）”“并病（证）”“兼证”“变证”“误治变证”“杂证”等进一步层层区分，最后找出相应处方的方法称为分经审证。

主证是该经代表性症状，如太阳的主证是脉浮、头项强痛、恶寒、发热；阳明的主证是由胃肠实热所致的高热、口渴、汗出、不恶寒而恶热，脉洪大或腹部胀痛、便秘、发热、脉沉实。唯独厥阴没有主证，因为厥阴讨论的是寒热错杂、阴阳相混的多种情况，同时，又对“四肢厥逆”这一症状作了专题论述。

顾植山教授认为，厥阴病因六经阴阳胜负，阴阳不相顺接而导致寒热错杂证情。厥阴病发作时间恰逢丑时至卯时阴阳之气相互交接之际，此时阴寒已极，微阳初生。如阴阳之气交接顺畅，营卫相合则不发病。抓住丑卯时间之机，寒热错杂，四肢逆冷，脉微而厥，可视为主证群。

三阳经又分为经证和腑证，一般来讲经证是整体的变化，而腑证着重于局部变化。

阴经本为寒证，但有化热转阳的情况，称之为热化证，特别是在少阴证中多见。

两经以上同时受病为合病(证),一经未罢又犯他经称为并病(证),特别是在阳经中多见。

疾病是运动的、变化的,在主证外出现其他证候,或主证发生变化时称为变证(由汗吐下等误治而来又称为误治变证)、兼证。

原有久病又患伤寒,或伤寒病中又转他病称为杂证。

二、《金匮要略》

(一)《金匮要略》的主要内容

《金匮要略》全书共分为25篇,载方262首(其中,4首只有方名而无药味)。

第1篇系全书总论,说明疾病的病因病机、辨证诊断、传变规律、治疗法则及预后判断等,对其后各篇有触类引申、举一反三的作用;第2～17篇论述内科杂病,占全书篇幅的2/3以上,足见本书是以诊治内科病证为主要内容的著作;第18篇论外科及皮肤病;第19篇为不便归类的几种疾病;第20～22篇专论妇产科疾病;第23～25篇载杂疗方及饮食禁忌,后世多疑非仲景文,有些版本弃而不录。

书中所涉及的病证多种多样。其首篇即言:"阳病十八……阴病十八……五脏病各有十八,合为九十病;人又有六微(腑),微有十八病,合为一百八病。"六淫致病的规律,一般先犯经络,后传脏腑。若就经络脏腑疾病分类和计数方法,则可分为234病。至于书中提及的"五劳""六极""七伤"以及"妇人三十六病"等,非六气外感,尚不包括在内。

《金匮要略》论及的"杂病"有刚痉、柔痉、湿痹、中暍、湿病、百合、狐惑、阴毒、阳毒、瘅疟、温疟、牝疟、疟母、中风、历节、血痹、虚劳、肺痈、肺痿、肺胀、咳嗽、奔豚气、胸痹、心痛、短气、腹满、寒疝、宿食、肝着、肾着、脾约、积聚、痰饮、溢饮、悬饮、支饮、消渴、小便不利、淋、风水、皮水、正水、石水、黄汗、黄疸、谷疸、酒疸、黑疸、女劳疸、惊、悸、吐血、衄血、瘀血、下血、呕、吐、哕、下利、胃反、疮痈、肠痈、浸淫疮、金疮、阴狐疝、虫积、蛔厥、趺厥、手指臂肿、转筋、妊娠癥瘕、漏下、胞阻、妊娠腹痛、妊娠呕吐、妊娠小便难、妊娠水肿、半产、产后痉、产后郁冒、产后大便难、产后中风、产后恶露不尽、产后下利、热入血室、妇人脏躁、带下、闭经、转胞、阴吹、阴中生疮、妇人咽中如有炙脔、卒厥、馨气、癫、狂、痫等近百种。其中约 1/3 的病种能在《黄帝内经》中寻到源头，或将《黄帝内经》记载的某一种病分为若干种，如黄疸、水气、痰饮等。除此之外，绝大多数病种是首见于本书的，如瘀血、百合、狐惑等。仲景还对疾病进行了分科命名，如产后诸病、妊娠诸病等。

以上充分说明，仲景不仅对《黄帝内经》杂病理论给予挖掘继承，而且还补充了病证、充实了病机、完善了治疗，为后世对杂病研究的发展作出了重要贡献。

(二)《金匮要略》重点方证解析

1.栝蒌桂枝汤证

本方为风淫津伤证专方，主治以外感风寒、发热恶风、头痛汗出、身体强、几几然、舌淡苔白、脉沉迟而有力为特征的疾病。

治则：清热生津，滋养筋脉，调和营卫。

组方：栝蒌根、桂枝、芍药、甘草、生姜、大枣。

主症：身体强直、筋脉不舒、俯仰不能自如、脉沉迟。

2.麻黄加术汤证

本方为寒湿表实证专方，主治外感寒湿、郁积体表，症见恶寒发热、身体烦疼、无汗不渴、苔白腻、脉浮紧的疾病。

治则：发汗解表，散寒除湿。

组方：麻黄、桂枝、甘草、杏仁、白术。

主症：周身疼痛、烦扰不宁、无汗。

3.防己黄芪汤证

本方为风湿表虚证方剂，治疗下肢浮肿的专方，适用于以下肢浮肿、肌肉松软无力为特征的慢性疾病。

治则：祛风除湿，调和营卫，消肿止痛。

组方：防己、甘草、白术、黄芪、生姜、大枣。

主症:周身疼重、关节肿痛。

4.桂枝附子汤证

本方为风湿表阳虚证方剂,功效为祛风胜湿,温经散寒,主治风寒湿邪外袭,留着肌肉之间,阻滞气血运行以致身体疼烦证。

治则:温阳散寒,祛风化湿,缓急止痛。

组方:桂枝、附子、生姜、甘草、大枣。

主症:身体疼痛,甚则转侧困难。

5.百合知母汤证

本方为心肺阴虚燥热内扰证的专方,主治百合病,发汗后者。具有润肺清心,安神除烦之功。

治则:养阴补虚,清热润燥。

组方:百合、知母。

主症:百合病,沉默寡言,精神恍惚不定。似冷非冷,似热非热,口苦,小便赤。

6.鳖甲煎丸证

本方为痰瘀结聚证专方,具有活血化瘀,软坚散结之功。主治疟母及腹部癥瘕痞块等病证。症见肋下痞块,按之质硬,舌质暗,有瘀斑,脉弦或细涩。

治则:破瘀活血,化痰消积,软坚散结。

组方:鳖甲、乌扇、黄芩、柴胡、鼠妇、干姜、大黄、芍药、桂枝、葶苈、石苇、厚朴、牡丹、瞿麦、紫葳、半夏、人参、䗪虫、阿胶、蜂窝、赤硝、蜣螂、桃仁、清酒、煅灶下灰。

主症:疟疾日久,肋下胀痛,按之有块,触之不移,遇劳易作寒热。

7.桂枝芍药知母汤证

本方为风湿历节证专方,有驱寒止痛功效,适用于以身体消瘦、关节肿大为特征的关节病。

治则:祛风除湿,通经宣痹,滋阴清热。

组方:桂枝、芍药、甘草、麻黄、生姜、白术、知母、防风、附子。

主症:肢节疼痛,关节肿大。小腿肿大麻木,犹如(自觉)脱离身体状。

8.续命汤证

本方为中风痱证的专方，主治正气内虚、风邪外中、寒热错杂所致的中风痱证。症见身体不能自持，口不能言，蒙昧不知痛处，拘急不得转侧。

治则：养血益气，祛风清热。

组方：麻黄、桂枝、当归、人参、石膏、干姜、甘草、川芎、杏仁。

主症：身体萎废、四肢不收、口不能言、蒙昧不知痛处。

9.八味丸证

本方为肾阳虚弱证的代表方，本证以气虚证伴畏寒肢冷等寒象为临床特征。

治则：温补肾气，化气行水。

组方：干地黄、山茱萸、山药、泽泻、丹皮、茯苓、桂枝、附子。

主症：腰痛腿软、下肢寒冷、少腹拘急、畏寒足冷、小便不利或反多、水肿、消渴。

10.桂枝加龙骨牡蛎汤证

本方为阴阳失调证的专方，具有强壮、安神功效，主治以胸腹动悸、易惊、失眠多梦、脉大而无力为特征的疾病。

治则：调和阴阳，收敛固涩。

组方：桂枝、芍药、生姜、甘草、大枣、龙骨、牡蛎。

主症：男子经常遗精，女子梦交等症。

11.薯蓣丸证

本方为虚损感邪证的专方，具有强壮理虚之功，适用于以消瘦、神疲乏力、贫血为特征的慢性疾病。

治则：调理脾胃，气血两补，祛除风气。

组方：山药、当归、桂枝、糟干、地黄、甘草、豆黄卷、麦冬、人参、川芎、芍药、白术、杏仁、柴胡、桔梗、茯苓、阿胶、干姜、白蔹、防风、大枣。

主症：面色萎黄、肌肉消瘦、筋缓不能收持、皮聚而毛落、骨痿不能起床、头眩、肢痛或兼麻木、虚劳诸症。

12.大黄䗪虫丸证

本方为虚劳瘀血证的专方，具有破血消癥，逐瘀通经之功。

治则：破血逐瘀，通经消积，缓中补虚。

组方：大黄、黄芩、甘草、桃仁、杏仁、芍药、地黄、干漆、虻虫、水蛭、蛴螬、䗪虫。

主症：胁肋少腹硬满，痛而不移，肌肤甲错，两目黯黑，妇女闭经等。

13.酸枣仁汤证

本方为虚烦不得眠证的专方，是一张除烦助眠方，适用于以精神恍惚、多疑虑、睡眠不安等为特征的疾病。

治则：养阴清热，安神定志。

组方：酸枣仁、甘草、知母、茯苓、川芎。

主症：失眠、虚烦、心悸。

14.千金苇茎汤证

本方为肺痈成脓证专方。主治痰热瘀血，壅结于肺致成的肺痈证。症见咳吐臭痰脓血，胸中隐隐作痛，咳时尤甚，舌红苔黄腻，脉滑数。

治则：清肺化痰，活血排脓。

组方：苇茎、薏苡仁、桃仁、冬瓜仁。

主症：咳嗽、微热、烦满、吐腥臭黄痰脓血。

15.栝蒌薤白白酒汤证

本方为阳虚痰阻证专方，具有通阳散结、行气化痰之功。主治胸阳不振，气滞痰阻所致的胸痹证。

治则：通阳散结，豁痰下气。

组方：栝蒌、薤白、白酒。

主症：胸背痛、短气、寸脉沉而迟、关上小紧数。

16.茯苓杏仁甘草汤证

本方为饮阻气滞证方剂，适用于以胸闷、气短、心悸等为特征的疾病。

治则：宣通肺气，化痰除饮。

组方：茯苓、杏仁、甘草。

主症：胸部气塞、短气、咳嗽、咳逆。

17.半夏厚朴汤证

本品为梅核气专方，亦是治疗咽部异物感的代表方，具有理气除胀、化痰利咽的功效。

治则：利气降逆，化痰散结。

组方：半夏、厚朴、茯苓、生姜、苏叶。

主症：咽中有异物，咯之不出，吞之不下。

18.附子粳米汤证

本方为脾胃阳虚证专方，具有驱寒降逆，温中止痛之功。主治脾胃虚寒、水湿内停、腹中寒气奔迫证。

治则：散寒降逆，温中止痛。

组方：附子、半夏、粳米、甘草、大枣。

主症：肠鸣、腹满痛。

19.厚朴三物汤证

本方为实热内结、气滞不行、腹部胀满、大便不通专方。

治则：行气除满，荡积通便。

组方：厚朴、大黄、枳实。

主症：脘腹胀满疼痛，大便闭结（痛而闭）。

第六节　中医药治疗瘟疫的历史与贡献

疫病在我国自古有之，且危害不小。中医大都把瘟疫归为“疫病”“温病”范畴。温病学经过两千余年的发展，具备了完整的理论体系和较为全面的辨证论治方法，而且一直有效地指导着临床实践。因而，它不仅是一种学说，而且是一门体系完整的独立学科。在与瘟疫的角力中，中医的贡献造福了全人类。

一、温病学形成的过程

早在《黄帝内经》中就已经有了关于温病因证脉治等方面的记载。《素问》中的“热论”“刺热”“评热病论”及《灵枢》的“热病”等篇，对外感热病均有较为集中的论述，其中，许多论述对后世温病学的发展有极其深远的影响，仅温病病名就有60多处提及，如《素问·六元正纪大论》有“气乃大温，草乃早荣，民乃厉，温病乃作”的论述，即明确提出了温病的病名。在病因方面，《素问·六元正纪大论》中强调气候反常，火热之气较盛时易发生温病，这是温病伏邪病因学说的最早理论根据。

早期，前人对温病概念的认识是将其归属于伤寒范畴的。如《难经·五十八难》中说“伤寒有五，有中风、有伤寒、有湿温、有热病、有温病”，认为温病为寒邪所引起，并将温病隶属伤寒之内，可见当时温病的概念与后世不尽相同。

晋唐时期，许多医家对温病的病因做了进一步的探索。如晋代王叔和在《伤寒例》中把温病成因分为两种：一为由冬时感寒，潜伏到夏而发病；二为病中更感异气转变而成。晋代名医葛洪在《肘后备急方》中说：“岁中有疠气兼挟鬼毒相注，名为温病。”隋代太医巢元方在《诸病源候论》中也提出温病是“人感乖戾之气而生病，则病气转相染易，乃至灭门。延及外人”，即认识到温病的病因是一种特殊的致病因素——“乖戾之气”。

宋代开始，随着对温病的认识不断深入和实践经验的积累，有关温病的治法和理论有了进一步的发展，向着形成自身独立体系的道路迈进。对于温病的病因，宋代已有医家提出温病并不限于“冬伤于寒”。后世认为，温病有伏邪、新感两类，实际源于此。

金元时期，温病学的发展得到了有力的推动。金元四大家之一刘完素（刘河间）大胆创新论，立新法，订新方，提出了“六经传受自浅至深，皆是热证，非有阴寒之病”的观点，对邪热在表者，常用滑石、石膏、葱白、豆豉等辛凉清疏，开发郁热，变革了麻桂辛温解表之用法，注重清热解毒方剂与通里泻热方剂运用。后世推崇刘完素为温病学说的创始人。

明代医家吴又可编著了我国医学发展史上第一部温疫学专著《温疫论》。该书对温疫的病因、发病、治疗等提出了许多独到的见解。吴又可治疗温病的方法，特别重视清热解毒药的运用，如苦参、大青叶、龙胆、羚羊角、玄参、犀角（水牛角代替）等。

其后医家继承吴氏的学术观点并发扬光大，其中，戴天章、杨栗山、徐霖最具有代表性。戴天章所著的《广瘟疫论》在瘟疫的辨证方面强调了辨气、色、神、脉，将温病的常见症状分为表证和里证两大类，治疗主用汗、下、清、和、补五法。在温病的辨治方面较吴又可更为全面系统，并有许多独到的见解。

后来继承发展，清初著名医家喻昌在瘟疫病学上也有很深的造诣。温病学在因证脉治方面形成完整体系是于清代温病四大家叶天士、薛生白、吴鞠通、王孟英确立以卫气营血辨证、三焦辨证为核心的理论体系为标志的。

总之，温病学与《伤寒论》在学术上是一脉相承、不可分割的，《伤寒论》是温病学形成的重要基础，温病学又是《伤寒论》的发展与补充。温病学发展到明清时期，通过温病学家的努力，总结了新经验，创立了新理论，制订了新治法，在理法、方法、药方等方面已经形成了一套完整的温病学理论体系，创立了独立的学科。直到现在，其理论依然有效地运用于临床实践，指导着温病的辨证施治。

在 20 世纪 50 年代以后，由于国家对中医药的重视并在各地建立中医院校、中医研究机构和中医院，使温病学（病毒疾病）得到了长足发展，进入了快速发展的阶段。在临床研究、瘟疫文献和理论研究、实验研究等方面都取得了显著成绩，这些成就均促进了温病学（病毒疾病）的蓬勃发展。

二、中医治疗瘟疫的贡献

据中国中医研究院最新编辑出版的《中国疫病史鉴》记载，从西汉到清末，中国至少发生过 321 次大型瘟疫。中医药与各种瘟疫展开了一次又一次的生死对决，在有限的地域和时间内控制住了疫情的蔓延。中国历史上从来没有出现过像西班牙大流感、欧洲黑死病、全球鼠疫那样一次瘟疫就造成数千万人死亡的悲剧。

中医为世界带来种痘预防传染病的先进理念。

在与传染病的角力中，中医所作的贡献造福全人类，其中尤以天花防治最为突出。天花于公元 1 世纪传入中国，由于中医很早就有“以毒攻毒”的免疫学思想，到宋代，中医研究采用人痘接种法预防天花，将患了天花的人的疱浆挑取出来，阴干后吹到健康人鼻孔中，接种上天花后就不再感染。到明清时期，已有以种痘为业的专职痘医和几十种痘科专著。清代政府还设立“种痘局”，专门给百姓普及种痘，可以称是全球最早的官方免疫机构。

中医人痘术后来流传到俄罗斯、朝鲜、日本等国，又经俄罗斯传到土耳其及欧洲、非洲国家。人痘之法从俄国传到奥斯曼帝国后经过了改良。中医接种人痘的做法是塞鼻，奥斯曼人则是用一根长针把上臂的皮肤划破，接种一个针尖那么多的天花“种子”，然后把伤口封好。人痘术传入英国之后，启发了西医的医学家琴纳于1796年发明了牛痘接种术，后又传回中国和世界各地。人类免疫史上的这一成功，包含了中医所贡献的智慧。

除了以药物和免疫法防治传染病外，古代中医还总结出隔离检疫、消毒、保持良好的环境和个人卫生、“未病先防”等经验，应对疫病的蔓延。西汉史料载：“民疾疫者，空舍邸第，为置医药。”描述了当时政府为控制流行病而建立公立的临时医院，说明中国早在西汉时期就对传染病采取了隔离措施。

1954年，石家庄地区运用瘟疫学理论和方法治疗流行性乙型脑炎，取得了显著的疗效，展示了中医治疗急性传染性疾病的效果。

在2002年治疗传染性非典型肺炎(SARS)时采取中西医结合防治优势明显。新加坡专家推荐用“达原饮”预防非典效果很好。“达原饮”正是明朝名医吴又可《瘟疫论》中药方。非典疫情暴发后，中国的中医药专家还根据个性化治疗提供了多个预防药方，拯救了万千患者。

温病学理论在指导对人猪链球菌病、人禽流感等突发公共卫生事件的防治中显示了重要的作用。

三、治疗温病中成药代表——连花清瘟胶囊(颗粒)

连花清瘟胶囊(颗粒)是融入汉代张仲景的“麻杏石甘汤”、明代吴又可治疗疫病善用的“大黄”以及清代吴鞠通的“银翘散”，结合现代中药药理学抗病毒、抗炎药物的研究成果，而研制出的创新中药，对新型冠状病毒感染疫情防控发挥了重要作用。值得一提的是连花清瘟加入创新性的组方成分，如芳香化湿秽的“藿香”、增强人体免疫的“红景天”。

金元时期的本草名著《珍珠囊》中记载，广藿香能“补卫气，益胃气，进饮食”，可改善食欲不振、湿困脾胃的状况。红景天生长在高寒、高海拔的青藏高原，具有耐高寒、耐缺氧的生长特性，可以提高人体抗疲劳、耐缺氧能力，以应对新型冠状病毒感染疫情表现普遍的乏力、气短、血氧含量低造成的多脏器损害。同时，红景天的增强免疫作用可以改善患者淋巴细胞及亚群偏低造成的机体抗病能力下降，从而提高患者的抗病能力与康复能力。

连花清瘟在防治流感等传染性疫病方面，不仅有着深厚的中医理论根基，也经过了翔实的科学论证，是我国应对呼吸道病毒传染性公共卫生事件的代表性药物，具有卫气同治、表里双解、辨证用药、截断病势、整体调节、多靶治疗的多重作用。

在现代研究方面，近年来针对新冠病毒、甲型 H1N1 流感病毒、SARS 病毒等呼吸道传染性病毒，连花清瘟开展了大量的基础实验和临床研究，证实其有良好确切的广谱抗病毒作用。中国中医科学院、广州医学院呼吸疾病国家重点实验室等多个科研机构实验成果显示，连花清瘟对甲型流感病毒（H1N1、H3N2 等）、乙型流感病毒、副流感病毒Ⅰ型、呼吸道合胞病毒、SARS 病毒、新冠病毒等多种病毒均有抑制和拮抗作用。

中医药是中国传统文化的一项重要载体，也是维护人民健康的关键抓手，在此次抗击新型冠状病毒感染疫情的过程中，临床筛选出了中医药抗疫的“三方三药”（清肺排毒汤、化湿败毒方、宣肺败毒方、金花清感颗粒、连花清瘟胶囊、血必净注射液），并列入《新型冠状病毒肺炎诊疗方案》。

现在已有多个国家认识到了中医药的重要性。放眼世界传统医学领域，中医是理论体系最完整的一个，其在抗疫中的作用也经历了长期的临床实践考验，疗效毋庸置疑。以连花清瘟胶囊（颗粒）为代表的中成药所取得的一系列创新成果与在疫情防控中发挥的重大作用，不仅体现了中医药在重大疾病防治中的重要地位，也为中医药学的理论创新提供了新的视角、新的思路。

四、温病学与现代传染性疾病

温病学说对疾病的命名，主要以四时主气、发病季节、临床特点为依据，一种温病可包括多种传染病及感染性疾病，即某一季节发生的多种疾病，可概括为具有多种证型的某一种温病。而有些传染病又因发病季节不定、临床表现多样的特点，非单一归属于某一温病。例如，传染性非典型肺炎可因发病季节的不同及证候特点的不同而归属于不同温病。发于春季，初起以里热症状为主要表现的非典可归属于春温范畴;发于夏季,初起以阳明气分证为主要表现者则属暑温范畴;发于夏秋季节,初起以湿热见症为主要表现者又属湿温范畴。

由于中西医对疾病的认识方法不同,中医病名很难与西医病名一一对应,特别是对于一些新出现的疾病,如手足口病、SARS、禽流感、艾滋病、甲型H1N1流感等现代传染病。上述传染病因具有传染性强、易于流行的特点当属"温疫"之范畴,再依据发病季节、临床特征与不同的温病相对应。艾滋病的外因是感染人类免疫缺陷病毒(HIV)这一事实,由于HIV的传染性与严重性,中医界专家学者们普遍将HIV称为"疫毒",亦有称为"疫邪"。根据艾滋病的发病过程和临床症状,艾滋病应属于中医"疫病""伏气温病""虚劳"等范畴。对于禽流感,中医学根据其发病原因、发病特点、临床表现,可将其归属于"风温""温疫",属中医瘟疫中的时行感冒。时行感冒是感受时疫邪毒引起的急性呼吸道传染病。手足口病不论是在症状表现,还是在流行病学、易感人群、传变规律等方面,均与湿热温病的临床特征极为相似,可按湿热温病进行辨证治疗。甲型H1N1流感应属于中医时行感冒范畴,多突然发病、迅速蔓延,但一般病情较轻。

温病学现代病证观主要包括对以发热为主要特征的一类疾病的认识。它几乎囊括了所有常见的传染病,也包括由细菌或病毒等感染因素所致的大部分疾患。

五、中医药抗病毒传承创新发展

中医药是中华民族健康发展和与疾病斗争的手段之一,从古至今都是在不断地传承、创新、发展。随着现代科学技术的发展,我们有责任利用现代科学技术对前人创造出的中医药理论发扬光大。

中医药的传承创新发展表现在多方面,以抗病毒为例,山东中医药大学田景振教授领导的团队对中医药抗病毒及常用抗病毒中草药进行了研究,结合传统中医药理论、传统中药临床应用及对温病、瘟疫邪毒的治病论述,并运用现在已知的微生物理论对有毒有害的细菌和病毒侵害人体造成重症传染病的研究思路与基本路径进行了理论创新。研究结果证明,病毒可防可控,中药能较好地抑制病毒。中药不仅具有直接抑杀病毒的成分,还有调节免疫的成分，以及控制炎症的成分等。通过治疗 SARS 和新型冠状病毒感染的临床实践，充分显示了中药在抗病毒中的优势。西医使用抗生素及激素治疗，后遗症不能逆转，是非常可怕的。

研究筛选中药抗病毒，应进一步研究更准确的中药抗病毒方剂，要说得清楚并明白其中的机理。研究具有直接抑杀病毒作用的中药及其有效成分，以调节免疫为主的抗病毒中药及其有效成分，以控制炎症为主的抗病毒中药及其有效成分。同时，研究组方原则以及协同作用的机理。这需要投入资金，更深入地利用新技术进行研究和实验。

第六章　中医是智慧医学

第一节　中医医学模式

中医在数千年前就确立了“自然环境—社会—心理—生物”的先进医学模式。

中华民族在科学技术不发达的历史条件下，从神农尝百草、伏羲观天象——星、月、日，开始发现自然界的运转规律。周文王编著《易经》：“近取诸身，远取诸物。”论述了天上、天下万物是动态运动有道的，即有规律的变化。

先人们很早就以自己的悟性和灵感创新提出天为阳，地为阴，又把阴阳引入万物的发展规律，利用木火土金水（五种物质）运化规律创造五行学说，并把阴阳规律引入中医，五行相生相克规律引入人体五脏六腑的复杂辩证关系。

管仲提出了“精气说”，认为精气是最细微而能变化的气，是最细微的物质存在，是世界的本源，是生命的来源。

公元前 1324 年甲骨文记载，通过人体解剖，认识人体的五脏六腑、骨骼、穴位等，以此发明了针灸治疗，以及外科手术治病。又发展到理疗、推拿、拔罐，后来又发展到艾灸等。

中医在认识人体的过程中，发现、感悟到人体五脏六腑新陈代谢过程的正常表现与五脏六腑在体表不健康的表现。观察疾病，即取类比象，由表及里，观察疾病的变化。

春秋战国时代，扁鹊创造了“望、闻、问、切”的诊断人体疾病的方法，通过观察人体的外表、脸面表象、舌象及问询患者病史状况与切脉诊断，推断五脏六腑与疾病的变化，从而诊断疾病并给予治疗。

春秋战国时期，《黄帝内经》就提出了人与自然、社会环境相统一的观点。《灵枢·岁露论》：“人与天地相参也，与日月相应也。”《素问·异法方宜论》中还指出：不同地域，地势有高下，气候有寒热湿燥，水土性质各异，在不同地域长期生活的人具有不同的体质，加之其生理活动与病理变化也不尽相同，治疗时必须考虑到这些差异。

以上这些都表明了人体的健康与疾病直接受到四时气候、地理环境的影响，故中医学早在几千年前就提出了“天人合一”“天人相应”的观点。中医学理论体系中最重要、最基本特点之一——整体观念，就鲜明地体现了人体自身整体性及其与外环境相统一的思想。它具体包含三个方面：一是认为人是一个有机的整体；二是重视人与自然的统一性；三是强调人与社会环境的统一性。数千年传承下来的思想，在今天看来依然具有先进性和科学性，对临床起着重要的指导作用。

中医学对人体疾病的认识则是“人之所苦，为之病”（《医学源流论》），从一开始，就认识到，当人自我感觉到不舒服的时候就是生病了、不健康了。翻开中国古代医家的医著，先哲们早已从整体的视野、宏观的角度探讨了“形神”，即心身间的关系，构筑起朴素的心身医学体系。中医理论中，独具特色的“脏腑藏神”“七情内伤”等理论，“养生重在养心”“治病莫忘调神”等见解，充分说明中医对心理方面的重视。

由于我们祖先很早就找到并确立了正确的宇宙观、世界观、人生观，中华民族才创造出了经得起时间检验的先进文化，包括中医药文化。中医药文化吸收了以儒家和道家文化为代表的中国传统文化的精髓，并发展形成了“天人合一”的宇宙观、“中庸”的认识论和“道法自然”的方法论。

中医药理论在中华文明的熏陶下逐步建立并加以完善，逐渐形成中医药大科学文化。中医药大科学文化和中华文化一脉相承相融。

第二节　中医药文化

中医药文化形成的理论基础是中华文化。祖先们仰观天文，俯察地理，发现并总结出大自然的一个又一个客观规律，特别是总结出了天地（大自然）是造物主，是人类与万物生生不息之源，是人类应崇敬、爱护、遵循与学习的真正榜样这一根本规律。并用中华民族认识客观世界的独特思维方式，将这些自然规律提升到哲学的高度，创立了“道的理论”“太极八卦学说”“阴阳五行学说”“天干地支学说”以及“道器并重学说”等。

“人法地，地法天，天法道，道法自然。”（《道德经·第二十五章》）中华文化把天地人融合为密不可分的合和关系，强调“天人合一”“天人和谐”。

中国传统文化源远流长，是中医理论形成的基础。“天人合一”“以时为正”“道法自然”“三因制宜”等中医学思想都与传统文化有着千丝万缕的联系。中医不仅体现了人本人文情怀，也是一种健康的生活方式。

一、“天人合一”“天人和谐”是中医药文化的核心

“人以天地之气生，四时之法成……人生于地，悬命于天，天地合气，命之曰人。”（《素问·宝命全形论》）天地（大自然）造就了万物和人类，天地（大自然）也养育着万物和人类，因为万物和人类均离不开阳光、空气与水。

大家常说的生态环境，从某种意义上讲，就是“天人和谐”的环境。如果破坏了人与天地万物的和谐关系，生态环境就会变成病态环境。无数事实证明，很多疾病的产生正是人类把生态环境破坏成病态环境的结果。

“不知天、地、人，不可以言医”（《无锡金匮县志》）；“不明五运六气，读尽方书无济”（《清史稿·高世栻传》）；“不知年之所加，气之盛衰，虚实之所起，不可以为工矣”（《素问·六节藏象论》）。可见，“天人合一”“天人和谐”是中医药文化的核心理论。

二、养生重在养心，治病莫忘调神是中医药文化的特色

天有三宝，日、月、星；地有三宝，水、火、风；人有三宝，精、气、神。“神气

皆去,形骸独居而终矣”(《灵枢·天年》);“形者神之本,神者形之用;无神则形不可活,无形则神无以生”(明代张景岳《类经》)。中医学认为,人由形与神组成,二者缺一不可,即所谓“形神合一”。“心者,君主之官也,神明出焉……主明则下安,以此养生则寿,殁世不殆……主不明则十二官危,使道闭塞而不通,形乃大伤,以此养生则殃。”(《素问·灵兰秘典论》)

《素问》第一篇“上古天真论”指出:“恬淡虚无,真气从之,精神内守,病安从来。”意思是说,面对各种各样的诱惑,我们的思想应恬静、淡定(淡定即知足),心无杂念,心像宇宙一样空灵。这样,真气就会在我们体内有序地运行、流动,我们的精神就会饱满,内守而不外散,疾病也就无法产生。延续了数千年的“养生重在养心”“治病不忘调神”的中医药文化是永远不会过时的。

三、医者仁心是中医药文化的灵魂

“天行健,君子以自强不息”(《周易·乾·象传》);“地势坤,君子以厚德载物”(《周易·坤·象传》);“天无私覆,地无私载,日月无私照。奉斯三者以劳天下。此之谓‘三无私’”(《礼记·孔子闲居》)。良心,即天地良心,指人类应以天地大自然为榜样的做人准则。良心,即道德,是中华文化——“道的理论”反复强调的做人准则与做事规范。

孙思邈在《大医精诚》中写道:“凡大医治病,必当安神定志,无欲无求,先发大慈恻隐之心,誓愿普救含灵之苦。若有疾厄来求救者,不得问其贵贱贫富,长幼妍媸,怨亲善友,华夷愚智,普同一等,皆如至亲之想,亦不得瞻前顾后,自虑吉凶,护惜身命。见彼苦恼,若己有之,深心凄怆,勿避险巇、昼夜、寒暑、饥渴、疲劳,一心赴救,无作功夫形迹之心。”

总之,中医在对生命与疾病的认知过程中,法则天地阴阳自然之道,本于天,应于人,是中华民族人文与医学智慧的结晶。中医学“天人合一、天人和谐”的核心理论、“以人为本”的医学思想、“形神合一、身心同养、同调、同治”的医疗特色以及“医德高尚、医术精湛”的育人准则是中医的伟大之处。

第三节　中医生命大科学的特色

中医药生命大科学文化是中华文明历经几千年发展沉淀下来的文化瑰宝,形成了丰富而渊博的养生治病实践的医学知识体系。回溯过去,中华民族的祖先早在远古时代就开始尝试用动植物材料为人治病祛痛,2500多年前编成的诗歌总集——《诗经》就记载了130多种植物。春秋战国时期,以扁鹊为代表的医者提出"四诊法",为中医辨证论治的诊疗方法奠定了基础。秦汉时期的《黄帝内经》以对话的形式系统地阐释了人、自然、疾病三者之间的关系,同时又对"治未病"作出了详尽解读。

一、中医对生命与疾病的认知

中医学可谓是"从医入道,道以医显",并非是简单的医术。中医之道,在法于阴阳、和于术数以致阴平阳秘的自然平和之态。此道非惟医之道,乃是天道,是合乎规律,合乎戒律,合乎韵律的和合自然之道。

孙思邈云:"天生万物无一而非药。"中医顺应自然之性,采自然之物以为药,用其四气五味之性,经过配伍变化为万千方剂以应对各种疾患,基于自然之纹理,发现经络、腧穴,以针、灸、推拿等手段调动人体生命自身的平衡力量以维系健康。中医药既是愈疾疗病之术,亦为顺时养生之道。敬顺天道,法于自然,是中医对生命与疾病认知之旨。

二、特色的诊断方法

中医通过思辨方式来研究人体,内考五藏六腑,外综经络、血气、色候,参之天地,验之人物,将哲学思辨的方法运用于医学领域,形成了"司外揣内、见微知著、以常衡变"的中医诊断基本原理。

"司外揣内"在《灵枢·本藏》中有阐述:"视其外应,以知其内脏,则知所病矣。"中医学认识病因的重要方法是辨证求因,即以患者的临床表现为依据,通过分析疾病的症状、体征来推求病因。在辨证求因的过程中,寻象、据象而推因是中医认识病因的标志性方法。“以象测藏”是中医认识人体乃至疾病的重要方法。在中医诊断疾病时，我们常常提及与“象”有关的词语，如面象、舌象、脉象等。说明脏腑与体表是内外相应的，观察外部的表现，可以测知内脏的变化，从而了解内脏所发生的疾病，认识了内在的病理本质，便可解释显现于外的证候。这一认识与近代控制论的“黑箱”理论有着惊人的相似之处。

“见微知著”，语出《医学心悟·医中百误歌》。微，指微小、局部的变化；著，指明显的、整体的情况。见微知著，是指机体的某些局部变化，常包含着整体的生理、病理信息，通过微小的变化，可以测知整体的情况。临床实践证明，某些局部的改变，确实有诊断全身疾病的意义。因此，中医学含有当代“生物全息”的思想，认为人体的某些局部，可以看作是脏腑的“缩影”。例如，足疗、耳穴等许多养生方式仍然被广泛运用。

“以常衡变”又称以常达变，常，指健康的、生理的状态；变，指异常的、病理的状态。“以常衡变”，是指在认识正常的基础上，发现太过、不及的异常变化。

成书于公元前1世纪的《黄帝内经》是中医理论框架建成的标志。东汉张仲景，勤求古训，博采众方，将《黄帝内经》那些由哲学思辨产生的抽象原理、原则与经验结合起来，第一次成功地将宏观基本理论运用于临床实践，使中医发展进入了以望诊、脉诊等诊断技术为支撑的辨证论治新阶段。

三、特色的意象思维治疗方法

意象思维是中国传统思维中最具特色的思维方法之一。在长期的实践中，意象思维产生了一系列的意象治疗方法，例如：

“提壶揭盖法”是“惟开展肺气，以通水之上源，则上窍通而下窍自泄”，广泛应用于鼓胀、遗尿、淋证、癃闭、水肿、便秘等下焦不通之病证，效果较好。

“增水行舟法”广泛应用于阴血亏虚型便秘的治疗，也常用来治疗阴血亏虚型的其他疾病（如血栓病），疗效显著。

“釜底抽薪”，中医学常把此法运用于大便秘结所导致的实热证。临床对于高热不退者，经常可见腑气一通，即热退身凉，犹如止釜中水沸，扬汤不若抽去釜下之薪。釜底抽薪法常用于肺、心、脾、肝四脏之实热（火）所致的头面五官疾患，常有便秘症状。

如火郁发之、木郁达之、润燥止咳等，采用意象思维在临床治疗中可收到意想不到的疗效。

四、中国古代医家的外科实践

中医认识人体，从公元前就有记载，人死后可解剖，中医创立了解剖学，认识人体五脏六腑、经络、穴位等。后来华佗发明了麻沸散，使外科手术发展到较高水平。华佗发明和使用麻醉剂，比西方医学家使用麻醉剂进行手术要早1600年左右。

早在先秦时期，解剖作为医学临床治疗手段是比较常见的，如《史记·扁鹊仓公列传》中就记述了“割皮解肌，决脉解筋，搦髓脑，揲荒爪幕，湔浣肠胃，漱涤五藏，练精易形”的情景。《汉书·王莽传》也曾记载王莽使太医尚方与巧屠共同活体解剖。

这说明那个时代的医学家确实一直在认真地追求关于人体内部构造的知识，并非毫无根据地把阴阳、五行、六气之类的观念和人身的经脉加以比附。

华佗是对中国传统医学发展影响深远的医学家之一。麻醉剂的发明是开展外科手术的主要条件之一。在当时，药物学的发展已经为华佗发明麻沸散创造了条件，《神农本草经》中已记载了乌头、莨菪子、麻蕡、羊踯躅等药品具有麻醉作用，而且司空见惯的酒醉可使人昏睡的事实也可能给华佗以创造麻沸散的启迪。《三国志·华佗传》记载“酒服麻沸散，须臾，便如醉死，无所知”。这说明华佗外科手术已达到能使手术患者痛觉完全消失的程度，也说明华佗“酒服麻沸散”是世界医学史上最早使用并获得成功的全身麻醉剂。除了麻醉术成就之外，华佗还从事外科手术，这离不开他对解剖学的认识。春秋战国到秦汉之际，解剖学的发展有了质的飞跃。《黄帝内经》和《难经》两书在解剖方面的见解同中有异，又相互补充。《黄帝内经》对人体解剖的认识已达到了相当高的程度。“若夫八尺之士，皮肉在此，外可度量切循而得之。其死，可解剖而视之。其脏之坚脆，腑之大小，皆有大数。”解剖一词由此首创并一直沿用至今。《难经》对解剖学同样作出了巨大贡献，它补充了《黄帝内经》的不足，增添了对五脏形态、重量等的记录。

五、中医的智慧性

“天人合一”的整体观念，“辨证论治，扶正祛邪”的治疗原则以及彰显中医药文化精髓的“治未病”均是中医的核心特色。

我国曾经是世界上医学最发达的国家之一，战国时即有“逐瘛狗”预防狂犬病的记载，唐代建立“疠人坊”隔离麻风患者，明代“人痘接种法”是人工免疫的先驱。东汉名医华佗发明的古方“麻沸散”、西汉早期的医疗体操图——“导引图”、唐朝官修的第一部国家药典——《新修本草》、公元1027年世界上最早的医学教学模型——“针灸铜人”等，皆为世界医学史最早的记录，为世界医学发展作出了不可磨灭的贡献。

中医经典《黄帝内经》处处体现着“以天体论人体，以天文论人文，以天时论人时，以天行论人行，以天德论人德”（刘明武《换个方法读〈内经〉》）的智慧。正是这种智慧，使中医学在数千年前就确立了“自然环境—社会—心理—生物”的先进医学模式。

中篇

中医药学与时代新科技篇

我们要发展中医药，注重用现代科学解读中医药学原理。

——2021年5月12日，习近平总书记在河南省南阳市考察时的讲话

第七章　量子理论与量子中医药学

第一节　量子理论简介

量子理论又称为量子力学或量子物理学，是一组主要应用于原子或更小实体的微粒定律。量子理论的核心是测不准原理和波粒二象性概念的结合。

量子世界的每个实体都同时具有我们习惯视为截然不同事物（波和粒子）的特性。例如，通常被视为电磁波的光，在某些情况下的行为就像是粒子（称为光子）流。19世纪末，马克斯·普朗克（Max Planck）发现黑体辐射的本质，仅当原子以不连续的量子（光子）发射和吸收时，才能得到解释。这一发现使物理学家明白了量子物理学和经典力学之间的区别。普朗克的发现的最根本要点是原子能量的变化究竟可以多么小，用现代术语说就是，这一变化的极限相当于发射或吸收单个光子。"量子跳变"的要点是这种跳变是最小可能的变化。

量子力学传播信号的所有解释都要求即使粒子相距很远也能彼此瞬间交换信息，这些也许就是理性飞跃的标志。

量子理论的发展：玻尔发现原子中的电子只能存在于具有分立能量的定态上，并且电子在不同能量定态之间的跃迁本质上是非连续的；德布罗意的物质波假说指出了自然界中的所有物质都具有波粒二象性或量子特性；薛定谔方程建立波动力学——量子力学的另一种形式体系；狄拉克统一起来了矩阵力学和波动力学。从此，人类开始进入量子时代。

量子生物学是利用量子理论来研究生命科学的一门学科,也就是用量子力学来描述生命体微观领域的结构、能量状态及变化,以解释生命体的生物学活性及生命过程。生物体由原子组成,而原子由电子、质子、中子等基本粒子(即量子)构成,它们都具有一定的振动频率,携带一定的能量信息。

第二节　量子中医学

近些年,人体的生物场信息不断被揭示。科学家将波粒二象性量子物理理论和法拉第的电磁场学说,应用到人体的生物场信息检测研究中,所检测到和获得的生物场信息的生物电磁波通路与中医经络的分布和走向几乎完全一致,进一步证实了中医的智慧。该技术不但可以检测生理指标,还可以诊断疾病,消除病理性生物电磁场信息,补充减弱的生物电磁场信息。还可将其用于临床上帮助中医辨证施治,正确选择中草药、生物药、化学药以及食物,达到调整人体非正常生物电磁场的目的。

一、从量子角度理解中医

宇宙是一个能量体,它的基本单位是量子。量子以波粒二象的形式存在。波有波长与频率,粒是有形物质,这是世界的本质属性。

量子物理学对物质的理解和中医的"气"论非常相似,因此,按照物理学思维对照分析,认为"气"实质上就是现代科技体系中的"场"。中医理论用"气"来分析、阐述自然界中物质的统一性与物质的运动,场的相互作用在量子物理学中是指相互作用的一般概念,或者是所有的物质场。因此,量子物理学中的"场"的观点和中医"气"的观点是非常相似的。

环境变化影响生物体本身的振动频率,在承受范围内,生物体可能无明显感觉,超出承受范围的能量变化,过高或过低都将引起生物体的不适应,从而导致疾病的发生,这就是《黄帝内经》中五运六气规律总结的基础,也是"天人合一"理论的基础。如果再细化,人体内由不同细胞集中组成的组织和器官也各有其固有的能量信息,即振动频率,因此,不同的组织、器官也就会出现对外界环境频率变化不同的适应性，也就有不同的易感频率变化，所以就出现了风、寒、暑、湿、燥、火分别伤害不同脏器。

阴阳代表能量的多少，也就是振动频率的高低。引申到疾病状态下，因为生命体的能量属性，所以疾病首先是能量代谢障碍，即振动频率的异常。若疾病属阳盛，则表示病性为能量绝对或相对过盛。若疾病属阴，则是能量绝对或相对不足，如阳虚怕冷。还有就是能量交通障碍，如四逆散证、阳郁不达四肢致四肢厥冷等。

中医学的四诊是对机体疾病信息探测的一种手段，其探测的是物质存在的状态，如机体电磁场的变化是场与颗粒物质信息交换的结果，反映了颗粒物质的运动、变化信息，综合分析获得整个机体情况的群特征，成为诊断疾病的基础。中医学的四诊（望、闻、问、切）知病之内外，古人早已有系统的论述（详情请参阅《传世藏书·子库·医部》第一卷 1675—1781 页）。四诊之内病外诊，体内五脏六腑、血液、精液、细胞失去平衡，通过粒子波信息将体内信息传到体表，以此用来诊断疾病，这充分体现了古人的智慧。

中药药性理论的量子化解释为中药有频率，表现在温、热、寒、凉，携带不同的能量，所以能针对人体阴阳失衡进行纠正。诚如徐灵胎在《神农本草经百种录》中所言："凡药之用，或取其气，或取其味……或取其所生之时，或取其所生之地，各以其所偏胜而即资之疗疾，故能补偏救弊，调和脏腑，深求其理，可自得之。"中医药标本兼治，从量子医学的角度也可见中医药是不同于西方医学的。中医使用中草药或针灸等手段治疗疾病，其有效性显然与经络这种动态贮存有关，因中药讲究归经，针灸讲究得气。

二、量子中医学的提出

山东第一医科大学（山东省医学科学院）韩金祥教授曾提出：量子中医学就是在机体电磁辐射层面研究人体健康与疾病转化规律以及疾病预防、诊断、治疗、康复和保健的一门新兴学科，是中医理论现代化的科研成果。它是基于在科学、哲学层面充分比较中医之气与量子的本质特性特征，提出的"量子表征中医之气"的观点，在此基础上，利用量子理论、自组织理论（耗散结构理论），特别是机体电磁辐射的相干性理论，揭示中医理论的阴阳、五行、藏象经络、天人相应、药性等学说的科学内涵。

量子中医学的特点：①整体观，量子的通讯联系性可以将具有电磁辐射的万物联系起来，除具有整体观外，量子组成的电磁场在宇宙的空间中伸延且没有边界，表现为整体性；量子的纠缠性、非定域性、超距作用等特性，更深刻地刻画出量子的整体观属性。②功能性，机体的量子是机体内非分子型的通讯信使，机体电磁辐射是生命现象的基础特征，其形成的电磁辐射场具有高度相干性，与生命体系相互关联，是调节生命功能和生命状态的有效途径。③恒动性，电磁辐射都是恒动的、永无静止的。④量子可以通过基于光电效应的仪器，定量地测知机体辐射的量子的数目、频率及量子统计，从而分析生物体系的状态。

与中医“气”的可察性相比，量子的可测性更客观、更缜密，这是量子中医学建立诊察和实验研究体系的基础。

量子中医学是在传统中医学的框架下，用量子理论转化传统中医哲学内容所构建的，量子中医学认为量子可以表征中医之气。其诊断方法是用生物光子分析系统或其他检测生物超微弱发光、电磁、热能的仪器检测机体的量子行为，定量确定机体的状态，通过建立机体量子的行为与方剂、针灸等的定量数理关系，实施治疗。量子中医学的治疗方法和治疗理念与传统中医学基本一样，最大的区别在于量子中医学实现了治疗的定量化。

当然，量子中医学目前还刚刚起步，到形成一个完整学科还有很长的路要走，还需要大量的理论和实验层面的支撑。但随着中医理论科学内涵的揭示，量子中医学的雏形已经初步形成。

三、量子中医学对机体信息的探测和解析

任何物质的相互作用，都是因为它们之间进行了信息交换，信息并不是作为一种独立的物质存在，而总是以物质的某种存在形式出现，这种存在形式可以是物质属性，也可以是物质存在状态。前者如元素、DNA，后者如温度、压强、振动、波动。物质存在的形式不同，信息的探测形式也不同。因此，只要分析探测手段足够可靠、灵敏，就可以通过对机体场中波动的解析，了解机体颗粒物质的运动、变化信息。

信息的传输使机体能够应答内外环境的变化，调节自身的功能。信息的传输分为以颗粒物质介导的传输和以场介导的传输。以颗粒物质介导信息传输，首先由信息发送者按照一定规则将颗粒物质组合在一起，制成贮存特定信息的空间结构，然后将这一结构发送出去。生物体内各种自分泌、旁分泌、内分泌以及生物个体之间的外分泌现象都属于颗粒物质介导的信息传输。以场介导信息传输，首先，任何细胞内的任何代谢变化都要对场产生扰动，在场中产生负载信息的波，波形成后自动地从场的一个部分传向另一部分，当到达细胞时，不管这个细胞是否为信息接收者，都影响其内部物质粒子的运动状态，但只有那些能与波调制方式共鸣的细胞才能与传入的波共振，从波中检测出信息并表现出明显的功能变化。以场介导信息传输成功的关键在于波形调制的精确程度，由于不受受体的限制，场能在任何细胞之间建立细胞联系，这种联系是比内分泌调节、神经调节更加基本、更加普遍的信息传输方式。

信息贮存的两种方式使机体既能保持特性又能适应环境。信息传递过程与信息贮存有关。存在两类信息贮存方式，即静态贮存方式和动态贮存方式。静态贮存方式是以颗粒物质的不同组合方式所形成的空间结构(即形状)来贮存信息。人体所有的有形结构，大至整体，小至各种分子，它们都是机体的静态信息贮存装置。动态贮存方式是以负载信息的波在场中环流贮存信息。人体内典型的动态贮存装置就是中医学的经络。20 世纪 70 年代德国物理学家 F・A Popp 和 20 世纪 90 年代我国张长琳教授的研究结果表明，人体内存在一个连续分布的电磁波，并以此形成一张三维干涉图，该图主体部分正好与我国古籍记载的经络吻合。电磁波在经络中循环，正是一种典型的宏观动态贮存装置。

中医学的“望、闻、问、切”四诊就是对机体疾病信息探测的一种手段，其探测的是物质存在的状态。四诊是捕获群特征信息的工具，随着量子中医学的完善，捕获群特征信息的仪器设备被发明出来，从而代替目前中医主要凭个人的灵感和经验来探测人体阴阳平衡、脏腑的五行相克相生。用数据代替阴阳五行学说来解释人体的一切生理病理现象以及与自然界相互关系的群特征信息，辨证施治，从整体调节机体的紊乱状态，改变机体的动态贮存(阴阳平衡)，使动态贮存信息缓慢地转入静态贮存(脏腑协调)，改造生化内环境，改变机体反应性，祛邪扶正，使人体健康得以恢复。正如日本学者所说："中国传统医学较现代医学在理论上更具准确性，而现代医学的理论只能在狭窄的范围内相对地成立。"

可喜的是，超高灵敏度微弱磁场测定装置——量子共振检测仪研制成功，它可以利用共振原理检测某一物质中的波与仪器代码所代表的波是否相同，相同则发出共鸣音，不相同则产生非共鸣音。在人体发病之初，首先是构成原子的电子的运动发生异常，随后原子、分子、细胞的微观结构磁场信息发生混乱，甚至被破坏，用量子共振检测仪可以鉴别脏器病变的有无及病情轻重。

量子中医学可以较好地解释中医理论的先进性，使模糊的、不定性的指标有望得到准确的定量。

正如李泽厚先生所说："现代医学大概需要再发展几十年之后才可能真正科学、严密地解释和回答中医凭千百年经验所归纳和构造的这一整套体系。因为目前西医的科学水平还处在局部经验概括的理论阶段，对作为整体性的人的生物-生理机制还极不了解，也就暂时还不可能真正解答中医所提供的种种实践经验及其理论体系。"

第三节　量子理论与中医药生命辩证发展大科学

量子是现代物理学的重要概念，指一个不可分割的基本个体，量子具有双重性质，既像传统物理学的粒子，又像波，显示出波粒二象性。根据量子力学原理，任何物理系统的存在状态都可以用一个波函数来描述，而按照波函数的演化，它的概率分布是确定的，而不像经典物理学中的物体一样，可以准确地预测位置和速度。

当代量子力学的研究与应用告诉我们一个简单的事实，世界上万事万物都在运动，任何事物都具有阴阳二相性的派演，这是一个不争的客观事实。这与中国传统中医药学理论不谋而合，我们不能把它看成是巧合，而是量子力学理论和实验对传统中医药学的科学验证。这就好像中西医在临床上无法解释的现象，引入微生态学的观点，问题便可迎刃而解。

宇宙是一个能量体，它的基本单位是量子，量子以波粒二象的形式存在。宇宙是由无数的星球组成的主宰，宇宙星球有能量电磁场，在运动过程中，各星球电磁场之间既有吸引力，同时又具有离心力，在两种力作用下形成运动轨道。宇宙电磁场之间的能量关系是粒子波相互运动的必然联系。现在已知地球是唯一有人类的星球。人是有微电磁场的生物体，人体生物电磁场的粒子波又直接与地球宇宙的粒子波联系在一起，这个联系是粒子波的瞬间直接联系，不是粒子而是粒子的波光。

人体的五脏六腑、经络、气血、骨骼等粒子波信息，展现在人体的表象，人体的正常、异常表现可以在人体表外留下印记，中医的“望、闻、问、切”四诊便是对五脏六腑、气血等由内而外的表外印记的认识和收集，医生能感受到，现代的 AI(人工智能)机器同样能感受到。它充分显示了量子理论的实践与中医的四诊具有一致性，同时显现出人体五脏六腑健康与疾病的症状印记。

扁鹊(公元前 407 年～公元前 310 年)系统提出了望、闻、问、切诊断方法，揭示了人体奥秘，创造出体内健康与疾病的体外诊断，这与量子、粒子波信息一致。

中华民族早在公元前几千年就已认识到人类与宇宙、地球万物的关系。现代研究表明，人体微量元素的丰度与大地微量元素的丰度具有一致性，人体的水含量与地球的水含量具有惊人的一致性，这种“天人合一”的思想观念最早是庄子《齐物论》中所提出的“万物与我并生，天地与我唯一”。此思想与中国最早的医典《黄帝内经》中诸多篇章的核心思想理念相一致。“气为血之帅，血为气之母。”气是血运动的动力，血是气运动的载体，气血互根；人体气的运动是有能量、有气场的，体内之气具有聚散之功，体外表现卫气、营气、宗气等，人体的气场与量子电磁场相吻合，针灸的得气说明这一切是客观存在的。

人体的电磁场、经络与地球宇宙量子、粒子波信息相吻合。人类已进入一个万物互通互联的新时代。

自然界万物与人类共生。自然界的粮食、蔬菜、动物、微生物(有益的、有害的)等与人类共生,它们的粒子波信息与人类的健康、养生、防病、患病、治病有直接的关系。伟大的中华民族早在炎帝时期就对这种观点有所认识并广泛利用,如神农尝百草,百草的四气、五味、归经(粒子波信息)作用于人体的脏腑、经络等。由于历史的局限性,当时无法得知这是粒子波信息的作用。

中华民族智慧地认识宇宙天地。早在约公元前7000年,伏羲坐连山观天象——天地四时变化,以类取象,创造出八卦图。后来,周文王在牢中续接划著64卦,并论著万事万物每时每刻都在运动,相互影响。管仲在公元前723年~公元前645年,论天道、地道、人道;道无根无叶无荣,无处不在;道可闻(可认识),可用;要无为,而为之治;展现了人类的智慧、悟性、灵感,这说明超前的意识能量与人体的粒子波信息密不可分。

纵观地球上一切万物的生命运动作为能量运动过程,都与量子的波粒能量有关,量子理论的认识研究发展对中医药生命辩证发展大科学的解读,起到了不可预测的作用。

一切物质相互作用动力的关系都以消耗(消费)规律法则运动,人类三大消费运动过程也是耗散运动规律法则过程。这一切动力根源与无形的波粒能量场相关,有的学者认为是"空间纬度场",但人类既看不到也感觉不到,还有的学者认为是"暗物质"波粒性使然,科学的春天需要百花齐放、百家争鸣,这一切认识只能在粒子波信息研发过程中为人类所运用。

第八章　现代医学(西医)的发展

第一节　西医的起源与发展

西医源于古希腊文明，最早创造医学体系的是爱奥尼亚地区科斯岛上的希波克拉底(公元前460年～公元前370年)，以他的名义流传下来的著作集成《希波克拉底文集》是有关西医的第一本著作。希波克拉底创建了体液理论，认为人身上有四种液体，即血液、黄胆汁、黑胆汁和黏液，这四种液体的流动维系着人的生命，它们相互调和、平衡，人就健康；如果平衡破坏，人就生病。盖伦(公元130年～公元200年)总结了希腊医学自希波克拉底以来的成就，并基于大量的解剖实践和临床实践，创立了自成体系的医学理论。盖伦的医学理论在欧洲持续了一千多年。文艺复兴迎来了西方科学技术的大发展，16～17世纪，维萨留斯通过人体解剖校正了盖伦提出的人体生理结构，出版了伟大的著作《人体结构》，这标志着解剖学的诞生。哈维等则发现血液循环理论，将物理学、化学的概念引入生物医学中。显微镜的发明不但确立了"细胞"概念，而且认识了微生物。18～19世纪，细胞学、实验病理学、遗传学、微生物学、免疫学等学科的建立标志着现代医学的诞生。巴斯德灭菌法的发明使手术死亡率降到15%，而疫苗的发明使传染病得到有效控制，这都标志着现代医学走向成熟。20世纪抗生素和化学药物的出现使现代医学完全进入了实际应用时代。20世纪50年代，DNA双螺旋结构的发现，为20世纪70年代基因工程技术的诞生奠定了基础，使在分子水平上进行生命的探索、操作和创造成为可能。西医学发展达到了巅峰。

西医学的发展是建立在可视的物质——解剖学基础上的，从最初的解剖学到细胞学，直至今日的分子生物学，西医的研究特点是一直侧重于实物与实验研究。它建立在自然科学基础上，强调形态学的改变，具有自然科学的特性，因此，与所有的自然学科具有良好的相融性。

第二节　西医科学的进步性

由于西医学的发展是建立在解剖与实验的基础上的，在不断积累的前提下，其发展模式具有创新性的特点。其发展过程中，无论是胡克发现细胞的存在，还是孟德尔证明了遗传基因的存在，以及分子生物学的建立，它都一直遵循着进步—创新这一自然科学的发展模式。由于其发展与自然科学具有良好的相融性，故易于传播，易于为民众所接受。

西医思维具有客观性、易操作性，故易于被掌握。在对疾病的认识方面，西医学的认识是以形态学为基础，疾病的总体分类多是以形态改变为基础，强调各系统的完整性，如消化系统疾病、呼吸系统疾病等。在诊治疾病方面，强调微观及超微观结构的变化，对于理化及各种仪器检查具有较强的依赖性。

西医在诊断疾病过程中，借助于各种实验仪器设备及检查技术对疾病进行定性和定量分析，包括病因诊断、病理解剖诊断、病理生理诊断等方面。随着观测技术的进步，西医诊断越来越向更低的微观层次深入，越来越趋向于在分子水平上理解疾病和医学现象。

西医主要应用化学药品和手术治疗疾病，从而消除病原体的侵袭和弥补机体的代偿功能。随着技术的发展，西医治疗还有放射治疗、介入治疗、透析治疗、干细胞移植、器官移植、物理治疗等。在治疗疾病的不同阶段，可能会采用一种治疗方法，或以一种方法为主，同时采用多种治疗方法。

近些年，内镜技术、各类微创外科、激光电子显微镜、导航技术等技术的应用促进了医学的发展和诊断治疗水平的提高。

第三节　西医科学的局限性

西医学的哲学观为机械唯物主义，以还原分析论为其方法论，其思维方式为逻辑思维，西医学是采用物质分析、数学定量、实验实证的方法来看问题，其特点：①将人体视为各个零部件的组合，主要从病灶局部出发，用微观的、分析物质结构的方法及实验手段，来研究和认识人体的病灶——人的疾病。②注重结构而忽视功能，以解剖学为基础，着重研究人体的形体器官和化学构成，把人比作一台机器，注重物理的关系，而轻视情感的融通，缺乏对人的整体生命的考察。③注重人体生理、病理的静态、局部，忽视其变化、动态及整体。

西医学把人简化为生物学客体，注重人的组织器官、细胞、分子属性，通过解剖尸体，用实验做出生物学指标来解释人体的生命现象和规律，把人的疾病与健康问题还原为生物的、物理的、化学的问题，认为疾病是由某些生物、化学、物理等致病因子对人体某一部分的损害，或人体缺乏某些必需物质所致。因此，一旦特定病因被查出来，诊断便得以确立。治疗上，依靠药物、手术等治疗手段，针对致病因素进行对抗治疗，强调消除人的疾病。

第九章　人体生命与营养学、微生态学、生物工程的关系

第一节　营养学理论

中国的饮食文化、中医文化和养生学是现代营养学的鼻祖。“药食同源”是营养学从治病到预防疾病的发展趋势，中医基础理论详细介绍了五大脏腑与自然界五色、五味、四季的紧密联系，按照食品的两性（温性、寒性）和个人体质选择适当的食品，达到体内外相对平衡的状态，使身体健康，达到预防疾病的功效。

营养学研究机体代谢与食物营养素之间的关系，以及食物营养成分（包括营养素、非营养素、抗营养素等成分）在机体里的分布、运输、消化、代谢等。

一、营养素

营养素是指食物中能被吸收并用于增进健康的食物基本元素。某些营养素是必需的，因为它们不能被机体合成，因此必须从食物中获得。必需营养素包括维生素、无机盐、氨基酸、脂肪酸以及作为能量来源的某些糖类。非必需营养素是指可以从必需营养素转化而来的对提高机体的健康水平具有良好促进作用的营养素。营养素可分为宏量营养素和微量营养素。

宏量营养素构成膳食的主要部分，提供维持生命活动所需要的能量以及

机体生长发育、代谢所需的原材料。糖类、脂肪、蛋白质均为宏量营养素。糖类被分解为葡萄糖和其他的单糖，脂肪被分解为甘油三酯，蛋白质被分解为氨基酸。

氨基酸是动物营养蛋白质的基本组成物质，分必需氨基酸、半必需氨基酸和非必需氨基酸。

必需氨基酸：人体（或其他脊椎动物）不能合成或合成速度远不适应机体的需要，必须由食物蛋白质供给的氨基酸称为必需氨基酸。成人必需氨基酸的需要量为蛋白质需要量的20%～37%。成人必需氨基酸共有8种，其作用分别是：赖氨酸促进大脑发育，是肝及胆的组成成分，能促进脂肪代谢，调节松果腺、乳腺、黄体及卵巢功能，防止细胞退化；色氨酸促进胃液及胰液的产生；苯丙氨酸参与消除肾及膀胱功能的损耗；蛋氨酸（甲硫氨酸）参与组成血红蛋白、组织与血清，有促进脾脏、胰脏及淋巴功能的作用；苏氨酸有转变某些氨基酸达到平衡的功能；异亮氨酸参与胸腺、脾脏及脑下腺的调节以及代谢；亮氨酸的作用在于平衡异亮氨酸；缬氨酸作用于黄体、乳腺及卵巢。

半必需氨基酸：人体虽能够合成，但通常不能满足正常的需要，因此，又被称为条件必需氨基酸。人体对半必需氨基酸的需要量随着年龄的增加而下降，成人比婴儿下降显著。精氨酸与脱氧胆酸制成的复合制剂（明诺芬）是主治梅毒、病毒性黄疸等病的有效药物。组氨酸可作为生化试剂和药剂用于治疗心脏病、贫血、风湿性关节炎等疾病。

非必需氨基酸：指人体能够合成，不需要从食物中获得的氨基酸，如甘氨酸、丙氨酸等。

宏量元素：钠、氯、钾、钙、磷、镁、硫。每日摄入量以mg计量。

微量营养素：维生素和微量元素是微量营养素，维生素可分为水溶性维生素和脂溶性维生素两类。水溶性维生素包括维生素C（抗坏血酸）及8种B族维生素[硫胺素（维生素B_1）、核黄素（维生素B_2）、尼克酸（维生素B_3）、吡哆醇（维生素B_6）、叶酸（维生素B_9），钴胺素（维生素B_{12}）、生物素（维生素B_7）和泛酸（维生素B_5）]。脂溶性维生素包括视黄醇（维生素A）、胆钙化醇（维生素D_3）、麦角钙化醇（维生素D_2）、α-生育酚（维生素E），叶绿醌（维生素K_1）和甲萘醌（维生素K_2）。仅维生素A、维生素E和维生素B_{12}在体内的储存有意义。

必需微量元素包括铁、碘、氟、锌、铬、硒、镁、钼和铜。除氟和铬外，这些微量元素均与代谢所需的酶或激素结合。氟与钙形成一种化合物 CaF_2，具有稳定骨骼和牙齿中矿物基质的作用，能够预防龋齿。除了铁和锌之外，工业化国家中，微量元素缺乏症在临床实践中不太常见。涉及动物营养的其他微量元素（即铝、砷、硼、钴、镍、硅和矾）尚未确定为人类所必需。所有微量元素在高浓度时都是有毒的，某些元素（砷、镍和铬）已被当作癌症的病因。在体内，铅、镉、钡和锶是有毒的，但金和银作为牙齿的成分是惰性的。

二、非营养素

非营养素是指存在于植物类草药、食物中，具有与营养素不一致的化学结构，对人体产生综合性、系统性、整体性、协调性调节作用的活性成分。相对于营养素而言，植物性的生物活性成分种类繁多，如类黄酮、植物雌激素、酚酸类化合物、类胡萝卜素、硫化物等。尽管它们不属于营养素成分，但是却对人体健康具有相当重要的影响。西方医学的技术让营养素的研究得到较全面的发展，而中医方面对于非营养素的研究处于优势地位。平时的饮食之中就已经包含了营养素和非营养素的成分。

西方医学许多理论是建立在解剖学基础上的，只反映了患病原因的一方面，不是活体的真实反映；而中医是对活体的药性反应进行了探究，也反映了另外的一方面。忽略了哪方面都是不好的行为。由于营养素的结构清晰明显，利于分析、解构，因此，研究成果明显；但是，非营养素的结构复杂，难以分析结构，甚至目前科技条件仍然无法完全分析到，因此，近年来研究才兴起。在有些流行病的临床观察中发现，仅仅用营养素的功能解释不能得到清晰答案，如蔬菜水果对于癌症患者的保护作用，难以用维生素和矿物质的功能解释。

膳食纤维属于不被吸收类碳水化合物，它以多种形式存在（如纤维素、半纤维素、果胶和树胶）。不同的膳食纤维成分以不同的方式起作用，这取决于其结构和溶解性。膳食纤维可以改善胃肠道的运动，有助于预防便秘及治疗憩室病。食用可溶性纤维含量高的食物可以降低餐后血糖的水平，这是糖尿病控制措施的一部分。富含瓜胶和果胶的蔬菜和水果可以通过促进肝脏胆固醇转变为胆酸而降低血浆胆固醇水平。

三、抗营养素

抗营养素是指营养学中出现的对抗人体吸收营养元素的成分。对抗人体吸收营养元素的方式包括减少有效成分吸收、降低营养成分质量、排泄过度营养元素、转化营养成分为有害物质、抑制营养成分发挥作用等。其本质是营养成分并非全部得到有效吸收，会出现一些影响营养成分吸收的抗营养素。营养素和非营养素也会“打架”。营养成分“打架”的现象，叫“抗营养素现象”，惹起“事端”的成分，就叫作“抗营养素”。抗营养素来源有营养素成分，也有非营养素成分，或者二者综合产生。

总之，人的膳食中含有多达 10 万种化学物质，其中仅有 300 种能归为营养素，仅 45 种是必需营养素。但是，很多其他物质也是有益的。

精准营养指人们在选择食物或进行营养干预时，应将自己视作人和微生物的超级共生体，基于个性化的营养支持来优化健康或预防、管理、治疗疾病。

第二节 微生态学理论

微生态学是研究人体内正常微生物的结构、功能及其与宿主相互关系的学科，是生命科学的重要组成部分，最早由 1977 年德国学者沃克·鲁升(Volker Rush)提出。微生态学与细胞学、分子生物学、基因工程学、免疫学、系统论、信息学、自动控制等学科互相渗透，互为基础，互为联系，从而使微生态学进入现代学科行列。

一、人体微生态

诺贝尔奖获得者乔舒亚·莱德伯格(Joshua Lederberg)形容人体是一个由人体自身细胞与微生物细胞共同构成的“超生物体”，同时，有部分研究者提出人类自身基因组相对稳定，而肠道微生物基因组则相对灵活，可以通过食物及药物进行定向调节，改变肠道菌群的结构组成及代谢，以影响宿主的自身代谢,达到预防、治疗疾病的作用。

健康人的肠道内通常有一个生物层存在,该生物层分不同层次:在人体肠道黏膜深层,主要寄生着双歧杆菌或乳杆菌等;中层是类杆菌、消化链球菌、韦荣球菌和优杆菌等;而表层则为大肠杆菌和肠球菌等。由电子显微镜所见,深层的菌紧贴黏膜表面,称为膜菌群,它们都为糖被所包裹,一般比较稳定,又称为固定菌群或原籍菌群;表层的菌可以游动,主要分布在肠腔中,称为腔菌群、游动菌群或外籍菌群。了解肠道微生态、宿主的免疫系统与膳食之间的复杂关系和动态变化,会帮助我们阐明疾病的发病机制并有效地指导疾病的防治工作。

二、微生态制剂

微生态学研究取得了长远的发展,其中,微生态制剂在临床的广泛应用是微生态学发展的重要成果之一。微生态制剂又被称为益生剂,是利用正常微生物成员或促进微生物生长的物质所制备的制剂,它通过调整或维持微生态平衡,达到防治疾病、增进健康的目的。按微生态制剂的物质组成可以将其分为益生菌(probiotics)、益生元(prebiotics)、合生元(synbiotics)、后生元(postbiotics)、类生元(paraprobiotics)等。

益生菌是指通过改善宿主微生态平衡而发挥有益作用,达到提高宿主健康水平和健康状态的活菌制剂。益生菌存在于地球上的各个角落,动物体内有益的细菌或真菌主要有乳酸菌、双歧杆菌、放线菌、酵母菌等。

益生元是指一种非消化性食物成分,能选择性促进肠内有益菌群的活性或生长繁殖,起到促进宿主健康和生长的作用。最早发现的益生元是双歧因子,后来又发现多种不能消化的寡糖可作为益生元。最常见的寡糖有乳果糖、蔗糖寡聚糖、棉籽寡聚糖及寡聚麦芽糖等。这些寡糖不被有害细菌分解和利用,只能被有益菌利用,促进有益菌生长,达到调整菌群的目的。近年来,我国研究发现,一些中草药制剂也可以作为益生元。益生元有许多优越性,不存在保持活菌数的技术难关,稳定性强,有效期长,不仅可以促进有益菌群生长,而且还可以提高机体免疫功能。

合生元为益生菌和益生元结合的生物制剂,它的特点是同时发挥益生菌和益生元的作用。

后生元是由益生菌分泌，存在于细胞上清液中的各种代谢产物的复杂混合物，如酶、分泌的蛋白质、短链脂肪酸、维生素、生物表面活性剂、氨基酸、肽及有机酸等。

类生元是指益生菌的灭活微生物细胞（内含肽聚糖、磷壁酸、表面蛋白等细胞成分）或粗细胞提取物（其化学成分较为复杂）。

后生元和类生元通过直接或间接途径具有多种生物作用，如抗炎、抑菌、免疫调节、抗氧化、抗肥胖、防治高血压、降血脂、保肝、促进伤口愈合等。直接机制是后生元和类生元与不同分子或受体相互作用而产生作用，其间接机制涉及微生物群内稳态、宿主代谢和信号通路，影响特定的生理反应。后生元及类生元相对益生菌而言，不仅拥有和益生菌相同的有益作用，同时还具有一些其他优势，如分子结构已知，纯化后使用，具有特定的作用机制，更易于工业规模化生产、储存等。因此，后生元及类生元在医疗和食品方面均有很大的应用前景。

第三节　生物工程技术

生物工程是20世纪70年代初开始兴起的一门综合性应用学科。其包括五大工程，即基因工程、细胞工程、微生物工程（发酵工程）、酶工程（生化工程）和生命工程（蛋白质工程）。

其中，现代的发酵工程又叫微生物工程，指采用现代生物工程技术手段，利用微生物某些特定的功能，为人类生产有用的产品，或直接把微生物应用于工业生产过程。发酵是微生物特有的作用，几千年前，就已被人类认识并且用来制造酒、酱、面包等食品，后来逐渐用于制造发酵中药神曲、淡豆豉、百药煎等。古人在当时自然科学还没有发现微生物的情况下，就能很好地利用微生物来炮制中药，这表现出古人的智慧和先觉。直到20世纪40年代中期，美国抗生素工业的兴起以及日本谷氨酸盐（味精）发酵的成功，大大推动了发酵工业的发展。

20世纪70年代，基因重组技术、细胞融合技术等生物工程技术的飞速发展，使发酵工业进入现代发酵工程的阶段。生物工程技术不仅可以生产酒精类饮料、醋酸和面包，还可以生产胰岛素、干扰素、生长激素、抗生素和疫苗等多种医疗保健药物，在化学工业上还可以生产氨基酸、香料、生物高分子、酶、维生素和单细胞蛋白等物质。

从广义上讲，发酵工程由三部分组成：上游工程、发酵工程和下游工程。其中，上游工程包括优良种株的选育，最适发酵条件（pH值、温度、溶解氧和营养组成）的确定，营养物的准备等。发酵工程主要指在最适发酵条件下，在发酵罐中大量培养细胞和生产代谢产物的工艺技术。下游工程指从发酵液中分离和纯化产品的技术。

发酵工程在医药工业、食品工业、农业、冶金工业、环境保护等许多领域得到广泛应用。

酶工程是指利用酶、细胞或细胞器的特异催化功能，借助生物反应装置，通过一定的工艺手段生产出人类所需要的产品。它是酶学理论与化工技术相结合而形成的一种新技术。

发酵技术虽然古老，但是由于现代生物技术研究成果的转化为其注入了新的内容，使传统的发酵工艺焕发新的生命力，使微生物发酵制品的品种不断增加。

细菌素（bacteriocin）是由细菌产生的抑菌物质，是一种多肽或多肽与糖和脂的复合物，可根据产生细菌种类为其命名。乳酸菌素可由乳球菌、片球菌、乳杆菌和明串珠菌产生。通过枯草芽孢杆菌提取出的枯草菌素（subtilin）是一种环多肽，能抑制真菌；从纳塔尔链霉菌生产出的纳他霉素（natamycin），也称匹马菌素（pimaricin），能有效抑制和杀死霉菌、酵母、丝状真菌等。

氨基酸作为构成人体蛋白质的组成成分，目前均已实现由微生物发酵生产获得。

人体必需的微量元素包括硒、铬、锗、碘、锌和铁等，其中，硒、锗、铬三种元素与肿瘤、心血管疾病和糖尿病关系密切，因此，具有一定的保健疗效。通过对微生物发酵条件的调控，可获得富含微量元素的菌体，如富硒酵母、富铬酵母、富锌酵母及富锗酵母等。

乳酸菌是一类能以葡萄糖或乳糖等作为原料,发酵产生乳酸的细菌的统称。乳酸菌广泛存在于人体的肠道中,担负着人体多种重要的生理功能。

研究肠道益生菌对中药的发酵作用,建立发酵体系。根据中药的“偏性”和中医理论,同时结合微生物工程、发酵工程等生物工程技术,选择合适的复合发酵菌种,建立发酵体系。中药在发酵后,其药性和药效发生改变。复方中药发酵产物需要在中医药理论的指导下,根据用药的需要和发酵药材的性质,进行复方科学配伍。

发酵中药不是简单的菌种与中药的组合。为了提高中药有效成分、降低毒副作用或产生新的活性物质等,建立较为科学的评价体系对发酵的起始、过程和终点进行控制,是中药发酵研究和可持续发展的重要一环。发酵物质包含两个部分:第一部分是中药原有的成分以及发酵后改变的成分;第二部分是微生物的代谢产物。发酵物质的功效成分首先聚焦在原有中药所具备的功效方向,研究发酵中药是否具有减毒增效功效,需要通过动物或临床试验进行科学评价。其次,考虑到微生物所产生的次级代谢产物、分解的活性小分子、酸性物质等都对胃肠健康及肠道微生物有一定的影响,因此,要聚焦胃肠道方面,研究发酵中药对胃肠道的影响。

中医认为“脾胃乃后天之本”,中医中的脾胃指人体的胃、肠等整个消化系统。本,是生命的源泉,是自人体出生之后,整个人体生命新陈代谢过程的一切营养供给。养生、防病、治未病、治已病,都离不开调理人体消化系统。现代生物工程技术不断发展,逐步分段实现相当于人体胃肠道的体外转化工厂。

下篇

中医药与新技术创新发展篇

2021年5月12日，习近平总书记在河南省南阳市考察时强调“我们要发展中医药，注重用现代科学解读中医药学原理”。中医理论研究在充分彰显特色优势的同时，也必须比照现代文明日新月异的发展，依据自身特点，选择性吸收外来科技文化最新成果，加速自身发展。这本身也是中医学融入世界文明的必经之路。借鉴现代医学、生命科学等多学科最新进展，以及大数据、人工智能等前沿技术方法，客观、真实分析，判断现代科学技术与中医理论研究融合。

中华民族对人类的生命认识：人的生命诞生于天地之间——天人合一。

在人类科学技术不发达的漫长历史过程中，中华民族凭着自己的智慧创造了中医药生命辩证发展大科学文化，中医药学诞生于人类养生、防病、治未病、治已病的需要，又为人类养生、防病、治未病、治已病、康复、健康服务。这是人类的宝贵财富，也是对人类的伟大贡献。

人类现在已进入高科技技术时代，对中医药生命辩证发展大科学文化“传承守正、创新发展”提供了客观条件。

第十章　发酵中药守正创新

发酵中医药技术来源于伟大的中医药学理论、微生态学理论、营养学理论，借势于现代生物工程技术、人体仿生多菌共生发酵中药技术，创新发展了发酵中医药学。现在正处在科研和应用发展过程，为深入解释人类中医药生命科学，如研究人体胃肠道的酶、微生物的新陈代谢过程与人体生命新陈代谢过程，以及与自然界和社会的关系，为养生、防病、治未病、治已病、康复、健康长寿提供了科学依据，并服务于人类生命的健康长寿。

综上所述，多学科的技术融合是人类健康必然的选择。

第一节　教授院士专家如是说

微生态学很可能成为打开中医奥秘大门的一把金钥匙。

——中国科学院院士魏曦

遵本经大旨，立发酵中药新说，融现代科技，辟制剂研发新途。

——佘靖

佘靖，原卫生部副部长、党组成员，兼任国家中医药管理局局长、党组书记，第三届、第四届中华中医药学会会长。现任第十一届全国政协委员、世界中医药学会联合会主席、中华中医药学会主席。长期从事卫生与中医药管理工作，全面掌握和熟悉中医药行业情况，主持制定了中医药事业"十一五"中长期发展规划，对中医药事业的改革与发展起到重要指导和推动作用。在任期间，多次率团出访，与20多个国家(地区)签署了中医药合作协议，促进了中医药科学的世界传播。在繁重的管理工作之余，坚持20余年用业余时间开展临床医疗工作，曾承担多项中医药临床及基础科研课题，并获得过省部级科技进步奖。对益生菌发酵中药这一科研成果给予了高度重视与评价。并欣然为《发酵中药学》题词和亲写书名。

本世纪微生物学、微生物化学及微生物药物学都有新的、飞速的发展与进步。微生物产生菌的分类、筛选、鉴定、遗传变异以及在组合药物的合成等方面,也都有极大的发展。对中药材的研究与开发,以及新型中药产品的研制,也都有很大的影响,如灵芝、猴头、木耳的栽培进步,以及与植物菌类相关的药材龙血竭、沉香等的进一步研发与利用,也有崭新的发展。与微生物相关的中成药新品种也陆续出现,如调节血脂的药物血脂康和地奥脂必妥,以及具有保护胃肠道健康与术后改进消化功能的三株口服液,都具有代表性的进展。

在我国数千年历史长河中,在万种以上系列中药中,与微生物发酵有关的药物甚多,早年神麯及形形色色酒类作为药用及饮用食用,极大量见于汉唐经典中医药著作中,是中华民族在发酵微生物学及药物学发展方面的先驱,很值得骄傲。

世界中医药学会联合会副秘书长姜再增教授推荐山东专家新著《发酵中药学》一书,邀我为其作序,本书在发酵中药学的理念、制剂、药物、功用、临床案例等方面,都做了很多介绍,其对现代人类危害甚大的肿瘤等病的辅助作用也有介绍,值得借鉴,祝贺本书的面世,希望发酵中药学这门学问在医药学及生命科学发展中,进一步起到如虎添翼的作用。

是以为序。

陈可冀

2013 年立秋,北京西郊

(作者陈可冀为中国科学院院士,此为作者陈可冀为《发酵中药学》所作的序)

科学研究的发展日新月异,两个学科的交融产生新的研究领域。微生态学理论与中医药理论相融合,推动了中医药理论的发展。生物技术在中药领域的应用是近年来中外学者研究的热点。

《发酵中药学》以创新性思维,将微生态学、中医药学、营养学的理论作为指导,论述了利用微生物尤其是人体肠道菌群对中药进行转化、代谢等相关研究。

人体肠道益生菌发酵中药，将现代微生态学发展的新思路、新技术引入中医药发展领域，利于中药现代化进展，这是对传统中医药理论的传承与创新。

微生态与中药的结合，充分考虑到发酵中药所涉及菌种的安全性、生理作用、微生物与中药之间的协同性以及生产工艺可行性等方面的问题，体现了微生态理论与中医药理论的一致性，是发酵中药研究中较为成功的典范，也为广大科研工作者提供了思路。

众多的研究成果亟待系统整理和分类，形成一个较为完整的框架体系，使生物技术更好地在中药领域应用。

《发酵中药学》虽然理论还不完善，但是，已经为中药学、微生物学、微生态学的融合与发展作出了巨大贡献。三株公司在实践中不断探索和总结，二十多年来，坚持不懈，一方面在理论上不断创新，另一方面攻克多项技术难关，开发出系列工业化大生产产品——“微生态中药制剂”。相信随着生物技术的进步和发酵中药学理论的完善，会开发出越来越多的发酵中药制剂。

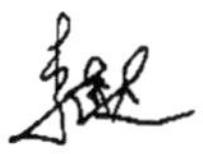

2017年元月

（作者李连达为中国工程院院士、中国中医科学院西苑医院研究员及中国中医科学院首席研究员，此为作者李连达为《发酵中药学》所作的序）

第二节　发酵中医药学创新发展理论根据

一、中医对人的认识主要是在生物场范畴

人是天地自然界的人，天地是大电磁信息气场，人是生物微型电磁信息气场。人体有血、气，有自身平衡、自身修复、自我更新的能力。气是血的动力，血是气的载体。人体的能量——气血力量，在体内对五脏六腑及全身各类细胞提供新陈代谢过程的能量。气的能量，是人体对外表现的能量，如潜

意识能量、思想能量、表现在外的行动能量及体能能力能量。人体是生物电磁场、信息气场。气有内气动力、外气动力之分，内气动力推动体内聚散能力，还能推动人的外力力量的形成。这一切都是机械没有的，这就是西医科学理论及实践的巨大局限性。

西医是一种验证机械医学，人不是机器，所以西医缺乏中医药学大科学的认识。因此，西医要向中医药科学学习，但中医也要学习和运用现代西医的科学技术。

人体气血能量大小的差别，形成了不同气场力。《黄帝内经》提出天人合一，天有阴阳，万物有阴阳平衡。天、地是物质的，以木、火、土、金、水相依相克相生，提出五行学说，对五种物质代替天地物质表述虽然还不全面、不科学，但它是最早对物质的解释和认识。

现今科学由物理理论发展到量子物理理论，解释了宇宙是一个能量体，它的基本单位是量子，有波长与频率，粒子就有了有形物质的基础，这是世界的本质属性。这确实对解读中医药学大科学文化增加了新的理论科学认识。用量子理论解读中医药阴阳平衡，人得精气、水而生，失精气、水而亡，也更好地解释了精气在人体内新陈代谢过程，力量的作用在体外行动中体现的能量表现，以及人的大脑意识、思维、思维创新、悟性灵感、思想、新思想，转化为行为——物质力量，发展消费社会生产力，推动人类文明文化不断地发展进步。

近些年，人体的生物场信息不断被揭示。科学家将波粒二象性量子物理理论和法拉第的电磁场学说应用到人体的生物场信息检测研究中，所检测到生物场信息的生物电磁波通路与中医经络的分布与走向几乎完全一致。该技术不但可以检测生理指标，还可以诊断疾病，消除病理性生物电磁场信息，补充减弱的生物电磁场信息，可用于防治疾病，还可将其用于临床上帮助中医辨证施治选择中草药、生物药、化学药以及食物，来达到调整人体非正常生物电磁场的目的。

二、人体具有强大的自我修复的能力

（一）人体有着强大的应对各类危险的能力

人体有完备的皮肤、黏膜、肠道免疫、神经等水平的物理抵御防线，也形成了主动免疫、被动免疫、体液免疫和细胞免疫等免疫防线，整个机体能够高效应对各种内在和外在危险，各个系统达成一定的平衡，并且这种平衡通常是在可控的范围内。大多数情况下，机体这些防线能高效地抵御外界病毒、细菌、毒素，以及各种物理、生物或化学变化的侵害。机体能灵敏地感知各类危险的侵袭和机体内在的病理、生理变化，并积极调动上述各个系统做出调整和平衡，如细胞的自噬机制，突变细胞的监视和清除机制。多数情况下，人在未能感知这些变化之前，机体可能就已经完成了自我的修复过程。

（二）疾病的发生与恢复是一个自然的过程

疾病是在一定病因作用下自稳调节紊乱，并引发一系列代谢、功能、结构的变化，表现为症状、体征和行为异常的生命活动过程。即使发生上述异常，机体内各种自稳调节功能将继续发挥作用去修复这些损害，甚至达到自愈。疾病的病情进展存在一定的规律。不同的感染性疾病均有其相对固定的潜伏期、前驱期、发病期和恢复期，且许多可能无须特殊治疗，如水痘、麻疹、风疹等自限性出疹性传染病，临床处置更多的应该是隔离和防治并发症，促进疾病的自身愈合，如果给予了不合适的处置，不遵从疾病进展规律，反而会对机体造成不应有的损害。例如，水痘本身是自限性疾病，应用地塞米松给予发热的水痘患者退热可能导致水痘严重扩散。因此，疾病的发生与恢复是一个自然的过程，每一种疾病的真正恢复是由人体自身固有的自稳调节功能所引导的，而外界药物和处理应只是辅助作用，不应起到阻碍机体本身恢复的作用。这就是疾病治疗的自然观。

辩证地看，人的机体每天都在发生各类紊乱，绝大多数人是不需要任何治疗的，人体自动完成了这些自我损伤与自我恢复的过程，如 DNA 损伤的自我修复。若人体本身不能有效地控制这一进程，或者人体被外界的假象所欺骗，或者人体修复系统发生了紊乱，机体自我修复能力不能有效抵御外界损害和完成自我修复，这个时候才需要外界的干预与治疗。医疗行为是尽可能地清除病因，协助人体的自我修复能力，人体自身的最终恢复还需要靠人体自身。

近几年来，免疫学的发展证明中医的许多理论与免疫理论相一致。中医的扶正固本法、活血化瘀法、清热解毒法及许多中药都对免疫功能有影响，针灸对免疫功能也起一定作用。

不难看出，中医的阴阳平衡、微生态的菌群平衡、营养学的营养均衡和现代西医学的自稳态平衡（神经系统、内分泌系统、免疫系统）具有一致性。

三、微生态理论创新发展中医理论

人体消化系统（包括胃、肠道、肝脏等）就是全面、全系统的生物加工转化基地，它是一个“黑匣子”。在体外仿生再造人体胃肠道，利用生物工程技术（筛选健康人体肠道益生菌发酵）进行加工转化，转化结果可以进行检验验证。

（一）认识人体发病的根本原因

人体与自然界息息相通，人体通过各种孔道（如呼吸道、肠道、泌尿道、阴道等）与外界交通，多种信息都可能影响人体，产生有利或者不利的影响。人体在受到某种异常影响（如生活环境突变、不适当地应用某些药物、手术、外伤、情绪波动等）时，可使微生态平衡受到干扰和破坏，出现微生态失调。微生态失调是微生物与人体、微生物与微生物、微生物与外环境之间相互关系的异常化。此时，微生物发生定性的、定量的或定位的改变，微生态系统的生物屏障作用被削弱，外籍菌或环境菌入侵、定植、繁殖，微生物的一些作用由生理性转变为病理性，形成微生物致病机制。它首先是一种结果，同时它又作为一种病因引起疾病。因此，微生态失调是微生物引起人体发病的根本原因。

（二）微生态与中医整体观

中医学强调人体的机体整体性及其与自然界的统一性，人体不断地适应自然界变化而变化。中医学不但认为人体本身是一个有机的整体，人体的各种功能互相协调、彼此为用，而且还认为人和环境之间也是互相影响、不可分割的。人是整个物质世界的一部分，当自然环境发生变化时，人体也会发生与之相应的变化，这就是“天人相应”的整体观思想。微生态学研究发现，人体表面及黏膜寄居着大量正常微生物群，数量大约是人体细胞数的十倍，产生的酶超过肝脏产生酶的总量，参与着人体的三大营养物质代谢，与机体进行着大量的物质、能量及信息（基因）流的交换，故机体与微生物处于互为宿主的共生状态，微生物群对人体起着不可缺少的生理作用，是人的一个生理系统。细菌与宿主细胞这种联系也维持着环境与生命间的统一，由于自然环境和生境是不断变化的，从而也引起机体相应变化，二者共同诠释着天人相应的整体观及衡动观。

（三）微生态与中医阴阳学说

中医阴阳学说认为阴阳普遍存在于自然界，它代表着相互对立又统一的事物属性，自然界一切事物及现象都存在相互依存、相互制约的两个方面。中医学认为“阳”是人体的活动功能，“阴”是人体的物质基础。正常情况下，人体“阴平阳秘”是健康的标志，然而，由于各种环境及内在压力存在，机体与微生态均不断变化着，常常引起“阴阳偏颇”，甚至患病。就微生态而言，生境与微生物、肠道益生菌与有害菌、宿主细胞与微生物间也是对立统一的，正常情况下保持着生态平衡，微生态起着“益生”作用。机体免疫反应性的改变，生境变化，微生物的易位、易量、易类、易主均可引起微生态失调。有害菌产生的细菌因子作为信号分子，引起细菌与细胞间网络功能异常，如细菌诱炎因子诱导宿主细胞产生炎症因子，导致炎症及免疫功能异常，引起疾病。这是阴阳失衡在微生态学中的反映。

（四）微生态与中医病因病机学说

在中医病因学说上，“三因学说”认为气候变化及生物、物理、化学等环境因素引发疾病者为外因，由精神应激引发疾病者为内因，由于饮食不洁、不节及“药邪”所致者为不内外因，然此三者均直接或间接影响微生态，导致微生态异常。就微生态学观，由于环境和生境变化，如大气（包括气湿、气温、气流、气压等）、水质、土壤、物理辐射、食物结构及化学成分改变，精神压力，抗生素、激素等滥用，年龄增长和免疫力下降，微生物感染等均会造成微生态失衡，诱炎与抑炎之平衡被打破，导致炎症和免疫功能失调而表现为疾病。目前，研究认为肠道微生态失衡可产生大量内毒素及炎症因子，内毒素及致炎因子可引起诸多疾病，如亚健康状态、炎症性肠病、胃肠功能异常、脂肪肝、高脂血症、糖尿病、高血压、肥胖症、代谢综合征、呼吸疾病、慢性肝损害、肾病、变态反应性疾病、抑郁症、部分感染性疾病、多脏器的功能障碍综合征及肿瘤等疾病。

（五）微生态调整与中医治疗

1.益气健脾中药改善肠道微生态

从单味健脾补血中药与益生菌（双歧杆菌、乳酸杆菌）培养来看，黄芪、人参、党参、刺五加、白术、山药、薏苡仁、莲子、蜂蜜、红枣、龙眼肉、阿胶、枸杞等中药在常规用量下均有助于益生菌培养。复方研究表明，四君子汤能提高衰老小鼠肠道菌群中双歧杆菌、乳酸杆菌菌量，降低肠杆菌、肠球菌数量；健脾渗湿汤（参苓白术散去陈皮，加五味子）能使乳酸杆菌、双歧杆菌生长水平提高，肠杆菌、肠球菌数量降低；补中益气汤能促使林可霉素和氨苄西林造模的实验小鼠肠道乳酸杆菌、双歧杆菌的数量提高并接近正常水平。

2.微生态调节与扶正祛邪

中医学把人体机能活动及抗病康复能力称为正气，将一切致病因素称为邪气。正邪是对应着的一对矛盾，“正气存内，邪不可干”“邪之所凑，其气必虚”。在邪正两方面，中医更注重正气，认为正气为本，邪气为标。正气方面，脾胃为后天之本，气血生化之源，“四季脾旺不受邪”，故形成了以补气健脾为主、祛邪为辅的扶正祛邪方法，广泛用于中医临床。微生态学研究发现，宿主肠道细胞及肠道菌群均能产生一系列细胞细菌因子，细菌能产生诱炎和致炎因子，细胞因子能促进或抑制细菌生长，借助于宿主细胞与细菌间的物质、能量、信息交换，从而调节着神经—内分泌—免疫网络状态，如益生菌产生的脂磷壁酸（LTA）、脂多糖（LPS）等物质作用于宿主细胞受体，诱导宿主免疫细胞产生白细胞介素（IL-1、IL-1β、IL-6、IL-8、IL-12）、肿瘤坏死因子及干扰素（IFN-β、IFN-α、TNF-α）、调控素和酶类，调节细胞和体液免疫，从而把炎症控制到最佳状态，达到康复的目的。

综上所述，不难看出益生菌产生的代谢物（如脂磷壁酸等）具有确切的黏附作用，并能降低血氨，保护心脑血管，抗衰老，延年益寿。

3.微生态调整与阴阳平衡

临床常采用补其不足、损其有余的方法，对实证为主者，泻其实，用攻泄、清热、散寒、消导诸法，选择方药时重视中药的四气五味、归经属性。有学者对重症乙肝患者属阳明腑实及湿热证者，用赤芍承气汤治疗，发现其能抗炎、改善肝功能及肠道微生态。另有学者观察“黄连解毒汤对小鼠肠道菌群影响”发现，正常小鼠经长期喂养大剂量黄连解毒汤可产生类似抗生素样肠道菌群失调，但低剂量使用又能减少肠球菌，故有调节肠道菌群可能。还有学者对《伤寒论》阳明、太阳病证与肠道微生态及人体反应性关系研究发现，对大肠杆菌、粪肠球菌、双歧杆菌、乳酸杆菌体外培养中，干姜培养基抑制前两种细菌生长而促进后两种细菌生长；黄连培养基抑制前三种细菌生长，低浓度黄连培养基促进乳酸杆菌生长，高浓度则抑制其生长；而黄连干姜培养基低浓度下促进双歧杆菌生长，高浓度则抑制其生长，说明中药在不同剂量和组合下对双歧杆菌产生不同影响。

4.微生态调整与“整体观”

肠道菌群能促进膳食纤维、氨基酸、蛋白质等物质的新陈代谢，保护肠道黏膜，调节神经结构功能等，对维持人体健康至关重要。研究发现，肠道菌群作为宿主的关键调节器，与多个脏器相关联，参与多种疾病的发生发展，如通过肝-肠轴、肺-肠轴、心-肠轴、脑-肠轴等在酒精性肝病等肝系疾病以及呼吸系统疾病、心血管系统疾病、中枢神经系统疾病中发挥重要作用。同时反映出肠道菌群变化与机体之间具有整体关联效应，这与中医学“天人合一”“整体观”等理念相符。中医认为人体是一个有机整体，内在脏腑间是整体联系的。

总之，微生态理论较好地阐述了中医的“正气存内，邪不可干”“脾胃为后天之本”“阴平阳秘”“天人相应”等理论。

第三节　益生菌发酵中药概述

益生菌发酵中药（生物中药）是指依据中医药学理论、微生态学理论、营养学理论，以生物工程技术（发酵工程技术、酶工程技术、遗传工程技术、生命——蛋白质工程技术)、人体仿生益生菌多菌共生发酵中药技术发酵中药过程所得到的发酵组合物(包含菌体、菌体代谢物、中药有效成分、益生菌或酶代谢中药前体成分产生的新药效成分、营养成分等)。益生菌共生发酵中药是优选健康人体肠道益生菌作为菌种,如双歧杆菌、乳酸杆菌、肠球菌等,依据中医药学、微生态学、营养学、仿生学理论,通过生物嫁接的方式,模拟人体健康胃肠道消化环境系统和中药成分在人体内的代谢分解过程,在体外创建工业化胃肠道消化系统(俗称“铜肠铁胃”),将中药成分进行生物转化(即酶切、代谢),使中药大分子物质成为能够被人体肠道直接吸收的小分子成分,成为快速吸收、定量疗效的新型中药。对人体养生、防病、治未病、治已病,对症用之。

肠道中的微生物群与药物的作用密切相关。健康人群个体间的肠道菌群构成存在差异性。但当患病而服用抗菌药物、细胞毒性药物、激素、免疫抑制剂或进行放化疗、手术等时,个体间肠道菌群构成差异性会变得更大。根据仿生学原理,把原本发生在机体内的由肠道正常菌群对中药功效成分的代谢活化作用移到体外,在生产制备中完成。中药口服制剂经益生细菌发酵“预制”后,有可能使患者摆脱由于其肠道微生态失衡、益生细菌失势或缺位,导致不能有效吸收、利用中药功效成分的困境。

现代微生态学和天然药物的药代动力学研究发现,传统中草药绝大多数以口服吸收而发挥作用,药物中的有效成分在进入肠道之后不可避免地与肠道菌群发生关联,某些成分经相应细菌的作用发生代谢转化后被吸收,较小部分的成分则直接被吸收。例如,苷类物质、香豆素类、黄酮类、蒽醌类以及萜类化合物,尤其是苷类化合物,必须在肠道内被微生物水解成苷元才能发挥药效作用。中药药效存在着个体差异,除体质因素以外,每个人肠道微生物菌群的差异也是重要因素。日本学者小桥恭一先生以无菌及感染人肠内细菌的限菌大鼠为模型,通过研究其体内肠道菌群的代谢,证实番泻苷、甘草甜素、芦荟苷、黄芩苷、去羟栀子苷、芍药苷、人参皂苷与柴胡皂苷为天然前体药物。利用健康人体有益菌群,在体外对中药事先进行发酵、转化,可以开发出被人体直接吸收利用的中药制剂,减小由于人体肠道菌群的差异性而导致的药物吸收的差异性,从而提高药物的有效率。

药物的生物转化和酶解过程可以有效地降低中药对人体的毒副作用，提高服用中药的安全性。例如，扶正散结合剂中的蜈蚣、壁虎、全蝎等经过酶解和生物转化，减轻了药物的毒副反应。微生物在发酵代谢过程中还可以将药物前体物质转化为药物原型发挥作用。最典型的是显著提高含有苷类中药的生物利用度。例如，栀子苷转化为栀子苷元，牛蒡子苷转化为牛蒡子苷元。经过益生菌发酵转化后，人参三菇饮中稀有人参皂苷抗肿瘤活性成分 RG3、RH2 明显增多，与传统的未发酵中药相比，其抗肿瘤疗效明显增加；多株益生菌共生发酵大豆、燕麦、玉米胚芽也经气相色谱-质谱联用(GC-MS)分析结果显示两歧双歧杆菌、短双歧杆菌、嗜酸乳杆菌、德氏乳杆菌保加利亚亚种、干酪乳杆菌五株菌混合发酵液和其单株菌发酵液比较，单株菌发酵液主要是一些长、短链的酸和酯，混合发酵液的乙酸和乳酸比例相对适中，这是混合发酵液风味柔和的原因之一。

肠胃是人体后天之本，是“黑匣子”。人自诞生后，人体生命运动新陈代谢过程所需要的一切物质(营养成分、药物成分)，都是通过人体肠胃(输液例外)的酶和细菌发酵转化，被肠壁吸收后，进入全身的血液循环，实现人体新陈代谢的生命运动过程。

酶有一个十分庞大的家族，目前已知的酶有 2000 多种，而人体中就含有 700 多种，遍布在人的口腔、胃肠道、胰腺、肝脏、肌肉和皮肤里。人体主要的酶有脂肪分解酶、核糖核酸酶。消化酶是人体消化器官分泌的消化液中所含有的物质，属于一类蛋白质，主要作用是将食物分解为人体能够吸收的小分子物质。人体正常菌群种类 1000 余种，正常菌群重量约有 1.5 kg，数量达 100 万亿个，是人体细胞数量的 10 倍。细菌基因数量是人类基因数量的 100 倍。菌群中主要是有益菌群，也有条件致病菌和有害菌，现已知的主要有益菌群种类有双歧杆菌、乳链球菌、乳酸杆菌等，对人体发挥着重要的生理作用。但是，由于人体的年龄差异、身体健康状况差异、疾病差异，导致胃肠道内酶的差异和菌群种类平衡的差异。食物进入胃肠道后，因人体主要有益菌群的差异，导致人体对食物和药物的加工、转化结果不同，同样的食物、同样的药物效果也不同。

发酵中药采用的是最健康人体的主要有益菌群(如双歧杆菌，国家认定的球菌、乳杆菌等)，根据不同药物组方，采用不同的酶(如蛋白酶、脂肪酶、纤维素酶等)通过人体仿生，在体外仿生胃肠道，对食物和药物进行加工转化。食物和药物由大分子转化为小分子，人体好吸收，服用口感好。酶解发酵有解毒功能，对胃肠道的有害菌群有抑制作用(通过科学实验证实)，又能促进自动调节肠道菌群平衡。

第四节　发酵中药“嫁接理论”创新

人体胃肠消化系统是完整的人体生物工程基地，人体胰脏产生的蛋白酶、脂肪酶、淀粉酶以及胆囊分泌的胆液等都可通过人体十二指肠进入肠道，唾液配合食物进入胃，胃中产生酸和酶消化食物，食物酶解消化后进入肠道，肠道的细菌、有益菌，主要是有益菌群，如双歧杆菌、乳酸杆菌、乳酸球菌等有益菌群，还有类杆菌等很多菌群对食物进一步消化分解。大肠杆菌是条件致病菌，在大肠中起到有益作用，一旦移位就起有害作用，有益菌主要菌群在肠道的平衡中起主导作用。

肠道菌群在新陈代谢生理过程中产生自身菌素和多种酶，参与人体摄入的营养物质的加工过程，使一些物质变为各种数量极多的小分子，如五株王(原料：大豆、燕麦、玉米)经肠道转化为众多营养小分子，经肠壁吸收，使肠壁产生体液免疫，同时，代谢物质进入血液循环系统，输入人体细胞进行新陈代谢，这就构成了微生物生命基因的新陈代谢——人体生命基因新陈代谢。人体服用的中药，养生、治未病、治已病转化过程也是如此。这一切过程体现了人体生物工程技术的全部。一句话总结：人体胃肠消化系统是人体完整的生物工程基地。

人体完整的生物工程基地在现代科学技术下还无法在人体生命运动过程中对它一切过程进行检查和认识研究它一切新陈代谢的动态过程，因此，它现在仍是人体的一个“黑匣子”。

三株集团在董事长吴炳新博士的带领下，自 1993 年以来，以中医药理论、微生态学理论、营养学理论为依据，运用生物工程技术，模拟人体肠胃道消化系统，创新了多菌共生发酵中药技术，并提出“嫁接理论”。

一、“嫁接理论”的思路

根据中医药理论、微生态学理论、营养学理论、生物工程技术理论，采取人体仿生学工艺，在体外再造人体消化系统，通过嫁接联动，来研究人体消化系统，并研究人体生物电磁场与整个生命新陈代谢整体系统的运动过程，从而揭开人体生命新陈代谢过程与人体自身的修复能力、养生、防病、治未病、治已病、康复、健康长寿的秘密。

二、“嫁接理论”的根据

（1）微生态学理论中，人体内的有益菌群参与人体的消化和营养制造，肠道益生菌在肠道中起屏障拮抗作用，并通过三流（物质流、能量流、信息流）的功能作用与全身器官、组织以及免疫功能产生关联。

（2）人体微生态所起的这些作用都离不开人体所摄入食物的营养成分，人体微生态平衡与所进食物营养是否全面或贫乏是分不开的。

（3）中医药学理论：中药多口服治病。因在基础理论研究中发现，中草药在人体发挥作用，大多需要经过人体的酶和肠道有益菌及肠菌酶的代谢和分解，代谢、分解后的许多成分被称为“前体物质”。

（4）人体各种细胞的正常代谢需要各种不同的营养因子，如一个神经细胞的正常代谢需要 10 种营养因子。人体摄入的营养偏激，会导致部分营养过剩或部分营养缺乏。当在一个人的身体上同时出现两种现象，即营养失衡时，富贵病和由于营养不足而导致的功能性疾病就发生了。

三、“嫁接理论”的特点

把微生态学理论、营养学理论和中医药学理论融为一体，以生物工程技术转化中药成分，达到互相协同，使人们认识到，微生态平衡与营养平衡有着直接关系。同时，中医学的治疗效果与微生态平衡、营养学平衡也是分不开的。

四、益生菌发酵中药领军人物

三株集团董事长吴炳新，人文学博士，对外经济贸易大学中国消费经济研究院院长、教授、博导。他从1993年带领三株集团科研团队研究多菌共生发酵技术和多菌共生发酵中药技术，获得国内、国际专利多项，已转化为消费社会生产力的专利技术有20余项。三株集团为国家和社会作出了较大的贡献，被社会所公认。

五、益生菌发酵中药大事记

1993年，吴炳新先生开始提出并研制人体仿生益生菌发酵中药。

1993年5月8日，济南高新技术产业开发区时珍医药生物研究所成立，吴炳新总裁亲自组织并主持三株口服液的研制。

1993年12月10日，三株第一款益生菌发酵产品——三株口服液申请国家专利。

1993年12月29日，三株口服液通过山东省科学技术委员会的科技鉴定，鉴定结果为“国内首创，国际领先”。

1994年10月25日，山东三株实业有限公司大连医药生物研究所成立。吴炳新总裁组织生态美系列化妆品的研制。

1995年9月1日，三株赋新康口服液（现名：扶正散结合剂）研发成功并申请国家专利，这是三株公司第一个发酵中药制剂。

1995年11月8日，三株赋新康口服液（现名：扶正散结合剂）通过山东省科学技术委员会的科学技术成果鉴定。

1997年7月，三株赋新康口服液（现名：扶正散结合剂）获济南市科技进步二等奖。

1997年12月31日，赐慧宝口服液获保健食品批准证书[批准文号：卫食健字(1997)第768号]。

1998年4月7日，保腾康口服液获保健食品批准证书[批准文号：卫食健字(1998)第141号]。

1999年，岐特生冲剂获保健食品批准证书[批准文号：卫食健字(1999)第

0372 号]。

2000 年 4 月 28 日，保腾康口服液获得国家专利授权（专利名称：一种保健口服液；申请专利号：97111921.X）。

2000 年 7 月 21 日，三株口服液获得国家专利授权（专利名称：一种营养保健口服液及其制法；申请专利号：93115272.0）。

2001 年 4 月 12 日，扶正散结合剂获得国家专利（专利名称：三株扶正抗癌口服液及其制备方法；申请专利号：95112116.2）。

2002 年，三株牌古松泰胶囊获保健食品批准证书[批准文号：卫食健字(2002)第 0364 号]。

2002 年，三株牌雪旨灵胶囊获保健食品批准证书[批准文号：卫食健字(2002)第 0609 号]。

2002 年 3 月 28 日，"含有微生态调节剂 MEM 的化妆品"被授公告，获得专利证书。

2002 年 7 月 17 日，一种利用有益菌对硒和锌进行生物转化的方法获得国家专利授权（专利名称：一种利用有益菌对硒和锌进行生物转化的方法；申请专利号：98101995.1）。

2002 年 8 月 28 日，含有微生态调节剂的化妆品获得国家专利授权（申请专利号：97112152.4）。

2003 年 9 月，中华中医药学会授予吴炳新同志"中华中医药学会贡献奖"。

2003 年 12 月 10 日，歧特生获得国家专利授权（专利名称：一种水苏糖的制备方法及其产品和应用；申请专利号：98100020.7）。

2004 年 1 月 28 日，赐慧宝获得国家专利授权（专利名称：一种多功能营养液及其制造方法；申请专利号：98100876.3）。

2004 年 8 月 25 日，古松泰胶囊获得国家专利授权（专利名称：回收富含异黄酮苷原的大豆蛋白提取物的方法；申请专利号：00111395.X）。

2004 年 10 月，扶正散结合剂获国药准字号（B20040009），并被列为国家火炬计划项目和国家五部委重点产品。

2006 年，扶正散结合剂治疗肿瘤类疾病被列入中国中医药科技开发交流中心科技成果推广项目。

2006年9月6日，研究项目异黄酮生物转化获得国家发明专利授权（专利名称：生产异黄酮苷元的方法；申请专利号：ZL 03112420.8）。

2007年，扶正散结合剂被国家中医药管理局列入科技成果推广项目。

2008年3月10日，肠道益生菌发酵培养物对天然药物的转化与修饰获得韩国专利授权[申请专利号：10-0813914（韩国）]。

2009年7月1日，肠道益生菌发酵培养物对天然药物的转化与修饰获得欧洲专利授权[申请专利号：1279727（欧洲）]。

2011年8月17日，五株王获得国家发明专利授权（专利名称：基于五株益生菌混合发酵培养物的营养组合物；申请专利号：ZL 200810015537.X）。

2012年5月23日，菌菇艾克获得国家发明专利授权（专利名称：一种用于预防和治疗肿瘤的益生菌发酵巴西菇的发酵组合物；申请专利号：ZL 200810157419.2）。

2012年5月25日，肠道益生菌发酵培养物对天然药物的转化与修饰获得日本专利授权[申请专利号：5000066（日本）]。

2013年10月11日，吴炳新董事长荣获“第八届山东省发明创业奖一等奖”。

2014年8月6日，发酵七白方获得国家专利授权（专利名称：酵母菌发酵中药组合物及其制备方法和应用；申请专利号：ZL 201310265136.0）。

2014年，《发酵中药学》首次出版，原卫生部副部长、国家中医药管理局局长佘靖女士对益生菌发酵中药这一科研成果给予了高度重视与评价，并欣然为本书题词：遵本经大旨，立发酵中药新说，融现代科技，辟制剂研发新途。

2014年12月3日，研究项目发酵三七获得国家专利授权（专利名称：假丝酵母对三七的生物转化方法；申请专利号：ZL 201110352931.4）。

2015年2月25日，三菇饮获得国家发明专利授权（专利名称：多株益生菌与复合药食两用真菌发酵组合物及制备和应用；申请专利号：ZL 201310302102.4）。

2015年8月19日，消栓口服液获得国家发明专利授权（专利名称：一种益生菌发酵型消栓口服液的制备方法；申请专利号：ZL 201310599570.2）。

2015 年 10 月 7 日，翊步康获得国家专利授权（专利名称：一种用于辅助降血糖的益生菌发酵中药复方组合物及其制备方法和应用；申请专利号：201310599564.7）。

2015 年 12 月 2 日，卫士康获得国家发明专利授权（专利名称：用于预防和治疗消化系统疾病的发酵组合物；申请专利号：ZL 201210176435.2）。

2016 年 4 月 20 日，常维舒获得国家发明专利授权（专利名称：用于预防和治疗便秘的益生菌发酵组合物；申请专利号：ZL 201310001903.7）。

2017 年 10 月，成功研发人参三菇饮产品。

2017 年 12 月，世界中医药学会联合会中药（天然药物）发酵研究专业委员会由三株集团牵头成立。吴炳新教授被授予名誉会长。

2017 年 12 月，《发酵中药学》再版，对发酵中药学理论体系进一步完善和修正，为基础实验研究和临床研究提供了数据支持，也为发酵中药的研究发展奠定了一定的基础。

2018 年 2 月 13 日，一种益生菌发酵人参的组合物及其制备方法和应用获得国家发明专利授权（申请专利号：ZL 201510558905.5）。

2018 年 3 月 9 日，人参三菇饮获得科学技术成果证书。

2018 年 3 月 23 日，一种用于洗发液的发酵中药组合物及其制备方法和应用获得国家发明专利授权（申请专利号：ZL 201610155295.9）。

2018 年 7 月 20 日，团体标准 T/SDAS21-2018《益生菌发酵中药技术规范》发布，本标准由三株福尔制药有限公司提出，并作为牵头起草单位。

2018 年，济南市科技计划项目——金种子企业关键产品提升计划“益生菌共生发酵人参中药生物转化的研究及应用”获批（项目编号 201816165）。

2019 年，山东三株发酵中药研究院成立。

2019 年 1 月 8 日，一种纳豆枯草芽孢杆菌发酵黄芪的组合物及其制备方法和应用（申请专利号：ZL 201610092982.0），一种益生菌发酵铁皮石斛原球茎的组合物及其制备方法（申请专利号：ZL201610138504.9）分别获得国家发明专利授权。

2019 年 8 月 6 日，一种治疗肝癌的益生菌发酵中药复方组合物及其制备和检测方法（申请专利号：ZL 201610138496.8），一种治疗结肠癌的益生菌发酵中药复方组合物及其制备方法和应用(申请专利号:ZL 201610246072.3),益生菌发酵生附子的组合物及其制备方法和应用(申请专利号:ZL 201610314984.X)分别获得国家发明专利授权。

2019 年 9 月 13 日,一种治疗胃癌的益生菌发酵中药组合物及其制备方法和应用(申请专利号:ZL 201610189936.2)获得国家发明专利授权。

2020 年,“山东三株发酵中医药特色技术”被山东省卫生健康委员会确定为 2020 年齐鲁医派中医药学术流派传承项目。

2020 年,“发酵中药的普及与推广”被济南市卫生健康委确定为济南市第一批适宜卫生技术推广项目,同时,作为 2020 年面向基层卫生技术人员的市级继续医学教育项目。

2020 年,“微生态制剂(五株王)在新冠肺炎防治中的应用”和“基于微生物发酵中药复方治疗新冠肺炎轻症的临床研究”分别被济南市科技局和济南市卫生健康委确定为“新型冠状病毒感染肺炎疫情应急防治”专项。

2021 年 5 月 28 日,一种益生菌发酵当归的组合物及其在化妆品中的应用(申请专利号:ZL 201810912462.9)获得国家发明专利授权。

2021 年 7 月 20 日,益生菌发酵的抗病毒组合物及其制备方法和应用(申请专利号:ZL 201810915560.8)获得国家发明专利授权。

2022 年 6 月,2022 年度济南新旧动能转换起步区区域特色产业专利导航暨培育高价值专利项目——“益生菌发酵中药产业专利导航”申请成功。

2022 年 7 月 5 日,人参三菇饮产品(专利名称:一种微生物发酵组合物及应用)获美国发明专利授权(US 11,376,292 B2)。

2023 年 7 月 7 日,一种抗幽门螺杆菌感染的益生菌发酵中药组合物及其应用(申请专利号:ZL 2022112994258)获得国家发明专利授权。

……

六、益生菌发酵中药临床推广

三株医院(山东三株发酵中医药研究院附属医院三株酵本草医院),在发酵中医药技术临床研究应用中,对癌症、心脑血管疾病、糖尿病、消化道疾病、呼吸道疾病等的临床研究已获得了可喜可贺的成绩。整理编辑了《发酵中药临床应用手册》,以指导临床应用和推广。

牛纪江院长、主任医师是发酵中医药代表传承人。2021 年,牛纪江院长荣获济南市卫生健康委、济南市中医药管理局授予的“民间名中医”殊荣。同年获得“扁鹊传人”的称号。

七、益生菌发酵中药全产业链发展

山东三株发酵中医药研究院是发酵中药研发机构,三株福尔制药有限公司(高新技术企业)作为发酵中药生产基地,三株集团市场营销总公司承担着发酵中药市场推广工作,山东三株发酵中医药研究院附属医院——三株酵本草医院是发酵中药临床推广基地。发酵中药全产业链正在继续努力,争取作出卓越成绩。

第五节　益生菌发酵中药自然防癌抗癌六步综合疗法

癌症是一种复杂的疾病,需要综合治疗。这里提出的“自然防癌抗癌疗法”是指根据患者具体情况,以益生菌发酵中药和天然食物为基础,结合精神心理疏导、运动锻炼、体质调理,适时适量配合现代医学方法而实施的综合疗法。自然疗法注重调节身体的内环境,增强人体免疫系统,提高人体抵抗力,尽量减少或避免因医疗手段对患者造成的伤害。

癌症化疗、放疗虽然短期内癌细胞减少明显,但是长期效果变差,容易使人体免疫力低下,造成癌症更易复发和转移,致使患者病情加重乃至死亡,加剧了癌症是不治之症的观念。过去因放疗、化疗用量过大,不良反应大,导致死亡的人数很多,这是非常可悲的。

事实上癌症是可防可治的,中医在养生、健康、长寿方面,从理论到实际,自成系统,效果卓越,经得起实践的验证,经得起时间的考验,是经过长达数千年、上百代人、多种民族、多个地区最庞大的“循证医学”证实了的医学实践。因此,正确认识癌症,了解癌症的有关知识,不论是对癌症患者还是健康人,都有很重要的意义。

一、对癌症的认识

（一）癌症是一种常见病

人体癌病的产生部位研究表明，癌症除了毛发、指甲和心脏外，可发生在人体各部位。

癌症也叫恶性肿瘤，与其相对，肿瘤也有良性肿瘤。肿瘤是指机体在各种致瘤因素作用下，局部组织的细胞异常增生而形成的局部肿块。良性肿瘤容易经手术清除干净，一般不转移、不复发，对器官、组织只有挤压和阻塞作用，对人体危害相对较小。但恶性肿瘤除了良性肿瘤的危害之外，还可以破坏组织、器官的结构和功能，引起坏死出血合并感染，患者最终可能由于器官功能衰竭而死亡。

癌症的形成是源于一组不按身体需要而“失控”增生的细胞。所有癌症都来源于我们机体的自身细胞，是由这些细胞异常增生所形成的一些新生物。和正常组织增生所不同的是，这种增生完全不受机体的调控，所产生的新生组织也不具有正常组织的功能。它最主要的活动就是不停地消耗机体的资源，挤占空间并越来越快地分裂增殖。如果继续下去，就将拖垮人体。

（二）癌症是一种慢性病

癌症的发生是一个多阶段逐步演变的过程。细胞通过一系列进行性的改变而向恶性发展，在其发展过程中可能有很长的潜伏期。在这一过程中，常涉及多种基因改变，其中，既有原癌基因的激活和过分发挥作用，也有抑癌基因和凋亡基因的失活，失去对原癌基因的有效抑制，还涉及大量细胞周期调节基因功能的改变。这一过程可因先天遗传的缺陷而较早发生，也可因后天的各种环境因素作用导致人体细胞癌基因突变而在各个年龄段都有发生。因此，将癌症的发生人为划分为产生期、促进期和发展期。由于需要积累的突变涉及很多基因，癌症进展的过程一般长达数年（个别例外）。在这个过程中，通过调节生活习惯、生活饮食，改善精神状态、内外环境等能抑制癌细胞的产生和生长，按照“天人合一”的理念，回归自然，万物既相依相生又相克，因外界各种原因促使人体产生癌瘤；外界自然物质、环境条件好，能使人的精神状态好，也能防止体内癌瘤的产生或直接杀死癌细胞，或通过提高免疫力杀死癌细胞。通过自然疗法可以预防和治疗癌症。

（三）癌症的病变因素复杂

癌症病因学涉及复杂的因素，每个人的身体都有原癌基因，人人都有发生癌症病变的可能，但不等于人人都会得癌症。研究发现，单独含有癌基因的细胞在人体上的运转是正常的，如果没有因素促成它病变，它就不能发生癌变。研究人员在癌瘤的切片中发现，有的癌细胞中有细菌 L 型，细菌 L 型是慢性病原，因此癌症的隐藏期非常长。单一人体癌基因细胞不会癌变。

神经系统的紊乱可以促成癌症的发生。人遇到某些情况，如刺激和打击，会导致神经系统的紊乱、内分泌系统的紊乱等，长期得不到改善会导致癌症发生。另外，有害的物质成分也会引起癌症发生。有害的物质成分比较广泛，如有害微量元素、有毒成分、霉变食物等，还有空气污染、水污染、太阳紫外线照射等外部有害环境条件。

虽然致癌因素众多，但人体存在免疫屏障。免疫系统对机体有保护作用，在正常情况下免疫系统中的巨噬细胞、T 细胞、B 细胞等就像警卫队一样保护着身体健康，但是，如果各种致癌因素击垮免疫屏障，就会发生癌变。

二、人体自然防癌抗癌六步综合疗法

人体自然防癌抗癌六步综合疗法是整合了东西方专家们的研究智慧，总结了前人、今人的许多防癌、抗癌的成果，由吴炳新博士提出，并带领研究团队，经过多年临床实践，形成的一套系统自然疗法，在防癌、抗癌上取得了显著效果。大量的成功案例证明，人体自然防癌抗癌六步综合疗法是符合人体规律的系统方法，是使医师与患者学会管理身心健康的自然疗法，能为人类解除癌症痛苦，具有广泛推广价值。

六步综合治疗方案：

（一）微生态制剂和发酵中药疗法

微生态制剂和发酵中药疗法是以人体仿生多菌共生生物工程发酵中药

技术制备的微生态制剂和发酵中药为主要治疗措施的现代中医疗法。

癌症的发生是一个动态的过程，肠道微生物群在决定转化细胞的命运方面起着至关重要的作用。微生物失调可能会促进肿瘤的发生，并导致肿瘤转移。

人的肠道中栖息着千百种共生细菌，依据其对人体健康的影响可划分为有益菌、有害菌、中性菌三大类。其中，双歧杆菌就是最具有代表性的有益菌。当人们食用牛排或烤肉等动物性食品时，有一部分未被消化吸收，就原封不动地到达大肠。这些蛋白质、脂肪、胆固醇等物质会被肠内的有害细菌转变为致癌物质亚硝酸和促进癌细胞生长的物质苯酚等。而双歧杆菌具有分解亚硝酸等致癌物质的功能，它的抗癌作用主要通过两个途径实现：①改变肠内菌群的构成，从而降低相关细菌酶的活性，减少致癌物的形成、活化与滞留。②促进淋巴细胞的增殖，增强巨噬细胞的吞噬作用，诱生各种重要的细胞因子，联合发挥抗癌效力。研究证实，双歧杆菌表面的胞壁肽聚糖和脂磷壁酸是抗癌活性的主要成分，两者都能降低肠内细菌致突变、致癌酶的活性，具有很强的免疫赋活作用。

1.扶正散结合剂

扶正散结合剂是在“嫁接理论”指导下，运用中医学、微生态学、营养学理论，利用仿生学的生物工程技术（酶技术、发酵技术）研制而成的高科技产品。该产品是在继承我国几千年中医药学传统的同时，融合现代医学对中医药学的研究成果，经诸多国内著名专家反复论证，精选具有补气养血、解毒散结、消肿化瘀、抗肿瘤、抗病毒及全面提高人体免疫功能的独特而科学配方，并经生物工程技术制备，使传统中药制造工艺中提取的中药前体物质充分被转化和修饰，使之成为能被人体直接吸收利用的功能组分或活性物质，大大提高了各种成分的效果。此外，产品中还富含多种微量元素，实现了产品配方的立体组合，起到扶正祛邪、攻补兼顾、营养均衡的作用，从而全面调整或提高机体免疫功能。经山东省科学技术委员会的专家鉴定，鉴定结果是“国内首创，国际领先”产品。采用色谱串联质谱（HPLC-MS/MS）技术鉴定其中小分子化合物，对扶正散结合剂中化学成分进行全谱分析，经正离子模式测定分析，共鉴定出具有促进癌细胞凋亡的活性成分42种，经负离子模式测定分析，共鉴定出具有促进癌细胞凋亡的活性成分 36 种。

扶正散结合剂是中药与益生菌通过仿生手段制成的一种立体口服抗癌制剂(其成分包含益生菌菌体、益生菌代谢产物、中药有效成分、中药前体物质经益生菌转化修饰的新的功效成分、大量营养物质等)。其组成共 21 味中药,经生物工程酶技术、益生菌发酵技术制备,口感好且疗效显著提高,发酵前的中药组方提取物抑瘤率仅为 31%,发酵后的抑瘤率高达 65%。经研究构想、理论依据、药理药效学、毒理学以及临床研究等诸多方面的一系列研究证实,扶正散结合剂治疗恶性肿瘤疗效佳,尤其在避免放疗、化疗对人体所产生的危害方面具有重要作用。

2.人体仿生益生菌发酵中药体外抑制肿瘤细胞实验

通过体外肿瘤细胞实验,分别进行了扶正散结合剂和三株系列发酵植物饮品对癌细胞的抑制效果检测,结果如下:

(1)扶正散结合剂(发酵中药制剂):对 HepGⅡ细胞(肝癌细胞)有较强的抑制作用,不同剂量的抑制率分别为 67.5%(10 μL)、76.5%(20 μL)、74.6%(30 μL)。对海拉(Hela)细胞(宫颈癌细胞)20 μL 以上抑制作用强,分别为 83.7%(20 μL)、84.2%(30 μL)。

(2)人参三菇饮(发酵植物饮品):对 HepGⅡ细胞(肝癌细胞)30 μL 抑制率为 85.4%;对 Hela 细胞(宫颈癌细胞)30 μL 抑制率为 90.1%。而未发酵人参三菇饮,对两种肿瘤细胞均无抑制作用。

(3)三菇饮(发酵植物饮品):对 HepGⅡ细胞(肝癌细胞)30 μL 抑制率为 69.3%。

(4)灵芝三菇饮(发酵植物饮品):对 HepGⅡ细胞(肝癌细胞)30 μL 抑制率为 61.8%。

(5)菌菇艾克(发酵植物饮品):对 HepGⅡ细胞(肝癌细胞)30 μL 抑制率为 56.2%。

(6)发酵复合抗癌蔬菜汁(发酵植物饮品):对 RH-35(肝癌细胞)有较好抑制作用,不同剂量的抑制率分别为 61%(40 μL)、74%(50 μL)、82%(60 μL)、92%(70 μL);对 MKN-45(胃癌细胞)有较好抑制作用,不同剂量的抑制率分别为 50%(30 μL)、59%(40 μL)、79%(50 μL)、91%(60 μL)、

98%(70 μL)。并且,发酵后样品对以上两种癌细胞抑制率优于未发酵样品。

(7)发酵食药抗癌方(发酵植物饮品):对 RH-35(肝癌细胞)有较好抑制作用,不同剂量的抑制率分别为 61%(30 μL)、74%(40 μL)、89%(50 μL)、97%(60 μL)、98%(70 μL);对 MKN-45(胃癌细胞)有较好抑制作用,不同剂量的抑制率分别为 50%(30 μL)、59%(40 μL)、71%(50 μL)、84%(60 μL)、91%(70 μL)。并且,发酵后样品对以上两种癌细胞抑制率均优于未发酵样品。

由人体仿生益生菌发酵中药体外抑制肿瘤细胞实验结果表明,以上发酵中药具有明显的抑制肿瘤细胞的作用;发酵前后对比实验结果表明,发酵后其抑瘤作用明显增加。

人体仿生益生菌发酵中药具有如下特点:①增效,使中药中的前体物质转化为功效成分,生物利用度大大提高;并且,人体仿生益生菌发酵中药含有大量菌体代谢产物,这些物质中有很多具有直接或间接抗癌作用。例如,科学家发现肠菌代谢物 3-吲哚乙酸(3-IAA)是癌症治疗反应"放大器",可通过饮食干预或发酵产品提升癌症治疗效果。由德国汉堡大学艾本多夫医学中心 Nicola Gagliani 和 Samuel Huber 领衔的研究团队,于 2023 年 2 月 22 日在著名期刊《自然》上发表了一项重要研究成果。他们发现,肠道微生物代谢色氨酸产生的 3-吲哚乙酸竟然是癌症治疗的"放大器"。②减毒,益生菌产生的酶能够分解中药中的毒性物质,使服用中药更安全。③口感好,益生菌在代谢过程中,不仅分解中药中的苦涩物质,还能够产生大量芳香性成分,使传统的良药苦口时代已经成为过去。④建立人体内稳态,中药发酵制剂富含人体多种活性酶、菌体代谢产物(后生元),对人体的神经、内分泌、免疫、消化系统具有良好的内稳调控作用。⑤安全有效,通过多年临床实践,效果非常显著,能经得起临床验证。

这是对中国几千年中医文化的弘扬,是中药学炮制及制剂技术中的一场革命,是现代生物技术和中药研究的完美结合。其研制思路源于人体基本生理的动态平衡变化,模拟机体的消化、吸收、代谢的基本途径,最大限度地符合机体的生理、病理及健康的需要。

三株医院在二十多年临床实践中,利用综合六步疗法治疗大量癌症病例，特别是个性化发酵中药起到很重要作用。癌症病例几乎包括各种癌症（如肺癌、结直肠癌、肝癌、食道癌、胃癌、胰腺癌、胆管癌、胆囊癌、乳腺癌、卵巢癌、宫颈癌、子宫内膜癌、甲状腺癌、胸腺癌、前列腺癌、肾癌、膀胱癌、鼻咽癌、颌窦癌、腮腺癌、口腔癌、癌性疼痛、癌性腹水等），治疗取得良好效果，减少了患者痛苦，提高了患者生存质量，延长了患者生命周期。

三株酵本草医院个性化发酵中药已被山东省卫生健康委认定为“齐鲁医派中医药特色技术”。该项目于 2020 年立项，2023 年终期验收结果为“优秀”。

下面以肺癌、结直肠癌、肝癌三大高发肿瘤病种为例，统计 2020 年 5 月至 2023 年 9 月期间，三株酵本草医院运用个性化发酵中药自然疗法为主治疗的病例，结合技术合作单位以及市场服务反馈，结果如下：

原发性肺癌：2020 年 10 月至 2023 年 9 月期间，经对 1020 名患者的临床观察发现，此疗法对于缓解咳嗽、咳痰，或干咳少痰，或痰中带血，或痰稀而黏，胸痛或胸闷，气急，神疲乏力，食欲不振，口干咽燥，心烦失眠，自汗盗汗，声音嘶哑，心烦口渴，低热盗汗等症状确有很好的疗效，在缓解癌灶、改善证候、提高体重、提高生存质量、增强免疫功能和改善血象等方面均有良好的作用，肿瘤有效率［CR（完全缓解）＋PR（部分缓解）］为 22.55%，缓解率为 82.35%。治疗前后活动状况评定提高 73.53%。对中医证候的改善明显，咳嗽有效率 82.02%，痰血有效率 75.76%，气急有效率 51.85%，胸痛有效率 75.86%，发热有效率 81.82%，咳痰有效率 67.44%，神疲乏力有效率 82.35%，食欲不振有效率 86.00%，口干舌燥有效率 60.00%，心烦失眠有效率 67.50%，自汗盗汗有效率 67.57%。临床研究显示，齐鲁医派发酵中医药特色技术（参麦益肺合剂）对肺癌患者气阴两虚、痰热壅结证有较好的治疗效果，是肺癌等肿瘤患者的有效治疗制剂，对于不能耐受化疗的患者尤为适宜。

结直肠癌：包括结肠癌和直肠癌，其中，根据结肠所处位置，又分为升结肠癌、横结肠癌、降结肠癌、盲肠癌和乙状结肠癌。在中国直肠癌最常见，其次是结肠癌。我们有包括中成药、食品、保健食品等各种类型的发酵中医药特色技术系列制剂用于本病的临床案例，共计 3880 例，特色技术诊疗率达 81%。在围手术期、手术后、化疗期、康复期各个阶段广泛使用，显示出这一特色技术的良好优势。

其中，“一种抗幽门螺杆菌感染的益生菌发酵中药组合物及其应用”和“一种治疗结肠癌的益生菌发酵中药复方组合物及其制备方法和应用”均已获国家发明专利。

原发性肝癌：指肝细胞或肝内胆管细胞发生的癌变，是临床上最常见的恶性肿瘤之一，严重危害人类的健康和生命。

肝癌中医单证候中气滞证出现频次最高，其余由高到低依次为：脾虚证、血瘀证、湿热证、阴虚证。有文献统计，其出现频次及百分比分别为：气滞证(199，54.2%)，脾虚证(182，49.6%)，血瘀证(129，35.2%)，湿热证(117，31.9%)，阴虚证(103，30.9%)。这些单证常相兼出现，共同构成肝癌临床常见的复合证候。出现频率最高的为气滞证、脾虚证，且二者常相兼为病。复合证候以脾虚气滞血瘀证最为多见。肠道菌群在维持肠道屏障完整性方面起着至关重要的作用，肠道屏障受损引起的肠道菌群改变可影响慢性炎症和肝脏疾病的进展，从而增加肝癌发生发展的风险。以肠道菌群为靶点的肝癌治疗将是未来肝癌临床治疗的一个新方向。

我们有包括中成药、食品、保健食品等各种类型的发酵中医药特色技术系列制剂用于本病的临床案例，共计2790例，特色技术诊疗率达85%。

其中，“一种治疗肝癌的益生菌发酵中药复方组合物及其制备和检测方法”已获国家发明专利授权。

(二)精神疗法

癌症精神疗法的目的是使患者正确认识癌症，树立与癌症抗击的信心，保持情绪稳定，积极治疗，能够辅助甚至增强药物及其他治疗措施的疗效。

对于患者而言，最大的打击不是癌症的确诊，而是癌症确诊之后的精神萎靡，甚至精神崩溃，这样的患者实际上就是不战而降，先于癌症一步，自己把自己解决了。

压力、焦虑和抑郁等不良情绪会通过降低免疫系统功能而引起肿瘤的恶化。在不良情绪的控制下，脑部神经系统分泌并释放的多种化学物质，如神经介质、神经激素和神经肽，可以与淋巴细胞上的受体直接发生作用，从而改变或影响免疫细胞功能，进而影响肿瘤的生长。

此外，不良情绪引起的多种应激激素变化，如儿茶酚胺、糖皮质激素和其他应激激素，也能够促进肿瘤细胞生长、迁移以及侵袭，同时，通过诱导促血管生成细胞因子的产生来刺激血管生成。

精神疗法对患有癌症的患者来说，首先使其认识到癌症是常见的慢性疾病，是可防可治的。要多讲一些关于癌症的知识和癌症康复案例，树立起患者抗癌的信心，积极配合药疗和综合六步疗法方案实施，使之恢复健康。

神经—内分泌—免疫网络的存在使得心理因素可通过中枢神经系统影响机体内分泌、免疫功能，从而影响患者生活质量。

研究发现，怀抱着希望和信心是一种很强的心理力量，能使人拥有开朗乐观的情绪和积极向上的精神，从而增强大脑皮质的功能和整个神经系统的兴奋性，进而通过自主神经的递质系统、内分泌系统等中介，分泌皮质激素和脑啡肽类物质，提高人体的免疫力和抗病能力，并能充分调动机体的巨大活力。通过调整代替补偿，使体内各种组织细胞的功能恢复正常，各器官间功能重新趋于协调。

人体免疫系统在抵抗癌症的侵袭和扩散中起着非常重要的作用。临床实践显示，越是有坚强信念的人，就越能够有效地调动那些具有抗癌作用的淋巴细胞、巨噬细胞、自然杀伤细胞（即 NK 细胞）的抗癌活性，并能激活那些平时处于“休眠”状态的细胞，使其恢复活力，从而大大提高机体遏制和杀死癌细胞的能力。

因此，人体的痊愈系统与其信念系统是密切相关的，只要对未来充满希望并抱有必胜的信心，就能够动员自己体内的力量来抵抗癌症。癌症患者可以通过自己的积极努力，充分调动发挥生命的潜力，重新获得健康。

现在越来越多的学者认为，生存的希望、坚定的信念、坚韧顽强的意志和毅力是战胜癌症不可忽视的重大力量，它将辅佐其他疗法发挥出极大的效力。

（三）饮食防癌抗癌疗法

现代饮食的脂肪含量是过去的至少 2 倍，饱和脂肪酸与不饱和脂肪酸的比例更高，膳食纤维的摄入量只有以前的 1/3，一些简单糖类取代了以前的复杂糖类。简单糖类会给癌细胞生长提供足够营养成分，有利于癌细胞越来越活跃。高糖类食物摄入过多还会破坏人体免疫力。这更是给了癌细胞增强自身功能的机会。现代饮食中，人体必需的来自植物中的成分却在减少。这种饮食对维持健康不利，容易诱发癌症产生。蔬菜摄入减少使身体缺少数千种抗炎和抗癌分子，增加癌症的发病率。另外，长期食用速长剂的家禽牲畜类食品，也会增加癌症的发病率。

中断癌瘤生长的营养，就能限制癌瘤的生长。

（1）不吃促进肿瘤细胞生长、代谢的食物，使癌症细胞成长得不到充足的营养。

（2）多吃提高免疫与抑制肿瘤的食物，如食用真菌类等。

世界癌症研究基金会和美国研究所的专家们在一份综合性分析报告中得出结论：在全部癌症病例中，有三分之一与不良的饮食习惯有关。研究者已经在常见的水果、蔬菜中发现了几十种化学物质，它们在动物实验中充分显示了中断肿瘤的功能。

美国康乃尔大学教授科林·坎贝尔（Colin Campbell）提出，癌细胞产生初期好比种子，种子种在土壤里，生长需要营养和水分。营养、水分越多，癌细胞发展生长得越快。中断它的营养，限制它的发展，增加克制它发展的物质，就能消灭它和限制癌瘤的发展。这个观点是正确的，对我们预防和治疗癌症有指导意义。

美国的约翰·尼德曼（John Erdman）教授曾写出有趣的报告说明某些食物混合食用之益。他对食物的协同作用也很有兴趣。“如果同时食用番茄和绿花菜，就可以收到加成的效果。”他说，“这或许是因为两种食物都含有根据不同机制连作的抗癌成分。”尼德曼教授率领伊利诺大学团队，研究患有胰腺癌的老鼠食用含有番茄和绿花菜饮食的效果（相当于人类的摄取量）。饮食中添加番茄粉和绿花菜粉的老鼠，肿瘤重量减少了52%，远比只食用番茄粉（肿瘤重量减少34%）或只食用绿花菜粉（肿瘤重量减少42%）者肿瘤重量减少得多。只食用茄红素（被视为是番茄内具有健身效果的成分）的老鼠，肿瘤只减少18%的重量。因此，真正的食物比食品补充剂有效，而且混合食用也比单独食用有效。

研究人员解释：番茄含有一系列的生物活性成分，如维生素 C、维生素 K、维生素 E、铁维素、叶酸、槲皮素、八氢番茄红素、六氢番茄红素等，这些成分全部都有抗癌效果。绿花菜也有同样的情况，不能把它的效果拆解为某一成分。吃下整个食物意味着我们能吸收各种食物营养素，而食物多样化更能有加成效果。

这个研究和中医的混合汤剂疗效是吻合的，这为中医汤剂治疗肿瘤，使人们认识到它的正确性和发展前途是十分有帮助的。

日本国立癌症预防研究所经过大量的研究和实验，筛选出 20 种对癌症有显著抑制作用的蔬菜，抗癌蔬菜排行榜如下：熟红薯、生红薯、芦笋、花椰菜、卷心菜、菜花、西芹、茄子皮、甜椒、胡萝卜、金花菜、荠菜、苤蓝、芥菜、雪里红、番茄、大葱、大蒜、黄瓜、大白菜。

红薯抗癌机制：红薯中含有酚醛酸（如绿原酸、咖啡酸和二咖啡酰奎尼酸）、类胡萝卜素、花青素、黏蛋白、去氢表雄酮等多种生理活性物质，其中，去氢表雄酮可以用来预防结肠癌和乳腺癌。红薯中含有的赖氨酸可促使上皮细胞正常成熟，抑制上皮细胞异常分化，消除有致癌作用的氧自由基，阻止致癌物与细胞核中的蛋白质结合，增强人体免疫力。此外，红薯也含有硒元素，硒是一种抗癌物质。红薯还含有大量膳食纤维，膳食纤维在肠道内无法被消化吸收，能够刺激肠道，增强蠕动，通便排毒。同时，红薯含有丰富的β-胡萝卜素，它是一种有效的抗氧化剂，有助于清除体内的自由基。日本科学家研究了黄绿色植物的抗癌作用，发现红薯的抗癌作用超过人参，名列榜首。

十字花科蔬菜（花椰菜、卷心菜、菜花、金花菜、荠菜、苤蓝、芥菜、雪里红、大白菜、紫甘蓝、西蓝花等）含有硫代葡萄糖苷（简称硫苷）类化合物，此种化合物是十字花科蔬菜中一类重要的次生代谢物。在蔬菜处理过程中，硫苷被代谢为异硫氰酸盐等活性产物，这些代谢产物可以增加许多解毒酶的活性，抑制致癌因子的活化代谢能力，进而降低癌症的发生率。特别是萝卜硫苷，其水解产物萝卜硫素对人体有明显的抗氧化和防癌抗癌功效。经常食用十字花科蔬菜可预防胃癌、肺癌、食道癌的发生。

芦笋的抗癌作用体现在以下几个方面：①从芦笋中提取的物质可以改变淋巴细胞亚群之间的比例。人体免疫平衡主要由辅助细胞和抑制细胞的相互作用来维持，芦笋提取物可以增加辅助性细胞的数量，改变二者之间的比例，从而激活人体免疫系统。②芦笋中的一些成分可以提高杀伤细胞、巨噬细胞、肿瘤坏死因子等免疫细胞的活性，而这些免疫细胞对癌细胞都有不同程度的杀死、杀伤作用。③芦笋中的某些物质可以保护正常细胞免受放化疗毒副作用的损害，刺激骨髓造血机能升高，从而提高人体免疫功能，改善血象。④芦笋中含有大量的以高分子形式存在的硒和锗，它们可以提高超氧化物歧化酶的活性，诱发干扰素的产生，消除体内的自由基，加速新陈代谢。

番茄中含有大量的番茄红素、维生素、微量元素、多酚类物质等，番茄红素具有多种生理功能，如淬灭单线态氧，清除过氧自由基，诱导细胞间连接、通信，调节肿瘤细胞增殖，活化免疫细胞，清除人体吸入的香烟和汽车废气中的有毒物质等功能。多吃番茄红素可预防胃癌、结肠癌、直肠癌、口腔癌、前列腺癌、乳腺癌和子宫癌等，尤其是前列腺癌。随着番茄红素摄入量增加，前列腺癌发病危险性大大下降。

胡萝卜含有大量的胡萝卜素，被称为天然的“胡萝卜素仓库”。胡萝卜素是维生素 A 的前体物质。维生素 A 的抗癌机制：①可提高免疫力；②增强人体抗癌本能，修复 DNA 损伤，阻止肿瘤生长；③制止自由基伤害而导致的恶性变化；④清除和制止致癌物质或化学促癌因子的作用等。

甜椒含有丰富的维生素 C 和 β-胡萝卜素（越红的甜椒，维生素 C 和 β-胡萝卜素的含量越多）。β-胡萝卜素是强有力的抗氧化剂，能增强免疫力，有效预防癌症。

大蒜含有大蒜素，能阻断或减少致癌物亚硝胺化合物的合成，阻断其他有毒化学品、重金属和毒素等致癌物的危害。大蒜素还可以抑制癌细胞的生长，能显著杀灭肝癌、鼻咽癌、胃癌和白血病细胞等。其含有的硫氨基酸能激活肿瘤克星巨噬细胞包围癌细胞，使癌细胞解体死亡或变性，或者刺激人体产生抗癌干扰素，全面提高人体对癌细胞的防御能力。大蒜中还含有丰富的烷，能抑制依靠过氧化物供应氧的癌细胞增生。同时，烷又是人体内谷胱甘烷的构成部分。谷胱甘烷恰如一副强有力的化学“手铐”，可以牢牢“锁住”致癌物质，使其失去“毒性”。大蒜中硒的含量居植物之首，日常食物中含有机锗最丰富的也是大蒜。有研究证明，有机锗化合物和一些抗癌药物合用，无论是在抑制肿瘤局部生长方面，还是在防止肿瘤转移方面，均有协同作用。此外，经常食用大蒜可使患结肠癌的风险降低30%。

黄瓜含有产生苦味的葫芦素化合物。最新研究发现，葫芦素可以杀死癌细胞或抑制癌细胞生长，对于糖尿病也具有重要的防治功效 。黄瓜中含有开环异落叶松脂素、落叶松脂素、松脂素三种木脂体，可降低卵巢癌、乳腺癌、前列腺癌和子宫癌等多种癌症风险。

普通人群应尽量多吃蔬菜，每天摄入400～500 g各类蔬菜，才能够起到防病、保健作用。

"万物皆可治病，万物皆可为药。"在中医看来，脾胃为后天之本，气血生化之源。人体的正常生理活动有赖于脾胃摄入营养物质供给，先天不足的个体可以通过后天调养补足。饮食疗法作用机制，与其调节脑肠肽分泌、改善肠道菌群紊乱、改善多种代谢途径有关。万物精华浓缩在食物中。传统的中医食疗理念和方法，可以逐步改善癌症患者虚弱的体质，根据体质辨证实施精准药膳食补，助力癌症患者的快速康复。

研究发现，在氧和自由基诱发作用下，细胞膜上大量不饱和脂肪酸将转化为氧化脂质，影响养分吸收和废物排泄，最终导致细胞畸变。因此，癌症发生与氧化和自由基反应对细胞造成的破坏相关，饮食中的抗氧化物质有利于降低癌症的风险。同时，根据统计，部分癌症是由病毒或者细菌感染引起的，因此，具有抗菌、抗病毒、调节免疫等作用的物质也有利于降低这些癌症疾病的风险。

越来越多的证据表明，各种微生物代谢的吲哚衍生物，如吲哚-3-乳酸、吲哚-3-丙酸和吲哚-3-乙酸等，对宿主免疫和肠功能有深远影响，可以加强肠道屏障，抵御病原体，调节肠道稳态，对预防和治疗癌症意义重大。

山东三株发酵中药研究院运用人体仿生发酵技术，优选多株人体肠道益生菌，对复合抗癌蔬菜汁（红薯、西蓝花、卷心菜、紫甘蓝、芦笋、胡萝卜、西红柿）和食药抗癌方（红枣、薏苡仁、巴西菇、蒲公英、金银花、人参、香菇、金针菇、菊花、甘草）进行发酵，并通过先进的检测分析技术——色谱串联质谱（HPLC-MS/MS）检测其成分。试验证实，复合抗癌蔬菜汁和食药抗癌方发酵后均新生成多种具有抗癌、抗氧化、抗菌、抗病毒、调节免疫等作用的代谢物质，如去氧胆酸（具有促进胆汁分泌、调节免疫、保护肝脏、抗炎、抗氧化等功效）、花生四烯酸（可以酯化胆固醇，增加血管的弹性，使血液的黏稠度降低，因此，对预防心脑血管疾病、糖尿病和肿瘤具有一定的作用）、二十二碳六烯酸（抗衰老、改善血液循环、降血脂、辅助脑细胞发育，可抑制多种肿瘤细胞株生长，并能增强肿瘤细胞对常规化疗药物如表阿霉素、氟尿嘧啶、丝裂霉素的敏感性）、肉桂酸（对肺腺癌细胞增殖有明显抑制作用。肉桂酸是 A-5491 人肺腺癌细胞有效的抑制剂，在抗癌方面具有极大的应用价值）、3-吲哚乳酸（是某些乳杆菌通过代谢色氨酸产生的吲哚类代谢物，能够抑制结直肠癌的发生）、4-吲哚甲醛（具有抑菌活性）、松香酸（抗炎止痛、抑制肿瘤，能够抑制肿瘤细胞的生长和分裂，具有抗癌作用）、芥酸（具有抑制肿瘤细胞、降低血脂、抗炎、抗氧化、降血糖等功效）、银杏酸（具有明显的诱导肿瘤细胞凋亡，抑制肿瘤细胞生长的作用，还具有较强杀菌、抑菌、抗病毒作用）、5-脱氧-5-甲硫腺苷（通过抑制肿瘤细胞增殖、侵袭和诱导细胞凋亡来抑制肿瘤，同时调节肿瘤组织的炎症微环境）等。同时，发酵抗癌蔬菜中检测到抗癌、抗氧化、调节免疫等功效成分，发酵前相对浓度之和 274.63 μg/mL，发酵后增加至 313.66 μg/mL。复合抗癌蔬菜汁发酵后还检测到新生成多种独有的功效代谢物质，如硬脂酰胺（可以通过清除自由基和抑制氧化反应，保护细胞免受氧化应激的损伤）、α-酮戊二酸（在促进蛋白质合成、延缓衰老和调控表观遗传方面具有重要作用）、水苏碱（具有抗氧化、抗炎、抗菌、抑制肿瘤细胞生长的作用）、胆酸（具有利胆、降血脂、抗炎、免疫调节、抗病毒的作用）、甘氨胆酸（具有抗肿瘤活性的胆汁酸，可靶向作用于耐药泵和非耐药泵通路）等。食药抗癌方发酵后检测到新生成多种独有的功效代谢物质，如对羟基肉桂酸（具有抗氧化、抗肿瘤、抗化疗升白细胞等作用，同时可以减少致癌物质亚硝胺的形成，减少患癌症的风险）、R-雌马酚（其肿瘤预防作用已经在乳腺癌及前列腺癌等一系列的人类肿瘤中得到了证实，另外，雌马酚可抑制人胃癌细胞的增殖，导致 G_0/G_1 期细胞周期的阻滞，并且诱导细胞凋亡）、异甜菊醇（抑制 DNA 聚合酶和 DNA 拓扑异构酶活性，具有抗菌、抗癌、抗结核作用）、莪术醇（具有抗肿瘤作用，临床对宫颈癌疗效较好）等。

(四)体质医学指导下的“体质疗法”

人体体质是一个人在遗传的基础上,在环境的影响下,在其生长、发育和衰老过程中逐渐形成的功能、结构和代谢上相对稳定的特殊体质状态,主要包括三个方面:形态结构、生理机能、心理特征。

体质的决定因素:①先天因素,指遗传,即基因,基因决定了人体的先天体质基础。②后天因素,指人体所生活的环境、饮食、生活习惯、精神状况等因素。这些因素可导致基因改变,进而改变人的体质。各种疾病的发生无一不是在内外环境的影响下基因受损和病变导致人体体质发生变化的结果。

1.人的体质分类

上海中医药大学匡调元教授按阴阳、虚实、寒热、气血及燥湿的临床特征将人类体质分成六个主要类型,分别为燥红质、迟冷质、倦䏈质、腻滞质、晦涩质、正常质。

(1)燥红质:主要是因阴、精、津、液不足而引起的整个机体津液不足,干枯不润而化燥化热。由于阴液既亏,则内不能溉养脏腑,外不能濡润腠理孔窍,以致皮肤憔悴,毛发枯焦,口唇燥裂,舌上无津,口渴咽燥,大便秘结而小便赤少。

(2)迟冷质:主要是由于肾阳不足、命门火衰兼有脾阳不振导致元阳不足而引起整个机体代谢机能下降、精力衰退、热量不足而化寒。气不足则寒从中生。临床种种寒象接踵而至。

(3)倦䏈质:主要是由气血两虚而导致全身脏腑器官功能低下,对内外环境的适应能力降低。倦䏈质的形成是由于后天营养不良、饮食不节、暴饮暴食,或生冷无忌,往往伤及脾胃而致中气不足。精神因素及操劳过度也能影响脾胃功能而伤及元气。因脾主四肢,故困倦懒言,动则气喘,表热自汗,心烦不安。

(4)腻滞质:主要是由于脏腑功能低下,体内水谷津液运化功能减退而使某些代谢产物在体内积聚所致。腻滞质也与久居湿地及阴寒之地,伤人阳气而致内湿停滞相关。

(5)晦涩质:主要是由于气血运行不畅而致全身脏腑之气机郁滞。严重的气机失调可使全身或局部的组织产生明显的代谢障碍。

(6)正常质:健康体质,阴阳平衡,气血充实,不易产生疾病。

人体的阴阳、气血、精神、津液及脏腑功能经常处于动态变化之中,年龄、营养、起居、疾病、药物等因素都能使体质类型发生改变。因为体质的形成是以长期的代谢类型和生活方式的特殊性为基础的,所以,六种体质之间也是可以互变的。当然,体质的改变不是一朝一夕可以达到的。但如果掌握了体质改变的条件与规律,那么就可能有效地改变病理体质为正常体质,从而达到防病治病的目的。

人与人之间存在种种的不同,针对个人的健康问题依据饮食(古有药食同源)行为、习惯采取不同的干预措施来改变人的体质。由于每一种体质有不同的体质特点,相同的食物、药物用在不同体质的人身上,会产生不同的作用和效果。因此,每一种体质要有饮食、用药方面的区别。

2.肿瘤的发生与体质的关系

(1)易患恶性肿瘤的体质类型:肿瘤的发生除了与环境等因素有关以外,还与个人的体质(内因)密切相关。根据临床上的长期观察,发现两种体质类型与恶性肿瘤的发生有密切的关系。

一种是燥红质,他们长期以来内热较重,性情急躁,心烦失眠,大便秘结,小便黄少,舌红,舌苔或少或无。整个人体的新陈代谢呈病理性亢进状态,导致某些组织细胞容易受内外刺激的激惹而"误入歧途",发生突变,形成肿瘤。

另一种是晦涩质,他们体内的微循环常有障碍,或因血液成分异常,或因微血管循环失常,特别是长期、深层的心理上的忧郁。临床上可见面色晦暗,体内常有不明原因的固定部位的隐痛,舌多呈青紫色,或有瘀点。实验室检查可发现血液流变学上的异常。

(2)手术、放疗、化疗后的体质变化:恶性肿瘤患者经过一次大手术后,患者的身体内将发生深刻的损伤性与适应性反应。美国研究的资料表明,除去手术切口及内脏牵拉等引起的创伤外,患者的生殖功能将受到明显的、一时性的抑制,中医学称此为"急病及肾"。如及时用食养方法给予支持,对患者的康复有很大的帮助。如果术后还需要加用放射疗法和化学疗法,则其损伤性反应将更为加重,患者的造血系统及免疫系统功能将进一步降低,导致气血两虚。这对患者的康复极为不利，往往能因此而引起并发症。此时应加补气补血的食物调养。当然，必须按此人此时的体质状态选择，不能误补。

人体经放射治疗后，体内部分组织细胞会被杀伤，被杀伤的细胞将分解出一些有害物质，积聚于体内，会影响消化道功能而出现厌食、食欲不振、恶心、呕吐等反应；化学疗法则更为直接，所用化学物质直接作用于消化道而产生症状。中医学认为“脾胃为后天之本”“得谷者昌，失谷者亡”。因此，有效支持患者的消化吸收功能就显得十分重要了，这时可用谷芽、麦芽、鸡内金、陈皮等药食同源食物以及益生菌发酵食品调治，达到开胃健脾的目的。由于不同的人、不同的阶段，其体质有不同的差异性，体质不同，调理方法也应不同，选择相应的治疗、预防、养生方法，进行“因人制宜”的干预。因此，在抗癌食疗和药疗过程中，根据不同的体质，对症治疗，辨证施治，配合主治，一人一方进行专项调理。

源自于以人为本的人类体质学，在治疗肿瘤方面提出了不以消瘤为目标，而以保本为宗旨，带瘤生存，适时消瘤，全面提高人的生存质量的人性化理念，为广大肿瘤患者开辟了以调理体质，改变肿瘤发生、生存、复发的体质环境为手段，辅以抑杀肿瘤药物，根据患者体质采取祛邪不伤正的扶正祛邪治疗，使患者在享受高质量生活的同时，提高人体的免疫力，抑杀肿瘤，在良好的体质基础上辅以抑杀肿瘤的药物，实现肿瘤治疗的人性化理念。

肿瘤患者要想提高生命质量，预防癌症复发、转移，保持健康长寿，首先要辨清自己的体质。针对自己的体质进行“辨质养生与治疗”，选择对自己有利的食物，不利的就应该少吃一点，或者不吃。方可达到事半功倍的效果。

（五）运动锻炼免疫疗法

适度的运动是抗癌的良方，国外的一项研究表明，每天进行两小时有氧运动，癌症患者的生存率由32%上升到88%。此外，运动还能促进食欲，改善睡眠，增强体质，还可以改善人的情绪，是最好的镇静剂和安慰剂。因此，适度运动确是防病、抗癌的良方。

合理的身心锻炼方法对整体机能的恢复，特别是对维持神经—内分泌—免疫网络的稳定、协调与有序，具有一般药物治疗所无法比拟的优势。根据患者不同的身体情况，提供不同的锻炼方法，以提高人体的免疫力。

锻炼活动能提高身体的免疫能力，恢复健康体质。但是，要根据患者的病情轻重不同，各自体质不同，制定适合患者实际情况的锻炼方法。

肿瘤患者因体力下降导致活动受限，其康复治疗原则：①把握疾病病情；②改善活动障碍情况；③自主的少量多次锻炼；④指导其在病房内活动；⑤由康复医生进行治疗和被动锻炼；⑥让患者知道自己的病情，从而进行配合。

患者经常锻炼身体，能提高身体素质，提高免疫力，保持精神愉快，能起到辅助治疗癌症的功效。如气功、保健操、走步、快走步、打坐、吸气吐气等。

（六）适当辅助手术、化疗、放疗等方法

根据患者具体情况，可采用相应治疗办法。手术是有局限性的，有很多癌症患者由于身体状况不能手术。作为抗癌的辅助手段，我们主张适时、适度地进行手术、化疗、放疗。早期癌症患者，能手术的还是要手术，这是正确的；对少数癌症患者适合、适当、适度地化疗是十分必要的，但要根据个性化的宗旨。我们主张千万不要过度化疗！对所有癌症患者都进行足量、足疗程的化疗，这是十分不明智的，进行手术、放疗、化疗的癌症患者要及时配合自然疗法，中西医结合效果好。

中国科学院院士肝癌手术专家吴孟超曾说："我是搞肝胆肿瘤的，搞了几十年，虽然疗效有所提高，但是提高得不快，而且问题越来越多，越来越复杂，发病率也越来越高。"西医治疗肿瘤时忽略全身，只重视局部治疗，而中医的治疗是重视全身的，两者结合起来就是一个完整的治病救人方案，结合得好，肿瘤治疗效果一定会提高。

总之，肿瘤患者要积极进行综合治疗，重视自然疗法的作用。亚健康人群要重视健康教育，以预防为主。正如原卫生部副部长殷大奎所说："只治不防，越治越忙；只治不防，花钱心慌；只治不防，痛苦悲伤。"

第六节　益生菌发酵中药功效成分分析

根据山东三株发酵中药研究院提供的资料，人体仿生发酵中药产品通过先进的科学分析技术——色谱串联质谱（HPLC-MS/MS），已经可以从分子水平基本分析清楚其功效成分，同时，可以通过发酵前后成分比较，分析清楚发酵所产生的大量代谢物质。虽然，还有部分成分在目前水平下检测分析不出来，但是，随着今后科学技术的发展，检测分析水平会越来越高，分析的功效成分也会越来越全面。今后，对食物、药物等各种成分在人体中的吸收、代谢过程，以及对人体的新陈代谢平衡、养生、防病、治病等方面的影响有待全面解释清楚。

一、人体仿生发酵中药全谱成分分析

（一）技术

通过色谱串联质谱（HPLC-MS/MS）技术鉴定样品中小分子化合物，从而达到对其进行定性定量分析的目的。利用超高效液相色谱质谱联用技术对物质进行分离和鉴定，结合质谱数据库信息对其进行注释和分类，精准定性，使我们从整体上了解样品的物质组成。

全谱分析流程如图 10-1 所示：

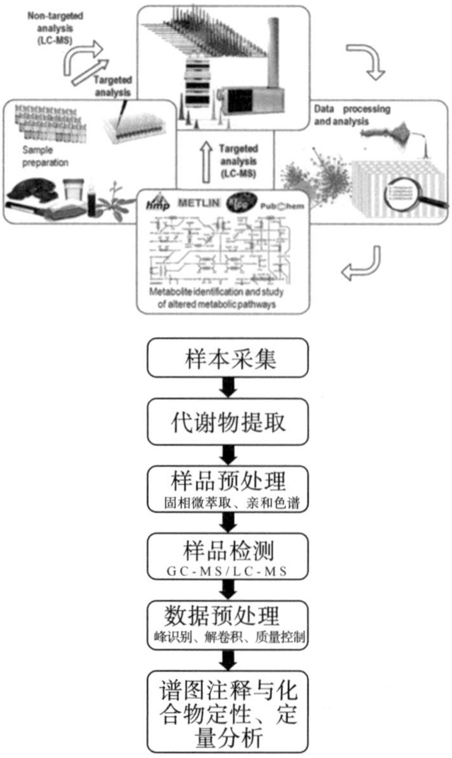

图 10-1　全谱分析流程

（二）化学成分定量分析

相对浓度：根据各样品中代谢物峰面积，计算代谢物在样品中的相对浓度。单位：μg/mL。

计算公式：各物质相对浓度＝内标浓度/内标峰面积×代谢物峰面积×稀释倍数（样品稀释 10 倍上机）。

进行 LC-MS 检测，针对检测结果，进行全谱鉴定。

（三）方法

样品提取：称取混合均匀的样品 100 mg 置于 2 mL 离心管中，加入 1 mL 70%甲醇和 3 mm 规格钢珠，用全自动样品快速研磨仪（JXFSTPRP-48）70 Hz震荡破碎 3 min，冷却后低温超声（40 kHz）10 min，4 ℃低温下 12000 r/min离心 10 min，取上层清液稀释 2～100 倍，加入 10 μL 100 μg/mL 内标，过 0.22 μm PTFE 滤头上机检测。

色谱与质谱条件：①仪器分析平台：LC-MS（Thermo，Ultimate 3000LC，Q Exactive HF）；②色谱柱：^{18}C 色谱柱［Zorbax Eclipse ^{18}C（1.8 μm×2.1 mm×100 mm）］；③色谱分离条件为：柱温为 30 ℃，流速0.3 mL/min。

流动相组成 A 为 0.1%甲酸水溶液，B 为纯乙腈，进样量为 2 μL，自动进样器温度 4 ℃。

流动相梯度洗脱程序见表 10-1。

表 10-1　液相色谱流动相条件

时间/min	流速/μL/min	梯度	B%乙腈	A%甲酸
0～2	300	—	5	95
2～6	300	线性梯度	30	70
6～7	300	—	30	70
7～12	300	线性梯度	78	22
12～14	300	—	78	22
14～17	300	线性梯度	95	5
17～20	300	—	95	5
20～21	300	线性梯度	5	95
21～25	300	—	5	95

质谱条件如下：使用正、负离子两种扫描模式。扫描模式为一级全扫描（Full Scan，m/z 100～1500）与数据依赖性二级质谱扫描（dd-MS2，TopN ＝ 10）；分辨率为 120 000（一级质谱）和 60 000（二级质谱）。碰撞模式为高能量碰撞解离（HCD）。

正、负模式均为加热器温度 325 ℃，鞘气流速 45 arb，辅助气流速 15 arb，吹扫气流速 1 arb，电喷雾电压 3.5 kV，毛细管温度 330 ℃，S-Lens RF Level 55%。

(四)新冠1号协定方中功效成分分析

离子流(TIC)如图10-2、图10-3所示。

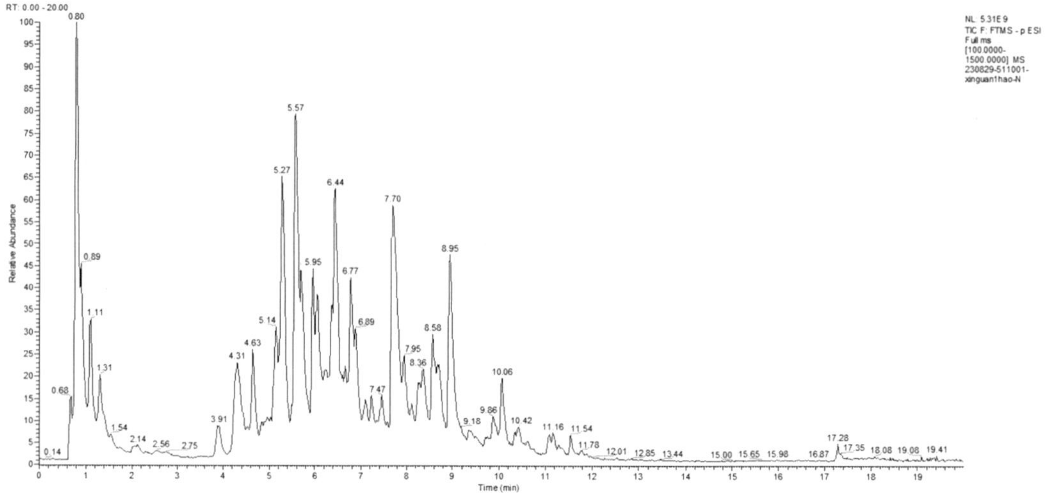

图10-2 新冠1号负离子模式

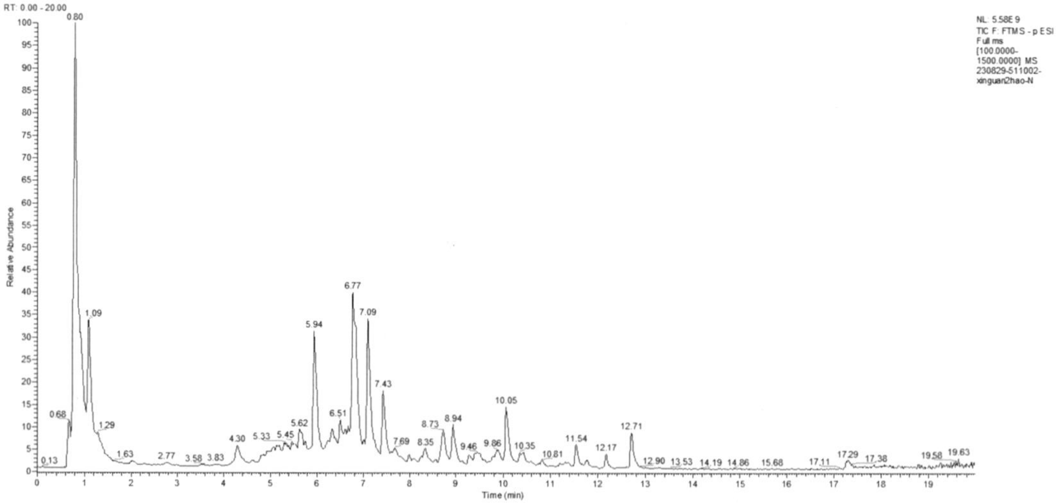

图10-3 新冠1号正离子模式

1.新冠1号协定方

(1)来源:山东省卫生健康委(山东省中医药管理局)制定的《山东省新冠病毒感染中药协定处方》。

(2)主要组成:柴葛解肌汤合银翘散加减。金银花15 g、连翘15 g、竹叶10 g、生石膏30 g、荆芥10 g、羌活10 g、白芷10 g、川芎10 g、防风10 g、芦根

30 g、黄芩 10 g、葛根 15 g、柴胡 10 g、藿香 10 g、佩兰 10 g、生甘草 6 g。

(3)制备:经益生菌发酵至 500 mL。

(4)检测:正离子模式共检出 253 种成分,负离子模式共检出 167 种成分。

根据文献报道,新冠 1 号协定方发酵中药产品成分按功效分类可归纳为:①抗病毒功效成分(36 种);②增强免疫力、抗疲劳功效成分(22 种);③抗心肌缺氧,有益心脑血管功效成分(38 种);④具有抗氧化、抗菌、抗炎、抗肿瘤、抗突变功效成分(116 种);⑤镇咳、祛痰、平喘、镇静、安神、解热镇痛、解痉、麻醉、保护神经功效成分(21 种);⑥维生素、氨基酸等营养性物质(18 种)。

2.新冠 1 号协定方具体成分(含量见附录一中各表)

(1)抗病毒功效成分(见附表 1-1):5-O-甲基维斯阿米醇苷、大黄素、橙皮苷、甘草苷、黄芩素、芦丁、芹菜苷、甜橙黄酮、咖啡酸、连翘酯苷 I、木通苯乙醇苷 B、异阿魏酸、7-去甲基软木花椒素、异补骨脂素、毛蕊异黄酮、广藿香酮、绿原酸、异绿原酸 C、莪术醇、吉马酮马鞭草苷、异樱花素、毛蕊异黄酮苷、红景天苷、金石蚕苷、右旋奎宁酸、紫云英苷、黄豆黄苷、柠檬苦素、(+)-松脂素-β-D-吡喃葡萄糖苷、没食子酸、白杨素、木犀草素、异连翘酯苷 A、野黄芩苷、异甘草苷等。

(2)增强免疫力、抗疲劳功效成分(见附表 1-2):升麻苷、升麻素、牛蒡子苷元、汉黄芩素、桑黄素、鸟嘌呤、阿魏酸、藁本内酯、丹参素、10-羟基-2-癸烯酸、异麦角甾苷、红景天苷、荠草酸、5-羟基马鞭草苷、甘草酸二铵、三栀子苷甲酯、木犀草素、紫云英苷、木通苯乙醇苷 B、大黄素、大黄素甲醚、毛蕊异黄酮苷等。

(3)抗心肌缺氧,有益心脑血管功效成分(见附表 1-3):升麻苷、牡荆素葡萄糖苷、山姜素、山柰酚-3-O-芸香糖苷、柚皮素、鸟嘌呤、腺苷、腺苷环磷酸酯、水苏碱、鸟氨酸、6,7-二甲氧基香豆素、香豆素、异紫花前胡内酯、紫花前胡苷、紫花前胡醇、洋川芎内酯 A、黄豆黄苷、大豆苷元、豆苷、葛根素、射干苷元、野鸢尾苷、原儿茶醛、莪术二酮、毛蕊异黄酮苷、断氧化马钱苷、丹参素、白皮杉醇、阿魏酸、α-亚麻酸、芹菜素、丹酚酸 A、红景天苷、荠草酸、隐绿原酸、三栀子苷甲酯、紫云英苷、1,3-二咖啡酰奎宁酸等。

(4)具有抗氧化、抗菌、抗炎、抗肿瘤、抗突变功效成分(见附表 1-4):5-O-甲基维斯阿米醇苷、亥茅酚苷、邻藜芦醛、异香草酸、曲酸、橙黄决明素、升麻苷、升麻素、大黄素、斑蝥素、牛蒡子苷元、连翘酯苷、异补骨脂素、毛蕊异黄酮苷、尿嘧啶、罗汉松脂素、橙皮素、川陈皮素、高车前素、汉黄芩苷、鸟嘌呤、金腰乙素、柳穿鱼黄素、牡荆素、木犀草苷、木犀草素-7-葡萄糖醛酸苷、漆黄素、千层纸素 A、去甲基川陈皮素、维采宁Ⅱ、香叶木素、野黄芩苷、异槲皮苷、异泽兰黄素、淫羊藿素、柚皮素、栀子黄素 B、棕矢车菊素、白皮杉醇、异阿魏酸、对羟基肉桂酸、芥子酸、甜菜碱、刺甘草查耳酮、异甘草素、柚皮苷查耳酮、4-甲基七叶亭、6,7-二甲氧基香豆素、白当归素、秦皮素、软木花椒素、水合氧化前胡素、异嗪皮啶、茵芋苷、次野鸢尾黄素、刺芒柄花素、芒柄花苷、美迪紫檀素、染料木素、野鸢尾黄素、5-羟甲基糠醛、花椒油素、獐牙菜苦苷、獐芽菜苷、异欧前胡素、射干苷黄藤素、小檗碱、18 β-甘草次酸、α-香附酮、岚香酮酸、白术内酯Ⅱ、白术内酯Ⅲ、莪术烯醇、芳姜黄酮、甘草酸二铵、雷公藤内酯甲、去氧穿心莲内酯、石竹素、松香酸、大黄素甲醚、甲基异茜草素、没食子酸辛酯、2-环戊基苯酚、黄芩苷、千层纸素 A-7-0-β-D-葡萄糖醛酸苷、紫云英苷、大车前苷、迷迭香酸、柠檬酸、秦皮苷、1-咖啡酰奎宁酸、L-酒石酸、龙胆苦苷、异绿原酸 C、隐绿原酸、5-羟基马鞭草苷、白果内酯、京尼平苷酸、马钱苷酸、欧前胡素、三栀子苷甲酯、熊果酸、白杨素、橙皮苷、汉黄芩素、黄芩素、芦丁、木犀草素、异牡荆素、(+)-松脂素-β-D-吡喃葡萄糖苷、咖啡酸、木通苯乙醇苷 B、异连翘酯苷、异麦角甾苷、7-去甲基软木花椒素等。

(5)镇咳、祛痰、平喘、镇静、安神、解热镇痛、解痉、麻醉、保护神经功效成分(见附表 1-5):5-O-甲基维斯阿米醇苷、异戊巴比妥、松柏醛、甘草素、高车前苷、羟基芫花素、斯皮诺素、6,7-二甲氧基香豆素、7-羟基香豆素、东莨菪苷、东莨菪内酯、佛手酚、花椒毒素、欧前胡素、秦皮甲素、氧化前胡素、异紫花前胡内酯、藁本内酯、丹皮酚、苦杏仁苷、异欧前胡素、异牡荆素等。

(6)维生素、氨基酸等营养性物质(见附表 1-6):吡多胺、吡哆醛、烟酸、DL-2-氨基辛二酸、DL-精氨酸、L-焦谷氨酸、L-亮氨酸、L-脯氨酸、L-苯丙氨酸、谷氨酸、亮氨酰脯氨酸、鸟氨酸、脯氨酰-亮氨酸、胆碱、D-泛酸钙、芦丁、次黄嘌呤、D-半乳糖等。

3.讨论

新冠 1 号协定方为柴葛解肌汤合银翘散加减方,本方具有对外感风寒,郁而化热证的治疗功效。症见恶寒渐重，身热增盛，无汗头痛，目痛，身痛，心烦不眠，咽干耳聋，眼眶痛，舌苔薄黄，脉浮微洪。

方中葛根、柴胡共为君药，葛根外透肌热，柴胡舒畅气机。羌活、白芷、荆芥、防风助君药发散风寒；银花、连翘助君药清热解毒，热因毒而起，清热即解毒；上六味为臣药。方中柴胡、黄芩、生石膏三味为经典配伍组药，退热确切。川芎、白芷为伍，行气止痛；芦根得配竹叶，清心热，宣肺气，皮毛之热自开；藿香、佩兰合用，既可清热化湿，又能温化寒湿，此为佐，生甘草解毒，调和诸药。新冠1号协定方主要用于新冠初期具有上述症状人群，亦可用于流感初期具有上述症状者。

新冠1号协定方经益生菌发酵后，中药生物活性提高，易被人体吸收利用。经发酵后的中药成分，以次级生物转化小分子形态展现，正向治疗作用加强，集生态、营养、免疫于一体，参与入血循环，使其治疗范围拓展，其功能主治效果增强。

通过对新冠1号协定方发酵产品全谱成分检测，结合查阅各成分文献报道的功效作用，充分了解中药治疗疾病的整体思路。成分中不仅包含丰富的抗病毒功效成分36种，相对浓度之和809.334 μg/mL（见附表1-1）；还包含大量增强免疫力、抗疲劳功效成分22种，相对浓度之和248.639 μg/mL（见附表1-2），这些物质起到间接抗病毒作用；同时含有保护脏器成分，如抗心肌缺氧、有益心脑血管功效成分38种，相对浓度之和763.716 μg/mL（见附表1-3）；以及具有抗氧化、抗菌、抗炎等功效成分116种，相对浓度之和2849.714 μg/mL（见附表1-4），这些物质可以帮助机体减少炎症反应；并且，含有大量改善症状的成分，如镇咳、祛痰、平喘、镇静、安神、解热镇痛、解痉等功效成分21种，相对浓度之和224.168 μg/mL（见附表1-5），以及对身体恢复有益的维生素、氨基酸等营养性物质18种，相对浓度之和322.168 μg/mL（见附表1-6）。这些成分多靶点、多途径协同作用，标本兼治，既能改善症状，又能从根本上抑制病毒、保护脏器和减少炎症反应。

4.新冠1号协定方发酵产品中功效成分分析数据

详见附录一。

（五）新冠 3 号协定方中功效成分分析

离子流如图 10-4、图 10-5 所示。

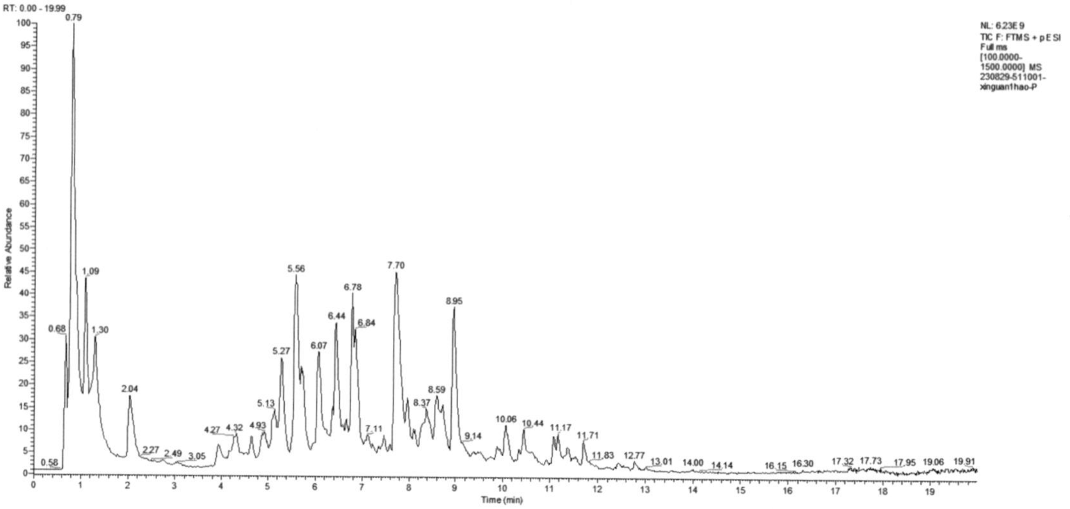

图 10-4　新冠 3 号负离子模式

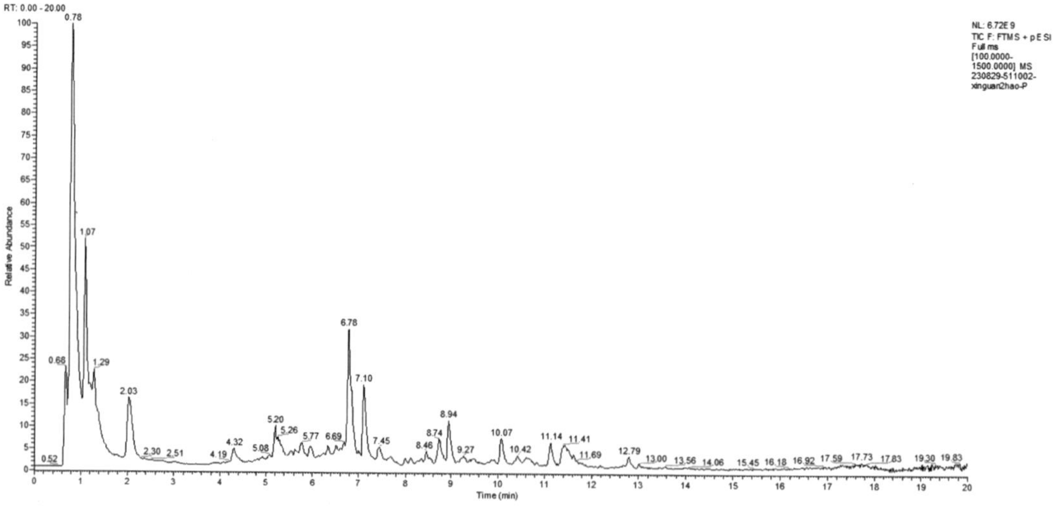

图 10-5　新冠 3 号正离子模式

1.新冠 3 号协定方

（1）来源：山东省卫生健康委（山东省中医药管理局）制定的《山东省新冠病毒感染中药协定处方》。

(2)主要组成:藿香正气散加减。藿香 10 g、半夏曲 9 g、白术 12 g、陈皮 10 g、茯苓 15 g、紫苏 10 g、白芷 10 g、羌活 10 g、厚朴 10 g、大腹皮 10 g、桔梗 10 g、生姜 3 片、大枣 1 枚、生甘草 6 g。

(3)制备:经益生菌发酵至 250 mL。

(4)检测:正离子模式共检出 231 种成分,负离子模式共检出 157 种成分。

根据文献报道,新冠 3 号协定方发酵产品成分按功效分类可归纳为:抗病毒功效成分(30 种);增强免疫力、抗疲劳功效成分(10 种);抗心肌缺氧,有益心脑血管功效成分(18 种);抗氧化、抗菌、抗炎、抗肿瘤、抗突变功效成分(68 种);镇咳、祛痰、平喘、镇静、安神、解热镇痛、解痉、麻醉、保护神经功效成分(23 种);维生素、氨基酸等营养性物质(11 种)。

2.新冠 3 号协定方具体成分(含量见附录二中各表)

(1)抗病毒功效成分(见附表 2-1):野黄芩苷、橙皮苷、右旋奎宁酸、海罂粟碱、咖啡酸、大黄素、橙皮苷、黄芩素、异连翘酯苷 A、甜橙黄酮、7-去甲基软木花椒素、芸香柚皮苷、咖啡酸、异补骨脂素、广藿香酮、绿原酸、莪术醇、柠檬苦素、异绿原酸 C、枸橘苷、荭草苷、芦丁、木犀草素、芹菜素-7-O-β-D-吡喃葡萄糖苷、异甘草苷、异樱花素、左旋紫草素、木通苯乙醇苷 B、黄豆黄苷、红景天苷、去芹糖桔梗皂苷 D 等。

(2)增强免疫力、抗疲劳功效成分(见附表 2-2):异麦角甾苷、DL-赖氨酸、甘草酸二铵、桔梗皂苷 D、L-天冬酰胺、鸟氨酸、异樱花素、10-羟基-2-癸烯酸、红景天苷、洛塞琳等。

(3)抗心肌缺氧,有益心脑血管功效成分(见附表 2-3):紫花前胡苷、丹参素、葛根素、水苏碱、橙皮素、隐绿原酸、槲皮素-3-葡萄糖醛酸苷、甜橙黄酮、芸香柚皮苷、紫花前胡醇、荭草苷、芹菜素、异樱花素、柚皮素、阿魏酸、黄豆黄苷、1,3-二咖啡酰奎宁酸、红景天苷等。

(4)抗氧化、抗菌、抗炎、抗肿瘤、抗突变功效成分(见附表 2-4):迷迭香酸、橙皮苷、厚朴酚、甘草苷、黄芩苷、甘草素、咖啡酸、美迪紫檀素、和厚朴酚、大黄素、橙皮素、隐绿原酸、川陈皮素、汉黄芩苷、柚皮素、异泽兰黄素、淫羊藿素、金腰乙素、甜橙黄酮、野黄芩苷、芸香柚皮苷、甲槟榔碱、甜菜碱、白当归素、欧前胡素、水合氧化前胡素、刺芒柄花素、5-羟甲基糠醛、绿原酸、18β-甘草次酸、α-香附酮、白术内酯Ⅲ、莪术醇、甘草酸二铵、柠檬苦素、丁香酸、桔梗皂苷D、没食子酸、大黄素甲醚、甲基异茜草素、对羟基肉桂酸、枸橘苷、汉黄芩素、异绿原酸C、荭草苷、黄芩素、芦丁、壬二酸、木犀草素、木犀草素-7-葡萄糖醛酸苷、千层纸素A-7-0-β-D-葡萄糖醛酸苷、芹菜素-7-O-葡萄糖醛酸苷、异樱花素、棕矢车菊素、阿魏酸、木通苯乙醇苷B、异连翘酯苷A、7-去甲基软木花椒素、七叶亭、秦皮苷、秦皮甲素、异欧前胡素、黄豆黄苷、1-咖啡酰奎宁酸、红景天苷、龙胆苦苷、熊果酸、洛塞琳等。

(5)镇咳、祛痰、平喘、镇静、安神、解热镇痛、解痉、麻醉、保护神经功效成分(见附表2-5):紫花前胡苷、和厚朴酚、异戊巴比妥、栀子黄素B、乙基吗啡、7-羟基香豆素、氧化前胡素、异紫花前胡内酯、藁本内酯、α-香附酮、甘松新酮、柠檬苦素、丁香酸、羟基芫花素、野黄芩苷、异樱花素、佛手酚、七叶亭、秦皮甲素、苦杏仁苷、白果内酯、熊果酸、洛塞琳等。

(6)氨基酸、维生素类营养物质(见附表2-6):DL-精氨酸、DL-赖氨酸、L-苯丙氨酸、L-亮氨酸、L-脯氨酸、D-泛酸钙、N-乙酰基-DL-正亮氨酸、L-色氨酸、吡多胺、吡哆醛、D-半乳糖等。

3.讨论

新冠3号协定方为藿香正气散加减,藿香正气散方出自《太平惠民合剂局方》。功能为解表化湿,理气和中。主治外感风寒,内伤湿滞证。症见恶寒发热,头痛,霍乱吐泻,脘腹疼痛,胸膈满闷,舌苔白腻。以上吐下泻,恶寒发热,舌苔白为辨证要点。

新冠3号协定方为原《合剂局方》加羌活而成。该方用药在手太阴,足阳明。藿香辛温,理气和中,辟恶止呕,兼治表里,为君药;辅以紫苏、白芷、桔梗散寒利膈,因外感风寒邪气,加羌活散表寒祛湿,止痛,以发表邪,共为臣药;厚朴、大腹皮行水消满,陈皮、半夏散逆除痰,共为佐药,以疏通里滞;茯苓、白术、甘草益脾祛湿。正气通畅,邪逆诸症自除。

新冠3号协定方经益生菌发酵,临床效果十分理想,对外感风寒,内伤食滞,或内伤寒湿,夏伤暑湿,山岚瘴症诸证,都显示出明确的疗效。该方组分多靶点协同作用十分显著,而且有标本兼治之功,其功效作用范围大大拓宽,对不同体质、肠道菌群差异人群,都显示出良好效果。

通过对新冠 3 号协定方发酵产品全谱成分检测，结合查阅各成分文献报道的功效作用，充分体现了中药治疗疾病的整体思路。成分中不仅包含 30 种丰富的抗病毒功效成分，相对浓度之和 1557.847 μg/mL（见附表 2-1）；还包含 10 种大量增强免疫力、抗疲劳功效成分，相对浓度之和 630.985 μg/mL（见附表 2-2），这些物质起到间接抗病毒作用；同时含有保护脏器成分，如 18 种抗心肌缺氧、有益心脑血管功效成分，相对浓度之和 1607.105 μg/mL（见附表 2-3）；以及 68 种抗氧化、抗菌、抗炎等功效成分，相对浓度之和 3809.882 μg/mL（见附表 2-4），这些物质可以帮助机体减少炎症反应；并且，含有大量改善症状的成分，如 23 种镇咳、祛痰、平喘、镇静、安神、解热镇痛、解痉等功效成分，相对浓度之和 1343.487 μg/mL（见附表 2-5）；以及 11 种对身体恢复有益的维生素、氨基酸等营养性物质，相对浓度之和 473.477 μg/mL（见附表 2-6）。这些成分多靶点、多途径协同作用，标本兼治，既能改善症状，又能从根本上抑制病毒、保护脏器和减少炎症反应。

4.新冠 3 号协定方发酵产品中功效成分分析数据

详见附录二。

（六）扶正散结合剂（益生菌发酵中药）成分对症分析

扶正散结合剂是由黄芪、熟地黄、党参、阿胶、灵芝、天花粉、甘草、溪黄草、黄芩、枇杷叶（蜜炙）、芦根、重楼、猪苓、白花蛇舌草、干蟾皮、僵蚕、蜗牛、全蝎、黑豆、蜈蚣、壁虎 21 味中药，经提取、酶解、益生菌发酵而成。具有补气养血，解毒散结，消肿化瘀的功效。用于气血两亏、瘀毒内结型肿瘤患者的放化疗辅助用药。

扶正散结合剂多年来临床效果较好，为寻找其药效物质，研究人员做了以下工作：

1.小分子化合物全谱成分分析

采用色谱串联质谱（HPLC-MS/MS）技术鉴定其中小分子化合物，对扶正散结合剂中化学成分进行全谱分析。证实了扶正散结合剂中存在多种直接促进癌细胞凋亡的成分，其抗肿瘤作用具有多成分、多靶点特性。

离子流如图 10-6、图 10-7 所示。

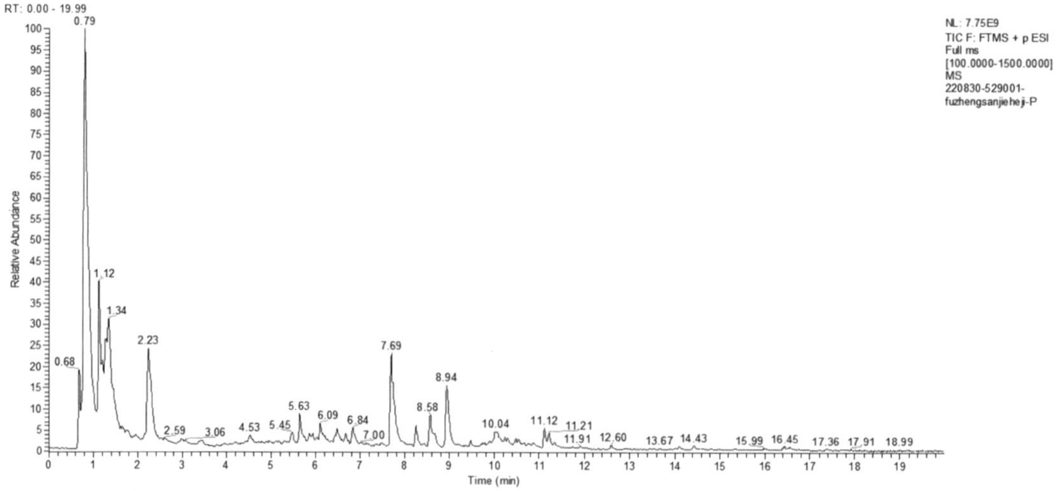

图 10-6　正离子模式扫描图(TIC)

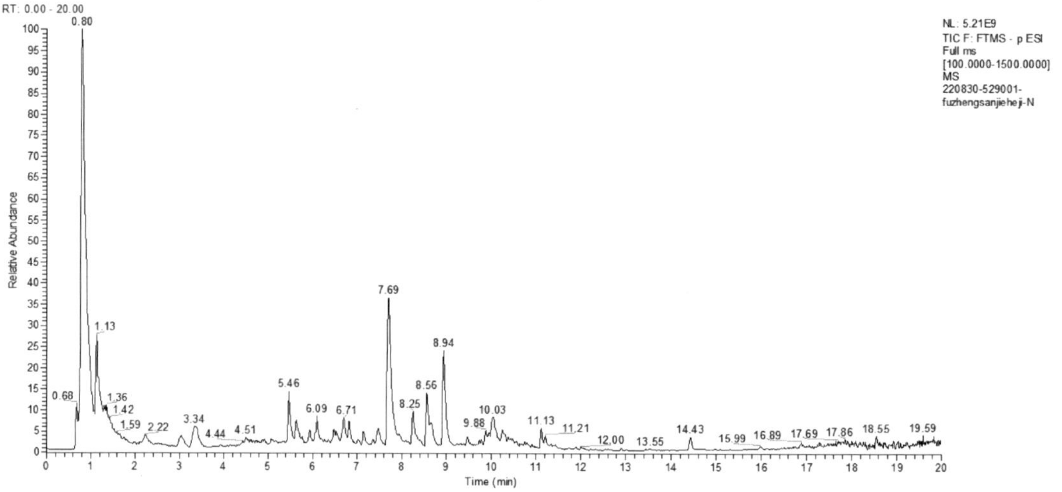

图 10-7　负离子模式扫描图(TIC)

2.结果

经正离子模式测定分析共鉴定出 275 种成分,其中,文献明确报道具有促进癌细胞凋亡活性的成分有 42 种(见附表 3-1),分别为甜菜碱、黄芩苷、黄芩素、大黄素甲醚、高车前素、异泽兰黄素、野黄芩苷、牡荆素、白杨素、柳穿鱼黄素、高良姜素、甘草素、金腰乙素、汉黄芩素、异牡荆素、千层纸素 A、高黄芩素、木蝴蝶苷 A、染料木素、大豆苷元、毛蕊异黄酮、毛蕊异黄酮苷、葛根素、黄豆黄素、刺芒柄花素、芒柄花苷、染料木苷、豆苷、野鸢尾苷、异甘草素、原儿茶醛、灵芝酸 C6、熊果酸、莪术烯醇、异甜菊醇、冬凌草甲素、积雪草酸、甘草次酸、灵芝酸 G、冬凌草乙素、腺苷、沙蟾蜍精。

经负离子模式测定分析共鉴定出 178 种成分。其中,文献明确报道具有促进癌细胞凋亡活性的成分有 36 种(见附表 3-2),分别为拓扑替康、芥子酸、连翘酯苷 A、毛蕊花糖苷、迷迭香酸、高车前素、高黄芩素、汉黄芩苷、汉黄芩素、黄芩素、柳穿鱼黄素、木犀草苷、木犀草素、千层纸素 A、野黄芩苷、异牡荆素、异泽兰黄素、棕矢车菊素、刺芒柄花素、大豆苷元、豆苷、葛根素、槐角苷、毛蕊异黄酮、染料木素、野鸢尾苷、鹰嘴豆芽素 A、甘草查耳酮 A、甘草查耳酮 B、18 β-甘草次酸、车叶草苷酸、积雪草酸、灵芝酸 C6、灵芝酸 G、齐墩果酸、丹酚酸 C。

3.扶正散结合剂中多糖成分分析

委托北京清析技术研究院检测扶正散结合剂中灵芝、党参、黄芪多糖成分含量。结果如下:

测试结果

样品状态:液体　　　　样品来源:委托人送样

测试结果:

样品名称	测试项目	结果	单位	测试方法
扶正散结合剂	灵芝多糖	0.0228	%	紫外-可见分光光度法
	黄芪多糖	0.0341	%	紫外-可见分光光度法
	党参多糖	0.0320	%	紫外-可见分光光度法

4.讨论

扶正散结合剂是国家级火炬计划准字号发酵中药。功能为补气养血,解毒散结,消肿化瘀。作为气血两虚,瘀毒内结型肿瘤患者的放化疗辅助用药。经全国 21 家三甲医院临床观察,总有效率为 73%。本品由 21 味中药经酶解、发酵生物转化而制取。国内首创,国际先进。该产品凝聚了吴炳新人文学博士科研团队的共同努力,在此鸣谢!

本品立足于肿瘤发病“虚、毒、瘀”之因,方中以党参、黄芩扶正祛邪,共为君药。扶正不留邪,祛邪不伤正。党参得黄芪、天花粉、灵芝、阿胶、熟地黄相配，具有益气养阴，扶正抗癌，全面提高人体免疫之功。黄芩得配溪黄草，清热利湿，凉血散瘀；得配白花蛇舌草，清热解毒，消肿抗癌又祛湿聚；得配重楼，清热解毒，消肿止痛，且息风定惊，此三味助黄芩清热解毒祛湿，毒因热而起，清热即解毒，湿祛瘀毒散，此三味草药为抗癌之组药代表。

黄芩得虫类中药全蝎、蜈蚣，解毒散结，通络止痛；黄芩得干蟾皮，解毒、消肿、利水；黄芩得配僵蚕之助，解毒散结，息风止痉，祛风止痛。以上共为臣药。枇杷叶、甘草止咳平喘为使药。

方中虫类药经酶解，天然中药经发酵制取，经大量临床验证和液相质谱检测，具有确切的抗肿瘤、抗癌及治疗杂病的效果，对放化疗效果尤为突出，对病毒性外感尤为有效。

中药成分抗肿瘤机制研究主要表现在以下几个方面：①诱导肿瘤细胞凋亡；②阻滞肿瘤细胞周期；③抑制肿瘤侵袭转移；④引发肿瘤细胞自噬；⑤参与肿瘤氧化应激；⑥调控肿瘤微环境。研究报道，许多成分同时具有以上多种抗肿瘤机制。

本次检测主要是针对分子量小于 2000 的化合物进行的成分分析，其中，正离子模式检测出的成分中，目前已有文献报道有诱导肿瘤细胞凋亡作用的成分有 42 种（见附表 3-1），其相对浓度之和 640.899 μg/mL；负离子模式检测出的成分中，目前已有文献报道有诱导肿瘤细胞凋亡作用的成分有 36 种（见附表 3-2），其相对浓度之和 2110.707 μg/mL；并且这些成分中，许多成分（如黄芩素、汉黄芩素、高黄芩素、甘草酸二铵、迷迭香酸、泽兰黄酮、大黄素、野黄芩苷、黄豆黄苷、白杨素、甘草素、毛蕊异黄酮、灵芝酸 C6、紫草酸、射干苷、射干苷元、木犀草素、芦丁、丹酚酸 C、连翘酯苷 A 等）文献报道其同时具有抗病毒、提高免疫力等作用，表现出中药多成分、多靶点特性。同时，益生菌发酵代谢产物也具有良好的抗肿瘤作用，有研究指出益生菌产生的后生元在不同剂量配比下，对各种癌细胞表现出选择性的细胞毒性作用，而不对正常细胞造成毒性作用或溶血。

扶正散结合剂中，除以上小分子量成分具有抗肿瘤作用外，多肽、多糖等较大分子量成分也具有抗肿瘤作用。分子药理学研究表明，多肽能够通过破坏肿瘤细胞膜结构、诱导肿瘤细胞凋亡和周期阻滞、抑制肿瘤血管生成以及提高机体免疫力等多种途径发挥抗肿瘤作用。多糖可改变细胞膜流动性及细胞膜泵的活性，对肿瘤细胞超微结构产生影响，抑制细胞周期和诱导细胞凋亡，对肿瘤细胞蛋白质和核酸合成产生影响，作为免疫增强剂发挥抗肿瘤作用（对免疫器官的影响，对细胞免疫的影响，对树突状细胞的影响，对补体系统的影响）。通过抗氧化清除自由基等作用产生抗肿瘤活性。

文献报道：黄芪多糖能显著提高环磷酰胺致骨髓抑制小鼠外周血白细胞、红细胞和骨髓有核细胞数，促进骨髓抑制小鼠造血功能的修复，且该作用与粒细胞集落因子相比更为缓和、持久。黄芪皂苷具有提升免疫低下小鼠外周血 T 淋巴细胞亚群水平，改善化疗药物导致骨髓造血功能低下的作用。梁可等研究显示，黄芪皂苷能通过升高化疗后贫血小鼠血清中白细胞介素-4（IL-4）、白细胞介素-5（IL-5）含量，降低白细胞介素-6（IL-6）含量，来改善环磷酰胺诱导小鼠骨髓抑制和免疫功能低下的情况。

大量关于中药免疫调节方剂的文献表明，中药治疗放化疗后，白细胞减少症疗效持久显著，毒副作用小，机体免疫力得到多方面、整体的调节，不但有助于机体免疫系统的恢复，还能改善骨髓造血功能，具有抗肿瘤、升高白细胞的功效，利于机体恢复健康。

各类天然免疫调节药物主要通过以下几个途径实现肿瘤辅助治疗作用：①促进 T 淋巴细胞的活化及增殖，提升细胞免疫功能；②增强 B 淋巴细胞活性，提高抗体生成水平，提升体液免疫功能；③提高单核-巨噬细胞、NK 细胞活性和数量，增强树突状细胞（DC）的抗原呈递功能；④提高红细胞免疫功能；⑤刺激细胞因子的生成，促进细胞免疫和体液免疫，改善造血微环境；⑥刺激造血干细胞的增殖，促进造血功能的恢复；⑦激活网状内皮系统和补体系统等。通过以上作用方式，使机体免疫功能得到增强，达到抑制肿瘤细胞增殖、抑制肿瘤血管生长、诱导肿瘤细胞凋亡及分化，增强肿瘤细胞的免疫原性，逆转肿瘤细胞多药耐药性等效果。

总之，通过以上研究分析，扶正散结合剂在抗肿瘤方面具有丰富的物质基础。

5.扶正散结合剂（益生菌发酵中药）成分对症分析数据

详见附录三。

(七)菌葛汤(益生菌发酵植物饮品)全谱成分分析及发酵前后成分对比分析

1.菌葛汤全谱成分分析

菌葛汤选用药食两用中药葛根、山楂、决明子、菊花,采用益生菌多菌共生发酵中药技术,通过生物转化技术加工而成,属于益生菌发酵植物饮品。

正离子模式检测菌葛汤发酵前样品,能够定性出202种成分,发酵后样品定性出207种成分,发酵前后比较,新生成18种成分,新生成成分和含量显著增加的成分有42种,发酵后消失13种成分;发酵后消失成分和含量显著性下降的成分有36种。经过益生菌发酵后,4-氨基-3-羟基苯甲酸、二苯基亚砜、苯乙炔、环(脯氨酸-亮氨酸)二肽、DL-精氨酸、甘氨酰-L-亮氨、谷氨酸、L-亮氨酸、L-苯丙氨酸、L-焦谷氨酸、L-缬氨酸、N,N′-亚甲基双丙烯酰胺、肉桂酸、对羟基肉桂酸、羟甲香豆素、鸟嘌呤、次黄嘌呤、毛蕊异黄酮、大豆苷元、刺芒柄花素、染料木素、L-艾杜糖醇、6-羟基吡啶-2-羧酸、吡哆醛、吡多胺成分明显增加,苷类成分明显减少。

负离子模式检测菌葛汤发酵前样品,能够定性出102种成分,发酵后样品定性出112种成分,发酵前后比较,新生成15种成分,新生成成分和含量显著增加的成分有23种;发酵后消失5种成分,发酵后消失成分和含量显著性下降的成分有22种。经益生菌发酵后,大豆苷元、柠檬酸、2,2-二甲基戊二酸、芹菜素、葛根素、葡萄糖酸、刺芒柄花素、鹰嘴豆芽素A含量显著增加。

2.检测出对心脑血管等代谢性疾病有作用的成分

通过查阅文献可知,正离子模式检测出对心脑血管等代谢性疾病有作用的成分有以下58种(见附表4-1):橙黄决明素、大黄素、橙黄决明素-6-O-葡萄糖苷、芹菜素-7-O-β-D-吡喃葡萄糖苷、艾黄素、黄芩苷、白杨素、儿茶精、花青色素、木犀草苷、地奥司明、圣草酚、异泽兰黄素、栀子黄素B、草质素、高车前苷、金丝桃苷、异鼠李素、山柰酚、蒙花苷、木犀草素、木犀草素-7-葡萄糖醛酸苷、桑黄素、柚皮素、牡荆素、(+)-异芝麻素、藁本内酯、雌马酚、6″-O-乙酰黄豆黄苷、鹰嘴豆芽素A、毛蕊异黄酮、大豆苷元、豆苷、刺芒柄花素、染料木素、染料木苷、黄豆黄素、黄豆黄苷、胆碱、1,3-二咖啡酰奎宁酸、香草乙酮、绿原酸、隐绿原酸、异绿原酸C、6-姜烯酚、阿格拉宾、莪术烯醇、莪术二酮、葛根素芹菜糖苷、熊果酸、2′-O-甲基腺苷、腺苷、虫草素、鸟苷、腺苷环磷酸酯、沉香四醇、烟酰胺、烟酸。

通过查阅文献可知，负离子模式检测出对心脑血管等代谢性疾病有作用的成分有以下 42 种（见附表 4-2）：橙黄决明素-6-O-葡萄糖苷、大黄素、没食子酸辛酯、邻乙酰水杨酸、柠檬酸、咖啡酸、甘露三糖、柚皮苷、槲皮素、芦丁、棕矢车菊素、(+)-儿茶素、槲皮素-3-葡萄糖醛酸苷、野黄芩苷、荭草苷、芹菜素-7-O-葡萄糖醛酸苷、牡荆素、异牡荆素、三叶苷、芫花素、异鼠李素、蒙花苷、柚皮素、异槲皮苷、表儿茶素、木犀草素、泽兰黄酮、地奥司明、木犀草苷、甘草苷、圣草酚、根皮苷、葛根素、黄豆黄苷、黄豆黄素、大豆苷元、豆苷 1-咖啡酰奎宁酸、异绿原酸 C、甘露醇、隐绿原酸、胆酸、土大黄苷。

解析：人体肠道中寄居着大量微生物种群，主要由益生菌、中性菌和病原菌组成。文献报道，肠道菌群通过转化能量物质，分泌神经递质，生成必需维生素等维持机体生理功能稳态。肠道菌代谢产物在维持机体健康中起着重要作用。肠道菌群具有参与机体能量代谢、免疫调节的作用，其结构与功能的失衡与代谢性疾病、心血管疾病、肠道等疾病的发生发展密切相关。肠道菌可代谢饮食中的多酚或碳水化合物而生成有机酸。有机酸的产生与乳酸杆菌等有关。乳酸可调节肠道蠕动，并抑制有害细菌的繁殖。维生素是人体必需的微量营养素，参与机体中许多生化反应。人类无法合成大多数维生素，大多数维生素需要外源性获得，有些维生素由肠道微生物群产生。维生素的主要产生菌为双歧杆菌，可合成 6 种水溶性维生素（硫胺素、叶酸、烟酸、吡哆醇、钴胺素和核黄素）。

菌葛汤是由肠道益生菌发酵药食两用中药而成，通过检测结果显示，发酵后肽类、氨基酸类、维生素类（吡哆醛、吡多胺）物质以及有机酸明显增加，这些物质对人体具有较好的营养功能。

中药多数以口服形式进入消化道，现代研究发现，有一部分药物成分为药物前体而非药物活性原型，需要经过肠道菌群的代谢转化为活性成分而发挥功效作用。例如，大豆黄酮苷元经双歧杆菌的作用转化成雌马酚（equol）。雌马酚作为最终的代谢产物，具有更高的生物活性，更易被吸收，在血浆中的清除速度更慢。研究发现，雌马酚与大豆黄酮苷元相比，抗前列腺癌作用、抗氧化活性更强,性质更稳定,生物利用度更高。肠道菌能将大豆苷代谢成为苷元,能将葛根素(puerarin)转化为大豆苷元,且同时能够酶解其他黄酮类C-苷键。绿原酸(chlorogenic acid)具有抗菌消炎、清热解毒的活性。绿原酸是一种有机弱酸,口服不易吸收,可在肠道菌群作用下发生水解,形成小分子物质后被吸收入血而发挥其药理作用。研究发现,绿原酸体内代谢依次经过加氢、脱羟基及酯水解等作用,在不同个体中降解顺序有所不同,但形成的代谢产物基本相同。研究表明,绿原酸在肠道菌群(如大肠杆菌、双歧杆菌和加氏乳杆菌)代谢作用下发生水解形成咖啡酸(caffeic acid)和奎尼酸(quinic acid),咖啡酸很难被降解,但可被吸收利用,而奎尼酸进入广泛的代谢。研究发现,咖啡酸可经肠道菌群脱羟基作用形成间香豆酸(m-coumaric acid),经甲基化作用产生阿魏酸(ferulic acid)和异阿魏酸(isoferulic acid),还可代谢产生马尿酸(hippuric acid)和3-羟基马尿酸(3-hydorxyhippuricacid)。绿原酸的生物利用率很大程度上依赖微生物产生的代谢产物,占绿原酸摄入量的57.4%。同时,咖啡酸还可经还原酶发生氢化作用生成二氢咖啡酸,后者可进一步代谢。已经分离出11种绿原酸的代谢产物,其中,二氢咖啡酸(dihydrocaffeic acid)、二氢阿魏酸(dihydroferulic acid)和3-(3-羟苯基)丙酸被认为是肠道菌群作用的主要代谢产物,含量占75%～83%。绿原酸的降解和吸收利用受到不同个体内肠道菌群的结构、数目和活力等因素的影响。葛根黄素和大豆黄苷与肠道菌群培养后的代谢产物为大豆黄素和毛蕊异黄苷,对这两种原形化合物及其代谢产物进行了细胞毒活性的研究,结果发现代谢产物的药理活性高于原型化合物。

菌葛汤发酵前后检测结果显示,发酵后,豆苷含量明显减少,大豆苷元含量明显增加;染料木苷含量明显减少,染料木素含量明显增加;绿原酸含量明显减少,隐绿原酸含量明显增加;黄豆黄苷含量明显减少,毛蕊异黄酮含量明显增加。从成分变化中显示益生菌发酵有利于中药中的部分前体物质转化为功效成分(见附表4-3、附表4-4)。

3.讨论

益生菌发酵中药饮品菌葛汤,选用国家规定的药食两用中药组方,由葛根、决明子、菊花、山楂组成,并由优选的益生菌进行生物转化发酵。这四味药食两用佳品，又被誉为调理“三高”（高血压、高血脂、高血糖）人群的“四君子”，对当下流行“三高”症具有重要意义，是居家必备养生佳品。

方中葛根对心肌具有很好的营养作用，润脉生津，改善血管微循环，降低血管阻力，增加血流量，对防治心肌缺血、心梗、心律失常、动脉硬化、高血压，调理糖脂代谢具有良好效果，具有一物多能之功。葛根得配决明子，清肝明目，润肠通便，使脂代谢物顺利排出。决明子通过作用于迷走神经有降压效果，通过增强排泄减少肠道对胆固醇的吸收，调节低密度脂蛋白的代谢，能显著降低甘油三酯、胆固醇的含量。葛根得配山楂、菊花具有良好的降脂、通脉、平肝、降压作用。四味相合，经益生菌发酵，对“三高”人群尤为适宜，特别对酗烟酒人群、熬夜白领人群，实为餐桌上的“伴侣”。

通过液相质谱联用对菌葛汤进行全谱成分测定，正离子模式检测出对心脑血管等代谢性疾病有作用的成分有69种（见附表4-1），如橙黄决明素、大黄素、橙黄决明素-6-O-葡萄糖苷、芹菜素-7-O-β-D-吡喃葡萄糖苷、艾黄素、黄芩苷、白杨素、儿茶精、花青色素等，其相对浓度之和3030.676 μg/mL；负离子模式检测出对心脑血管等代谢性疾病有作用的成分有44种（见附表4-2），如没食子酸辛酯、邻乙酰水杨酸、柠檬酸、咖啡酸、甘露三糖、柚皮苷、槲皮素、芦丁、棕矢车菊素等，其相对浓度之和620.363 μg/mL。

4.菌葛汤全谱成分分析及发酵前后成分对比分析数据

详见附录四。

（八）卫士康（发酵植物饮品）全谱成分分析及发酵前后成分对比分析

1.卫士康全谱成分分析

卫士康选用药食两用的中药（焦山楂、焦麦芽、茯苓、大枣、陈皮、甘草、生姜、萝卜），并优选多株人体肠道益生菌（短双歧杆菌、嗜酸乳杆菌、植物乳杆菌），采用益生菌多菌共生发酵技术，通过生物转化制备而成。

根据液相质谱联用全谱成分分析并结合文献报道，卫士康在镇痛、解痉、抗溃疡、保肝利胆、助消化、抗菌消炎、抗氧化、抗肿瘤以及改善营养等方面有丰富的物质基础。且发酵后与发酵前相比，这些物质含量大部分是增加的，从而增强其有益作用（含量见附录五中各表）。

（1）镇痛作用成分：乙基吗啡、吗啡、松柏醛等（见附表 5-1）。

（2）解痉、抗溃疡作用成分：橙皮素、橙皮苷、甘草素、18 β-甘草次酸、甘草查耳酮 A、异甘草苷、异泽兰黄素、熊果酸、维采宁Ⅱ、芫花素、川陈皮素等（见附表 5-2）。

（3）促进胆汁分泌助消化、保肝、护肝作用成分：6，7-二羟基-4-甲基香豆素、滨蒿内酯、栀子苷、5-羟甲基糠醛、齐墩果酸、忍冬苷、刺甘草查耳酮等（见附表 5-3）。

（4）抗氧化、抗菌消炎、抗肿瘤作用成分：右旋奎宁酸、甘草素、甘草苷、绿原酸、隐绿原酸、橙皮素、18 β-甘草次酸、刺芒柄花素、染料木黄酮（染料木素）、鹰嘴豆芽素 A、金腰乙素、异泽兰黄素、芫花素、3-吲哚乙酸、熊果苷、异丹叶大黄素、7-羟基香豆素、6-姜烯酚、毛蕊异黄酮、黄柏酮、芹菜素、鹰嘴豆芽素 A、8-姜烯酚、滨蒿内酯、柠檬苦素、川陈皮素、甜橙黄酮、甜菜碱、艾黄素、栀子黄素 B、枸橘苷、水苏碱、黄藤素、小檗碱、木兰花碱、柚皮苷查耳酮、芥子酸、阿魏酸等（见附表 5-4）。

（5）氨基酸、维生素类营养物质：L-亮氨酸、L-脯氨酸、DL-酪氨酸、L-苯丙氨酸、脯氨酰-亮氨酸、N-乙酰-DL-缬氨酸、胆碱、腺嘌呤、吡多胺、烟酰胺、吡哆醛、α-亚麻酸等（见附表 5-5）。

2.发酵后比发酵前所测成分有所增加

主要为以下几类物质（参见附表 5-6）：

（1）氨基酸、肽类等营养物质：DL-酪氨酸、L-焦谷氨酸、L-亮氨酸、N-（3-甲基-1-氧代-2-丁烯基）氨基乙酸、N-苯甲酰基甘氨酸甲酯、环（脯氨酸-亮氨酸）二肽等。

（2）香豆素及其衍生物（利胆、解痉、镇痛作用）：6，7-二羟基-4-甲基香豆素、7-羟基香豆素、滨蒿内酯、异橙皮内酯。

（3）脂肪酰类：（9Z，11E，13S，15Z）-13-羟基-9，11，15-十八碳三烯酸、12-氧代植物二烯酸、α-亚麻酸、壬二酸、山梨酸、顺式-已二烯二酸、油酸酰胺。

（4）黄酮、异黄酮类化合物（苷元类物质增多，具有抗菌、消炎、抗氧化、抗肿瘤作用，易被人体吸收）：5，7，3′-三羟基-6，4′，5′-三甲氧基黄酮、艾黄素、表儿茶素、川陈皮素、金腰乙素、桔皮素、芹菜素、曲克芦丁、去甲基川陈皮素、甜橙黄酮、异樱花素、异泽兰黄素、栀子黄素 B、次野鸢尾黄素、刺芒柄花素、毛蕊异黄酮、美迪紫檀素、鹰嘴豆芽素 A。

(5)吗啡类(镇痛):甲醇(6 -乙酰吗啡)、吗啡、乙基吗啡(新)。

(6)酚类(抗炎、抗氧化):4-甲氧基水杨醛(新)、6-姜烯酚、8-姜烯酚、N-乙酰基酪胺、倍他索洛尔(新)、间位甲肾上腺素、辛弗林。

(7)孕烯醇酮脂类:4-异丙基苯甲醛、甘草次酸、黄柏酮、吉马酮(新)、柠檬苦素(新)、银杏内酯 K(新)、泽泻醇 C-23-醋酸酯(新)。

(8)蝶啶及其衍生物:L-墨蝶呤。

(9)吡啶及其衍生物(维生素类物质居多):3-羟基-2-甲基吡啶(新)、6-甲基-2-吡啶基甲醇、6-羟基吡啶-2-羧酸(新)、吡多胺、吡哆醛、烟酰胺、盐酸胡芦巴碱。

3.正离子模式检测含量减少的成分举例

详见附表 5-7。

正离子模式检测含量减少的成分主要为黄酮和异黄酮苷类物质(因转化为相应的苷元或次生代谢产物),如橙皮苷、香蜂草苷、金丝桃苷、异樱花苷、芒柄花苷、野漆树苷等;部分氨基酸类物质(被菌体利用或转化),如 N-乙酰-DL-缬氨酸、L-脯氨酸、脯氨酰-亮氨酸、Boc-L-亮氨酰胺、甘氨酰-L-亮氨酸、L-苯丙氨酸、L-冬胺基乙酸-L-苯丙胺基乙酸、L-组氨酸、丙氨酰-L-酪氨酸等;有毒物质(减毒作用),如 2,2,6,6-四甲基哌啶氧化物、二苄胺、噁唑隆、1-甲基-3-[(甲基-亚硝基氨基甲酰)氨基]-1-亚硝基脲等。

4.负离子模式检测含量增加的成分举例

详见附表 5-8。

负离子模式下测试含量增加的成分主要有苷类次生代谢产物或苷元:甘草素、橙皮素、刺芒柄花素、18 β-甘草次酸、齐墩果酸、异樱花素、大豆苷元、染料木黄酮、鹰嘴豆芽素 A、异泽兰黄素、大豆皂苷 BB、柳穿鱼黄素、香叶木素等;低聚糖类:水苏糖、甘露三糖。

5.负离子模式检测含量减少成分举例

详见附表 5-9。

负离子模式下测试含量减少的成分主要为苷类成分(某些苷类成分可经

肠道菌群转化为其苷元而起作用，与文献报道一致）：橙皮苷、芸香柚皮苷、甘草苷元-7-O-β-D-芹糖-4′-O-β-D-葡萄糖苷、香蜂草苷、异甘草苷、金丝桃苷、忍冬苷、龙胆苦苷、黄豆黄苷、牡荆素葡萄糖苷、丁内未利葡萄糖苷、芦丁、荭草素-2″-O-β-L 半乳糖苷、(＋)-松脂素-β-D-吡喃葡萄糖苷、巴豆苷等；氨基酸肽类：甘氨酰-L-亮氨酸、L-冬胺基乙酸-L-苯丙胺基乙酸、丙氨酰-L-酪氨酸、L-色氨酸；有毒物质（减毒作用）：巴豆苷、噁唑隆。

6.讨论

卫士康发酵植物饮品，选用健脾益气、促进消化的药食两用中药（焦山楂、焦麦芽、茯苓、大枣、陈皮、甘草、生姜、萝卜），并经优选的人体肠道益生菌进行发酵制成。

方中焦山楂健胃消食，行气散瘀，对肉食积滞、胃脘胀满、泻痢均有调理作用；焦山楂配炒麦芽，疏肝健脾开胃，行气消食，两者相配对脘腹胀痛、心腹刺痛、脾虚食少等症尤宜；此组方方中套方，对于脾虚证人群，常见胃不和卧不安、心惊心慌等症，方中配加了茯苓与甘草，助眠止惊悸；脾虚证人群可常见五脏之阴不足，情绪激动，方中用麦芽、甘草、大枣为经典的“甘麦大枣汤”；对精神心理因素引起的消化道问题十分贴合。生姜配萝卜，相激为用，生姜和胃止呕，萝卜通腑化气，两者为伍，善除腹胀不舒，食欲不振，经益生菌发酵又具有和胃扶中、通便祛积之能，对老年人饭后油腻不消化、孩子偏食厌食不吃饭，新老胃炎人群，症见腹胀、腹痛、胃堵、反酸、脾虚诸症，与情志问题引起的消化道症状十分合拍。

通过液相质谱联用对卫士康进行全谱成分测定，检测出 4 种具有镇痛作用的成分，如乙基吗啡、吗啡、松柏醛等，相对浓度之和 107.974 μg/mL（见附表 5-1）；具有解痉、抗溃疡作用的成分有 11 种，如橙皮素、橙皮苷、甘草素、18β-甘草次酸、甘草查耳酮 A、异甘草苷、异泽兰黄素、熊果酸等，相对浓度之和 164.324 μg/mL（见附表 5-2）；具有促进胆汁分泌、助消化、保肝、护肝作用的成分有 7 种，即 6，7-二羟基-4-甲基香豆素、滨蒿内酯、栀子苷、5-羟甲基糠醛、齐墩果酸、忍冬苷、刺甘草查耳酮，相对浓度之和 215.463 μg/mL（见附表 5-3）；具有抗氧化、抗菌消炎、抗肿瘤作用的成分有 38 种，如右旋奎宁酸、甘草素、甘草苷、绿原酸、隐绿原酸、橙皮素等，相对浓度之和 3499.248 μg/mL（见附表 5-4)；具有营养作用的成分有 12 种，即 L-亮氨酸、L-脯氨酸、DL-酪氨酸、L-苯丙氨酸、脯氨酰-亮氨酸、N-乙酰-DL-缬氨酸、胆碱、腺嘌呤、吡多胺、烟酰胺、吡哆醛、α-亚麻酸，相对浓度之和 316.464 μg/mL(见附表 5-5)。

方中药食两用中药经益生菌发酵后，许多苷类物质部分或全部转化为次生苷或对应的苷元，如甘草次酸、甘草素、齐墩果酸、刺芒柄花素、染料木素等含量明显增多，增加部分均由其对应的苷转化而来。这样，既增加了活性成分或成分生物利用度，并且生成大量代谢产物，如 3-吲哚乙酸、3-羟基-2-甲基吡啶、6-羟基吡啶-2-羧酸等，一方面可以直接调理肠道微环境，另一方面更利于肠道吸收利用。另外，维生素类、氨基酸类、肽类、低聚糖类等物质也有所增加，如吡哆胺、环(脯氨酸-亮氨酸)二肽、烟酰胺、DL-酪氨酸、水苏糖等，这些物质有利于身体健康。同时，有机酸类物质及芳香性物质增多，如十六碳二酸、DL-2-氨基辛二酸、十二烷二酸、3-羟基肉豆蔻酸等，这些物质既可调节肠道环境，又可丰富产品口感。

7.卫士康全谱成分分析及发酵前后成分对比分析数据

详见附录五。

(九)五株王全谱成分分析及发酵前后成分对比分析

五株王选用黄豆、黑豆、玉米与燕麦作为原料，经发芽、酶解、提取，并优选多株人体肠道益生菌，采用益生菌多菌共生发酵技术，通过生物转化技术并经灭活后处理制备而成，属于益生菌发酵产品中的后生元产品。

后生元通过直接或间接途径发挥多种生物作用，如抗菌、抗氧化和免疫调节。直接机制是后生元与不同分子或受体相互作用产生抑制作用(如抗氧化、免疫调节和抗菌作用)，其间接机制涉及微生物群内稳态、宿主代谢和信号通路，从而影响特定的生理反应。

1.五株王全谱测定分析

全谱成分测定结果并结合文献报道：从五株王的成分功效来看，五株王在抗炎、抑菌、抗肿瘤，以及有益于心脑血管、调节血糖、改善营养等方面有丰富的物质基础(参见附录六中各表)。

(1)抗肿瘤、抗炎、抑菌功效成分(见附表 6-1)：染料木素、黄豆黄素、刺芒柄花素、汉黄芩素、汉黄芩苷、大黄素、5-羟甲基糠醛、6,7-二羟基-4-甲基香豆素、糖脂、栎樱酸、石竹素、小檗碱、白皮杉醇、拓扑替康、宝藿苷Ⅰ、木蝴蝶苷A、芹菜素-7-O-葡萄糖醛酸苷、氧化白藜芦醇等。

（2）有益心脑血管功效成分（见附表6-2）：大豆苷元、豆苷、大豆皂苷BB、黄豆黄苷、α-亚麻酸、棕榈油酸、5-羟甲基糠醛、白藜芦醇、白皮杉醇、阿魏酸、柚皮素、葛根素、胆酸等。

（3）调节血糖功效成分（见附表6-3）：大豆皂苷BB、异阿魏酸、棕榈油酸、药根碱、吡多胺、盐酸胡芦巴碱、葛根素等。

（4）维生素、氨基酸类营养物质（见附表6-4）：α-亚麻酸（维生素F）、甲萘醌（维生素K_3）、D-泛酸钙（B族维生素）、DL-精氨酸、DL-赖氨酸、L-苯丙氨酸、L-酪氨酸、L-亮氨酸、L-脯氨酸、L-缬氨酸等。

2.五株王发酵前后成分含量对比分析

（1）通过对比分析，五株王发酵后与发酵前所测成分含量有较大差异。

经过益生菌发酵后，五株王增加或新生成的成分主要为羧酸及其衍生物类物质、黄酮和异黄酮苷元类物质、维生素、肽类等。举例说明见附表6-5。

（2）发酵后含量减少成分：根据物质守恒原理，发酵能使部分物质含量增加，必然会使部分物质含量减少，通过分析比对，发酵后含量明显减少的成分主要有苷类物质以及有毒物质（见附表6-6）。

前体物质（苷类）转化为活性物质（苷元）。现代研究发现，中药有一部分药物成分为药物前体而非药物活性原型，中药以口服形式进入消化道后，经过肠道菌群的代谢转化为活性成分而发挥功效作用。苷类成分一般为中药中的药物前体物质，经过益生菌代谢，部分在体外降解成其对应的苷元，成为体内易吸收的活性成分，从而提高生物利用度起到增效的作用。例如，豆苷转化为大豆苷元、槐角苷转化为染料木素、大黄素-8-O-β-D-吡喃葡萄糖苷转化为大黄素、汉黄芩苷转化为汉黄芩素等，转化后的物质成分在人体内易于吸收并活性增强。

对身体有害成分减少。经过益生菌代谢，有毒物质部分或全部分解。例如，喹啉被部分分解，巴豆苷被全部分解。

3.讨论

五珠王口服液精选人体肠道益生菌，由两歧双歧杆菌、短双歧杆菌、德氏乳杆菌保加利亚亚种、嗜酸乳杆菌、干酪乳杆菌干酪亚种为发酵菌株，黑豆胚芽等为提取物，经分级接种共生发酵，并经工艺灭活，而制成的“后生元”微生态制剂，包括菌体及其代谢产物。

微生态制剂已进入到“后生元”时代，并日益受到医药保健界的重视，它克服了活菌制剂的“质粒传递”和“肠菌位移”的世界性难题，这种生态平衡的微生态制剂，对养生、防病、治未病、治已病具有重要意义。因此，1996年在德国黑博恩召开的微生态调节剂研讨会上，与会者对微生态调节剂的旧定义又做了修改，不再强调活菌，修改后的新定义为：“微生态调节剂（即益生剂，probiotics），是指含活菌和死菌包括组分和代谢产物的微生物制剂，供口服或经其他黏膜途径投入，其目的主要是在黏膜表面处改善微生物和酶的平衡，并在一定程度上刺激特异性和非特异性免疫机制。”

具体表现在以下几个方面：

（1）黏附作用。黏附作用是生理性细菌定植的基础，其他有害菌无法立足。经工艺灭活的菌体及组分代谢物质含有脂磷壁酸（LTA），这是菌膜屏障的物质基础。

（2）平衡与拮抗。大量研究表明，工艺灭活菌体和上清液与活菌一样，同样有促进微生态平衡作用，防止了“质粒传递”和“细菌位移”问题。同时，可检测到对有害生长的抑制物，如生物酶、活性肽、细菌素等；富含的各种有机酸有很好的保护肠道环境、促进肠蠕动排毒作用。

（3）集生态、营养、免疫于一体。微生态学集生态、营养、免疫于一体，与现代西医学的“内稳态”具有一致性。

（4）降低血氨，保护心脑血管。肠道酸环境以及菌膜屏障具有降解血氨作用，保护心脑血管健康。五株王以燕麦、大豆胚芽、玉米等为发酵培养基原料，为发酵菌的生长提供了丰富的碳源、氮源，制备出了包括菌体及代谢物的灭活型微生态制剂口服液，属于新型的后生元制剂，服用更加安全营养，造福百姓，促进国民健康。

从五珠王的组方制备工艺及生理作用可以看出，益生菌发酵植物饮品，是从源头调理脾胃开始的，这是生命之本，正如德国微生物学家巴斯德所言“没有微生物的参加，一切生命活动都将停止”，这是生命科学的规律，微生物、天然药物都遵循“三流”物质运动法则，人亦如此。

通过液相质谱联用对五株王进行全谱成分测定，检测出具有抗肿瘤、抗炎、抑菌作用的成分有18种，如染料木素、黄豆黄素、刺芒柄花素等，相对浓度之和302.562 μg/mL（见附表6-1）；有益于心脑血管作用的成分有13种，如大豆苷元、大豆皂苷BB、α-亚麻酸、5-羟甲基糠醛等，相对浓度之和720.617 μg/mL（见表6-2）；具有调节血糖作用的成分有7种，如异阿魏酸、棕榈油酸、药根碱等，相对浓度之和177.929 μg/mL（见附表6-3）；具有营养作用的成分有10种，如DL-精氨酸、DL-赖氨酸、L-酪氨酸、L-苯丙氨酸、α-亚麻酸、甲萘醌、D-泛酸钙等，相对浓度之和721.859 μg/mL（见附表6-4）。

经益生菌发酵后，许多次生苷或对应的苷元明显增多，如刺芒柄花素、染料木素、黄豆黄素、氧化白藜芦醇、大豆苷元等含量明显增多。这样增加了成分生物利用度和活性，并且，生成大量代谢产物，如胆酸、棕榈油酸、5-羟甲基糠醛等。一方面可以直接调理肠道微环境，另一方面更利于肠道吸收利用。还有，维生素类、氨基酸类等物质有所增加，如DL-精氨酸、L-酪氨酸、甲萘醌、α-亚麻酸等，有利于身体健康。

总之，五株王益生菌发酵植物饮品属于后生元类微生态调节剂，在调节肠道菌群、抗炎、抑菌、抗肿瘤，以及有益于心脑血管、调节血糖、改善营养等方面有丰富的物质基础。并且经益生菌发酵后对身体有益的活性成分含量增加，更易于人体吸收利用。

4.五株王全谱成分分析及发酵前后成分对比分析数据

详见附录六。

（十）梦利宁全谱成分分析及发酵前后成分对比分析

梦利宁是根据《金匮要略》中传统古典经方甘麦大枣汤加减，选用小麦、大枣、甘草加酸枣仁、百合，采用益生菌多菌共生发酵中药技术，通过生物转化而成，属于益生菌发酵中药饮品。

1.梦利宁全谱测定分析

全谱分析结果结合查阅文献报道可知：梦利宁在镇静、安神、催眠、保护神经、抗氧化、抗炎、抑菌、抗肿瘤，以及有益于心脑血管、改善营养等方面有丰富的物质基础。参见附录七中各表。

(1)镇静、安神、催眠功效成分(见附表 7-1)：斯皮诺素、斯皮诺素 B、熊果酸、齐墩果酸、α-亚麻酸、L-色氨酸等。

(2)解热镇痛、解痉、麻醉、保护神经功效成分(见附表 7-2)：非那西丁、托利卡因、4-氨基苯甲酸丁酯、7-羟基香豆素、牡荆素、川陈皮素、鹰嘴豆芽素 A、5-羟甲基糠醛、O(3)-单乙酰吗啡、乙基吗啡、皂皮酸等。

(3)抗氧化、抗炎、抗肿瘤、有益心脑血管功效成分(见附表 7-3)：1，2，5，6-四氢吡啶-3-羧酸甲酯、大黄素甲醚、木兰花碱、四氢二甲氧基二苯并喹啉二醇、甜菜碱、阿魏酸、咖啡酸、积雪草酸、曲酸、对羟基肉桂酸、16-羟基棕榈酸、甘草苷、甘草素、光甘草定、异甘草苷、异甘草素、甘草酸、甘草次酸、甘草酸二铵、光甘草酮、刺甘草查耳酮、甘草查耳酮 B、芹菜素-7-O-葡萄糖醛酸苷、淫羊藿素、柚皮素、新蛇床内酯、刺芒柄花素、毛蕊异黄酮、毛蕊异黄酮苷、美迪紫檀素、染料木素、柚皮苷查耳酮、氧化苦参碱、丁香醛、α-乳香酸、阿格拉宾、海柯皂苷元、岚香酮酸、新鲁斯可皂苷元、黄藤素、小檗碱、扎西他滨、延龄草苷、拓扑替康、共轭(9Z 11E)亚油酸、维采宁Ⅱ、牡荆素葡萄糖苷、根皮素、黄豆黄素、大豆苷元、大豆皂苷 BB、异丹叶大黄素、木蝴蝶苷 A 等。

(4)维生素、氨基酸等营养性物质(见附表 7-4)：L-亮氨酸、DL-精氨酸、L-蛋氨酸、L-脯氨酸、脯氨酰-亮氨酸、DL-2-氨基辛二酸、N-乙酰-DL-色氨酸、丙氨酰-L-酪氨酸、D-泛酸钙、α-亚麻酸、吡哆胺等。

2.梦利宁发酵前后成分含量对比分析

发酵后成分增多主要集中在以下几类物质：黄酮异黄酮苷元类物质，如刺甘草查耳酮、甘草素、异甘草素、大豆苷元、黄豆黄素、毛蕊异黄酮、染料木素、刺芒柄花素、鹰嘴豆芽素 A、柚皮素等；皂苷类次生代谢物，如熊果酸、甘草次酸等；羧酸及其衍生物或脂肪酰类物质，如顺式-8，11，14-二十烷三烯酸甲酯、3-吲哚乙酸、乙酰丙酸、(S)-2，3，4，9-四氢-1H-吡啶[3，4-B]吲哚-3-羧酸、DL-精氨酸、对羟基肉桂酸、亚麻酸乙酯、棕榈油酸、16-羟基棕榈酸、柠檬酸等

（见附表 7-5）。

发酵后成分减少的多为苷类物质，如甘草苷、甘草酸、异甘草苷、芹菜素-7-O-葡萄糖醛酸苷、牡荆素葡萄糖苷、大豆皂苷 BB 等（见附表 7-6）。

实验数据进一步证实文献报道：中药中存在许多前体物质，例如，许多苷类物质只有在体内益生菌或酶的作用下，转化为其对应苷元或次生代谢产物而发挥作用，或作用活性增强。另外，许多益生菌的代谢产物，例如，短链脂肪酸、芳香性物质、肽类、氨基酸、维生素等对人体健康有益。通过对发酵产品发酵前后成分含量对比，进一步证实发酵产品的优越性。

3.讨论

益生菌发酵植物饮品梦利宁（小麦、大枣、甘草、酸枣仁、百合），组方是根据经典的《金匮要略》甘麦大枣汤加酸枣仁、百合，并经益生菌发酵制备而成，属于益生菌发酵植物饮品。

方中小麦能和肝阴之血，清热而养心液，具有消烦利尿止汗之功，故以为君；甘草泻心火而和胃，故以为臣；大枣调胃，而利其上壅之燥，故以为佐。病本于血，心为血主，是肝之子，心火泻而土气和，则胃气下达；肺脏润，肝气调，燥止而病自除；补脾气者，火为土之母，心得所养，则火能生土。方中加酸枣仁的目的是养心安神助眠，酸枣仁擅养心阴（心血），且益肝血，故有宁心安神之功，其味酸，主收敛，故能止失眠之人的心烦汗出，现代药理研究证明，酸枣仁具有镇静、催眠作用。酸枣仁得配百合，能清心安神助眠，长期失眠人群大多存在心气涣散问题，因为百合归心肺经，其性甘寒，上焦心肺，不受热邪扰动，则睡眠宁静，甘麦大枣汤得配酸枣仁、百合，暗合仲景神思，且补其不足，经益生菌发酵，为脏躁、睡眠等困扰问题拓开一条新途径。在这里感谢吴炳新科研团队的辛勤付出。

通过液相质谱联用对梦立宁产品进行全谱成分测定，检测出具有镇静、安神、催眠作用的成分有 6 种，如斯皮诺素、齐墩果酸、L-色氨酸等，相对浓度之和 317.374 μg/mL（见附表 7-1）；具有解热镇痛、解痉、麻醉、保护神经作用的成分有 12 种，如牡荆素葡萄糖苷、鹰嘴豆芽素 A、4-氨基苯甲酸丁酯、5-羟甲基糠醛等，相对浓度之和 76.219 μg/mL（见附表 7-2）；具有抗氧化、抗炎、抗肿瘤、有益心脑血管作用的成分有 51 种，如阿魏酸、积雪草酸、异甘草素、柚皮素、亚油酸、木兰花碱、甜菜碱等，相对浓度之和 3645.766 μg/mL（见附表 7-3）；具有营养作用的成分有 11 种，如 L-亮氨酸、L-脯氨酸、α-亚麻酸、吡多胺、D-泛酸钙等，相对浓度之和 223.171 μg/mL（见附表 7-4）。

并且，经益生菌发酵后，许多次生苷或对应的苷元明显增多，如甘草素、异甘草素、18 β-甘草次酸、刺甘草查耳酮、柚皮素、刺芒柄花素、染料木素、黄豆黄素、大豆苷元等含量明显增多。这样增加了成分生物利用度和活性，并且，生成大量代谢产物，如 16-羟基棕榈酸、5-羟甲基糠醛等。一方面可以直接调理肠道微环境，另一方面更利于肠道吸收利用。还有，维生素类、氨基酸类等物质有所增加，如 DL-精氨酸、DL-2-氨基辛二酸等，有利于身体健康。

总之，梦立宁益生菌发酵植物饮品，在镇静、安神、催眠、保护神经、抗氧化、抗炎、抑菌、抗肿瘤，以及有益于心脑血管、改善营养等方面有丰富的物质基础。并且经益生菌发酵后对身体有益的活性成分含量增加，更易于人体吸收利用。

5.梦利宁全谱成分分析及发酵前后成分对比分析数据

详见附录七。

二、综述

(1)通过上述三株发酵中药（新冠 1 号协定方、新冠 3 号协定方、扶正散结合剂），全谱化学成分对症疗效分析，研究了中药君臣佐使多靶功能对症的治疗效果。

(2)通过上述五株王（微生态后生元制剂）全谱化学成分分析，卫士康、菌葛汤、梦利宁（药食同源组方发酵中药）全谱化学成分分析，揭示了产品作用的物质基础。通过益生菌发酵前后的成分对比，印证了中医理论脾胃是人体生命新陈代谢的后天之本。

(3)通过人体仿生多菌共生发酵中药，打开了胃肠道消化系统生物工程“黑匣子”初步基本功能；解答了西医工作人员和相关专家及个人对中医药功能对症疗效成分说不清楚的疑惑。

益生菌发酵中药产品是依据中医药学理论、微生态学理论和营养学理论，采用生物工程和人体仿生学的方法，在体外模拟人体肠道环境，运用益生菌多菌共生发酵中药技术，经过益生菌、酶对中药或营养物质等成分进行转化和修饰，通过现代化制备工艺加工的健康产品。

益生菌发酵中药产品最大限度地满足机体的正常生理过程，通过调整热量、酸碱、菌群三大平衡，恢复机体平衡，实现自稳态。产品主要包含益生菌菌体、菌体代谢物、中药有效成分及菌体代谢后产生新的有效成分、营养成分等。通过分析几种发酵产品化学成分，发现这些代谢产物参与机体能量代谢、信息传递、免疫调节等多种功能，在维持机体健康中起着重要作用。现代研究发现：代谢性疾病、心血管疾病、癌症、肠道等疾病的发生发展与肠道菌群结构与功能的失衡密切相关。益生菌发酵产品能直接改善肠道功能，可以较好地预防和改善各种慢性疾病。

益生菌发酵中药产品的制备是将酶工程和中药生物发酵技术工程完美结合。益生菌发酵中药采用多株益生菌共生发酵技术，不仅为传统的中药制药技术带来技术创新，同时，也促进了产品在服用效果、口感、营养、安全、吸收等方面的提高。

“三株发酵中医药特色技术”被山东省卫生健康委确定为2020年齐鲁医派中医药学术流派传承项目。

“发酵中药的普及与推广”被济南市卫生健康委确定为济南市第一批适宜卫生技术推广项目，同时，作为2020年面向基层卫生技术人员的市级继续医学教育项目。

通过分析人体仿生益生菌发酵中药产品的化学成分，结合现有文献报道各成分的功效作用，我们逐渐了解益生菌发酵产品对人体作用的物质基础，从而对益生菌发酵产品在养生、防病、治未病、治已病方面有了新的认识。虽然，现阶段对人体生物转化过程还未达到全面对应分析的水平，但随着科学技术的进步发展，一定能将人体生命运动全过程的秘密解释清楚。到那时将更有利于指导人们养生、防病、治病、康复以及健康长寿，从而实现人类寿命延长。

第十一章　中医药抗病毒“证毒协辨”理论创新

依托山东中医药大学建设的“山东省高校中医药抗病毒协同创新中心”，以田景振教授为代表的研究团队，在国内率先提出病毒性疾病“证毒协辨”的理论与研究体系。其核心思想是围绕中医辨证与西医辨病、辨毒相结合，中西医理论相互印证的理、法、方、药、毒一体的创新理论体系，并指导临床应用，取得更好的疗效。

第一节　总体研究思路

以病毒性疾病的现代中医临床文献为重点研究内容，系统采集现代临床关于病毒性疾病防治的诊疗数据并结合抗病毒方药的现代药理研究成果等，采用ORACLE数据库平台，构建病毒性疾病现代临床文献信息数据库，主要内容包括基本临床信息，如疾病名称、临床表现(症状与体征)、辨证、方剂、临床用药；现代药理及其药效相关研究成果，如单味药与方剂及其有效成分或组分、结构式、抗病毒谱、抗病毒机理、免疫机制、抗炎机理等。运用数据挖掘的方法(频数分析、聚类分析、因子分析、关联规则、互信息法等)挖掘现代临床诊治病毒性疾病的深层次科学内涵，构建基于辨病与辨证相结合，中西医学相互印证的理、法、方、药一体的温病理论体系，并用以指导临床实践，取得更好的临床疗效。

第二节 “证毒协辨”理论的构建

(一)提出抗病毒狭义和广义概念,明确了中医药抗病毒的三条路径

狭义抗病毒指药物对病毒直接的抑杀作用。广义抗病毒指药物对病毒直接的抑杀作用和通过机体免疫调节机制发挥对病毒间接的抑杀作用以及通过炎性控制机制对抗病毒引起的特异性炎性反应等。

中医药抗病毒有如下三条路径:①药物对病毒直接的抑杀通路;②药物通过机体免疫调节机制发挥对病毒间接的抑杀通路;③药物通过炎性控制机制抑制病毒引起的特异性炎性反应通路。即直接抑杀、免疫调节、炎性控制。

(二)将病毒的检测等临床检化验视作中医辨证的延伸

病毒检测等临床检化验是中医利用仪器、设备对临床辨证能力的提升与拓展,有利于中医临床辨证的更细微、更全面,从而实现精准辨证。

(三)找到了一个中医药与现代生物科技融合的切入点

中医治疗病毒性疾病(瘟疫)的辨证施治,组方遣药过程,从诊断到辨证分析,明确病因病机、治法治则,形成组方原则,一环紧扣一环,推论严密,其科学性、逻辑性极强。但是,形成组方原则后,进行组方选药时是凭医生的经验来进行的,这就带来选药的千差万别。同一个患者,不同医生方药不同。现代医药学研究能够明确每一味中药的抗病毒谱、作用通路、作用机制,在组方选药时,在遵循中医理论形成的组方原则的前提下,在中药相同功效类别内,针对感染的病毒按病毒谱和作用机制组方遣药,从而实现精准治疗,提高疗效。以此为中医药抗病毒研究最佳切入点,可以实现中医药和现代医学理论与实践的真正融合。

(四)提出的中医药抗病毒十二个字的组方原则

“证毒协辨,方药相应,药药协同。”具体表述:中医药治疗病毒性疾病应中

医辨证与西医辨病(毒)相结合,中医辨证明确病因病机、治法治则,形成组方原则,做到方与证相应,在组方选药时,药与(病)毒相应,药物相互间协同配伍。

也就是说,利用现代医学检验明确感染的病毒,结合症状表现进行中医辨证,确定病因病机,形成治法治则,根据中药抗病毒谱、作用通路、作用机制,实施组方治疗。这样,在中医辨证施治的总体原则下,参考中药现代研究结果和临床病毒检验结果来组方选药,提高了药物对病毒的针对性,实现精准治疗。

(五)初步建立了中医药抗病毒研究的技术支撑体系

(1)抗病毒中药基础研究数据库包括每味中药的抗病毒谱、作用机制(针对病毒的哪一个增殖环节)、作用通路(直接抑杀或者免疫调节或者炎性控制)、用法用量、药效物质、有效剂量、使用方法等。

(2)已知1200余种病毒(基因、靶点蛋白)数据库。

(3)病毒的临床快速检验关键技术。

(4)病毒性疾病特异性症候群的发现(供临床医生用,包括特异性指标)。

(5)中医药抗病毒"证毒协辨"理论及其技术支撑体系应用智能操作系统。

(六)证毒协辨理论体系示意图

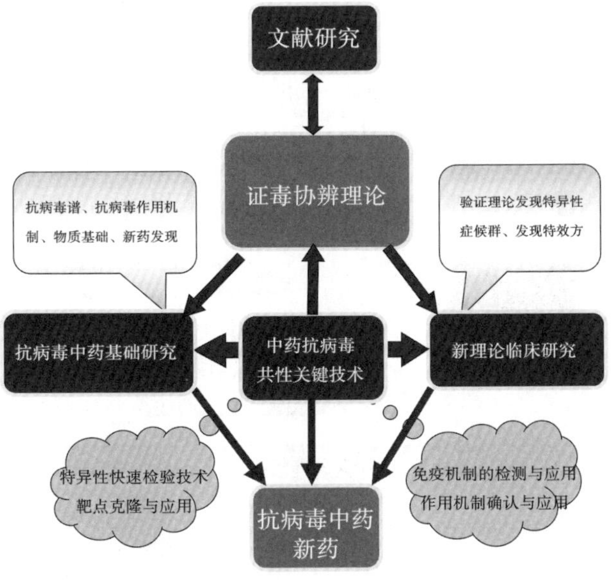

图11-1　证毒协辨理论体系示意图

(七)研究方法与平台

1.温病理论指导示意图

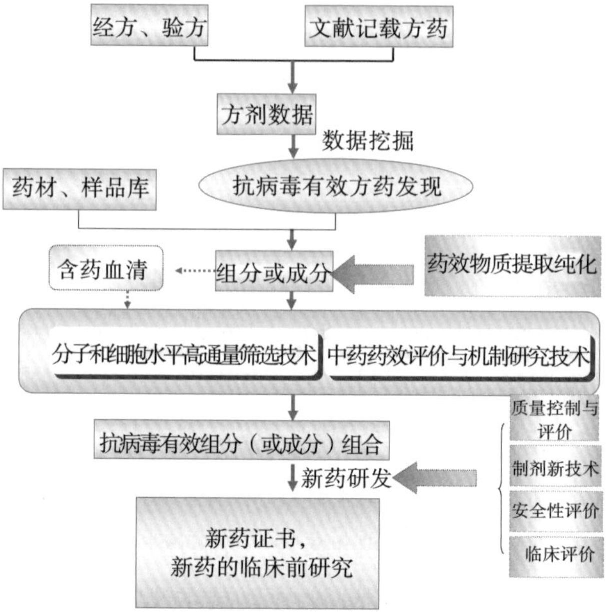

图 11-2　温病理论指导示意图

2.方药数据库示意图

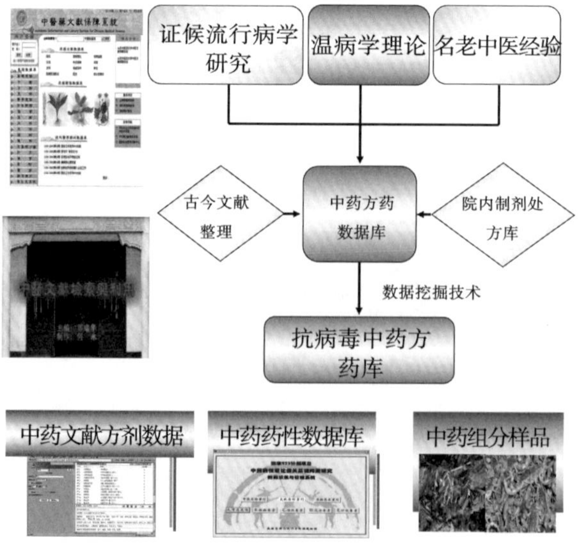

图 11-3　方药数据库示意图

3.动物水平抗病毒活性筛选平台示意图

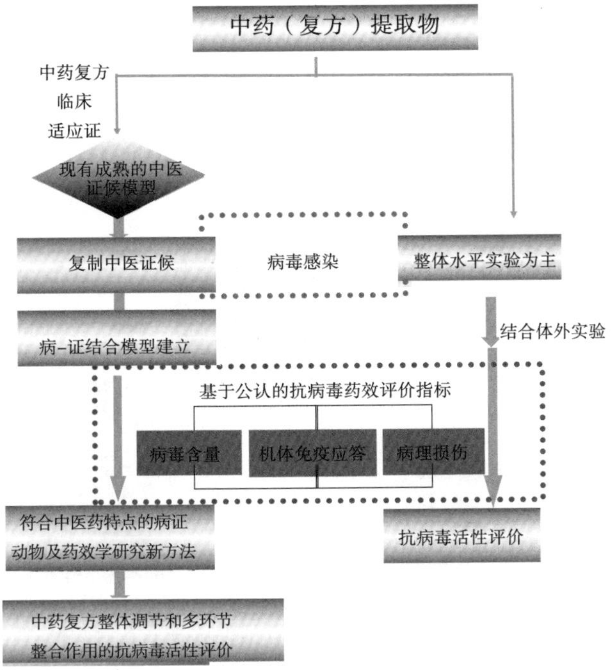

图 11-4　动物水平抗病毒活性筛选平台示意图

4.活体成像体内高通量筛选平台示意图

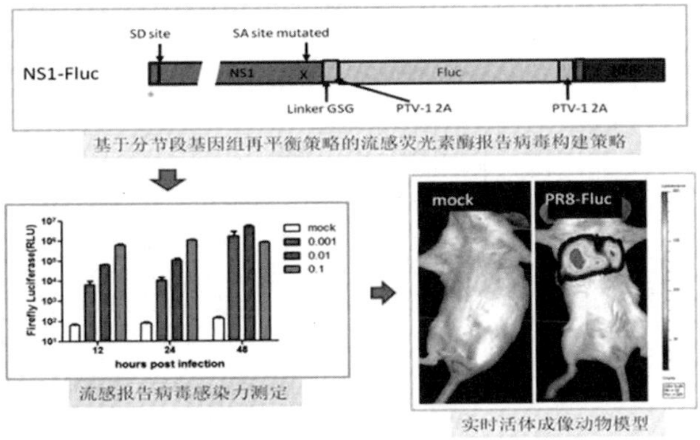

图 11-5　活体成像体内高通量筛选平台示意图

5.细胞分子水平抗病毒活性筛选平台示意图

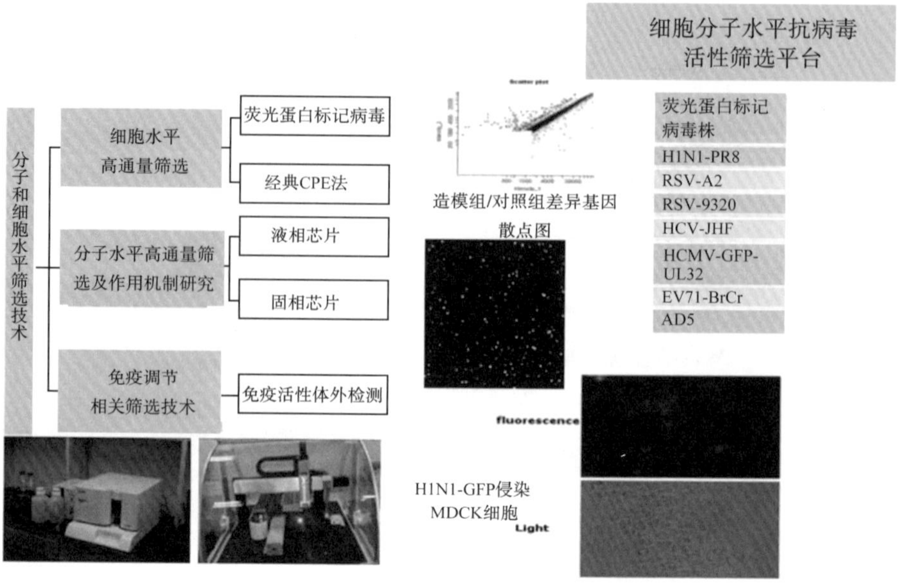

图 11-6　细胞分子水平抗病毒活性筛选平台示意图

6.高通量筛选平台示意图

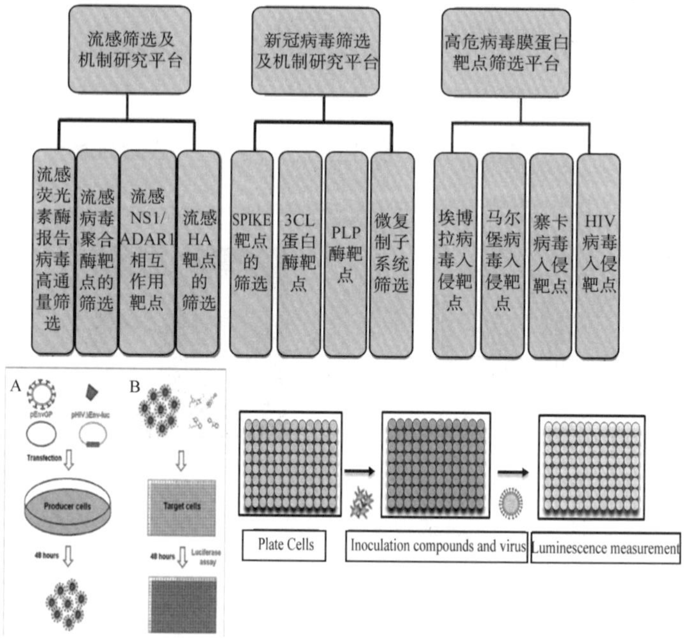

图 11-7　高通量筛选平台示意图

第三节　中医药抗病毒“证毒协辨”理论特色及创新之处

中医药抗病毒研究以病毒性疾病的现代中医临床文献为重点研究内容，系统采集现代临床关于病毒性疾病防治的诊疗数据并结合抗病毒方药的现代药理研究成果，构建病毒性疾病现代临床文献信息数据库，运用数据挖掘的方法，挖掘现代临床诊治病毒性疾病的深层次科学内涵，构建基于辨病与辨证相结合，中西医学相互印证的理、法、方、药于一体的温病理论体系。

第一，构建结构化的病毒性疾病现代临床文献信息数据库，以中医药学知识、计算机技术、现代药理学知识等为基础，构建具有多学科交叉、多技术融合的方剂知识挖掘与新处方发现体系。

第二，运用多种数据挖掘方法总结病毒性疾病证候特点与组方用药的规律与特点。

第三，通过关联规则分析总结病-证-症-方-药-成分(组分)-抗病毒谱-抗病毒机制(免疫机制、抗炎机制)等的内在关联性以及关联程度，实现有效方药的筛选、发现与优化。

第四，结合传统的温病理论认识，争取构建基于辨病与辨证相结合，中西医学相互印证的理、法、方、药于一体的创新性温病理论体系。

总之，中医药抗病毒实践必须坚持中医药理论统领，全面保持中医药的科学内核；中医药抗病毒临床必须建立“证病结合”诊疗体系，发挥中医药的优势特色；中医药抗病毒研究必须合理引入现代生物科学，促进中医药的现代化。提出以“证毒协辨，证病双应，药药协同，复方创新”为核心的“证毒协辨”理论。该创新理论既以中医辨证为主，坚持中医的主体地位，又注重将现代医学的辨病毒结合进来，辨证与辨病相互协同，互为补充，取长补短。

第十二章　中西医药科学融合发展

第一节　中西医的差别

中医学基于中国文化背景，起源于两千多年前的中国，其哲学观为有机辩证唯物主义，以取象思维为主，方法为思辨；西医学基于古希腊文化背景，起源于400多年前的欧洲，其哲学观为机械唯物主义，以逻辑思维为主，方法为还原分析。中医学以天然中药、针灸等治疗方法为主，主要是调整机体状态治未病；西医学以化学药物、手术等治疗方法为主，主要是直接控制逆施性对抗疗法，治已病。

一、中西医起源与立足点不同

中医发源于先秦，其理论体系形成于战国至秦汉，经历了三次发展高潮。第一次高潮出现于战国到秦汉时期，此期《黄帝内经》的产生标志着以整体观念为基本特征的中国医学理论体系初步形成。该书基于秦汉以前的天文学、历法学、气象学、数学、生物学、地理学等学科的重要成果，在气一元论、阴阳五行学说指导下，总结春秋战国以前的医疗成就和治疗经验，确定了中医学的理论原则，成为中医学发展的基础和理论源泉。《黄帝内经》与确立辨证论治原则的《伤寒杂病论》、系统总结药物学的《神农本草经》，以及《难经》被历代医家奉为四大经典，确立了中医学独特的理论体系。第二次高潮为唐、宋、金、元时期，此期各种专科和综合性论著层出叠见，金元四大家学术思想各具特色，各有创见，均从不同角度丰富和发展了中医学。第三次高潮为明清时期，吴又可提出治疗传染病的学术见解，创立了温病学说，与伤寒学说相辅相成，成为中医治疗外感热病的两大学说。此期，李时珍《本草纲目》问世，而清代王清任的《医林改错》标志着古典形态中医学理论体系的成熟。

西医源于古希腊文明，最早创造医学体系的是爱奥尼亚地区柯斯岛上的希波克拉底（公元前460年～公元前370年），以他的名义流传下来的著作集成《希波克拉底文集》是有关西医的第一本著作。希波克拉底创建了体液理论，认为人身上有四种体液，即血液、黄胆汁、黑胆汁和黏液，这四种液体的流动维系着人的生命，它们相互调和、平衡，人就健康，如果平衡破坏，人就生病。盖伦（公元130年～200年）总结了希腊医学自希波克拉底以来的成就并基于大量的解剖实践和临床实践创立了自成体系的医学理论。盖伦的医学理论在欧洲持续了一千多年，直到文艺复兴。文艺复兴迎来了西方科学技术的大发展，16～17世纪，维萨留斯通过人体解剖校正了盖伦的人体生理结构，出版了伟大的著作《人体结构》，标志着解剖学的诞生。哈维等则发现血液循环理论，将物理学、化学的概念引入生物医学中。显微镜的发明不但确立了"细胞"概念，而且认识了微生物。18～19世纪，细胞学、实验病理学、遗传学、微生物学、免疫学等学科的建立标志着现代医学的诞生。巴斯德灭菌法的发明使手术死亡率降到15%，而疫苗的发明使传染病得到有效控制，标志着现代医学走向成熟。20世纪抗生素和化学药物的出现使现代医学完全进入了实际应用时代。20世纪50年代，DNA双螺旋结构的发现，奠定了70年代基因工程技术的诞生，使在分子水平上进行生命的探索、操作和创造成为可能。西医学发展达到了巅峰。

中医的经典著作是《黄帝内经》，西医的开山之作是《希波克拉底文集》。《黄帝内经》是以五行理论作为指导理论。《希波克拉底文集》则以四体液理论为指导。

中医学是建立在阴阳五行的基础上的，它把人体视为以五脏为中心的一个网络系统，强调整体性。把人的五脏与情志联系起来，无论是生理还是病理状态，强调人体状况与精神有着密切的关系，即形神合一。强调气候对人体的影响，外界六气既可为正气，也可为六淫之邪，人体想要维持良好的健康状态，除了内在的正气充足外，还要不断地顺应外界的环境，强调人与环境的统一，即天人合一。中医的核心问题是阴平阳秘，“亢则害，承乃制”，也就是强调人体内脏腑阴阳气血的平衡。

西医学的发展是建立在可视的物质——解剖学基础上的，从最初的解剖学到细胞学，直至今日的分子生物学，西医的研究特点一直侧重于实物与实验研究。它建立在自然科学基础上，强调形态学的改变，具有自然科学的特性，因此，与所有的自然学科具有良好的相融性。

二、发展模式不同

中西医起点不同，决定二者在发展模式上也有所不同。由于西医学的发展是建立在解剖与实验的基础上的，在不断积累的前提下，在其发展模式上具有创新性的特点。其发展过程中，无论是胡克发现细胞的存在，还是孟德尔证明了遗传基因的存在，以及分子生物学的建立，它一直遵循着进步—创新这一自然科学的发展模式。由于其发展与自然科学具有良好的相融性，故易于传播，易于为民众所接受。

中医的发展与西医截然不同，中医的发展一直是以经典为基础进行发展，它是在不断对经典重新认识中发展起来的。《黄帝内经》奠定了中医的基本理论和原则。在以后的经典中，如《难经》《伤寒杂病论》《神农本草经》等医学著作，都是在《黄帝内经》指导下，结合临床的典范。金元四大家和后来的温病学派，无不是通过经典进行派生，中医的发展重视温故而知新，在阴阳五行整体性指导下，通过对医学经验不断总结后获得发展。学好中医，要有深厚的中华文化修养，古语云“秀才学医，如笼抓鸡”，其背后深层的原因值得人们思考。古今临床大家多具有深厚的文化素养。正是对传统文化精华的领悟，提升了医生诊疗思维水平。

三、诊疗理念不同

中西医学是在不同思维方法的基础上建立起来的不同医学体系。中医学是宏观整体医学，强调天人合一，强调整体辨证。西医学是微观分析医学，强调形态学上的改变。在医学模式上，中医属于“生物-心理-社会医学模式”，西医学则重视“生物机械医学模式”，近年来西医学也开始强调“生物-心理-社会医学模式”。现代新的高科学技术使西医的发展优于中医，但西医理论与中医相比，在对人类的认识、人体的认识上有先天的不足，由于西医起步太晚，在对疾病的认识上，西医学强调重视人体形态机械结构改变，强调外界因素的作用，如病原微生物、过敏原等，而中医学则认为“正气存内，邪不可干”“邪之所凑，其气必虚”，强调人体正气在发病中的重要意义。外邪压正，内邪压正，即重症疾病。

西医思维具有客观性、易操作性，故易于掌握。在对疾病的认识方面，西医学的认识是以形态学为基础，疾病的总体分类多是以形态改变为基础，强调各系统的完整性，如消化系统、呼吸系统等。在诊治疾病方法方面，强调微观及超微观结构的变化，对于理化及各种仪器检查具有较强的依赖性，离开机械仪器化验，就无法诊断疾病和治疗疾病。

中医在认识疾病的过程中，在观察疾病各个层面时十分重视人体的正气情况。同时，注意八纲辨证，强调病位及阴阳寒热的进退与转化，以及病证的顺逆、错杂，病程的长短等，通过对立面的变化来分析、掌握病情，再根据病情不同，或采用六经辨证，或卫气营血辨证，或脏腑辨证等方法，把握疾病的动态演变。中医在治疗中，既强调治病，也强调防病，无论治病还是防病，最终的用药目的均在“以平为期”，在配伍上强调“君臣佐使”组方原则，以适应纷纭复杂的病情变化。

中医的治疗十分强调个体化方案。由于中医的整体观，如咳痰、腹泻、下肢水肿，都与湿气有关，都有可能是脾虚所导致，这样就出现了“异病同治”现象。在治疗原则上，西医侧重于实验研究，认为“杀灭”等手段是治疗外源微生物感染的最好途径，如抗菌、抗病毒等。

中医的治疗方法具有多样化的特点，中医有“祛邪”“扶正”两大法门。“祛邪”强调因势利导，邪去正安；“扶正”强调调整阴阳，以平为期。在治疗手段上，西医往往以对症治疗为主，中医以对因治疗为主。同一病由于病因不同，在治疗上出现了“同病异治”现象，如腹泻一病，可用健脾，可用利湿，可用消积，也可用固涩等治疗方法。

特别是内源性慢性疾病与症后康复等方面，中医整体系统医学理论治疗和病毒性邪症治疗的科学性较西医为强。

第二节　中西医的不足

客观上看，是科学技术的发展在推动着西医现代化的实现。但是，西医学受其理论（分割还原论）、基础、切入点的限制，必然产生实验检测结果和客体实际结果不相一致的缺陷，基因学的解读与破译——后基因组学计划已经证实了这一点。后基因组学又称蛋白质工程，研究重心已开始从揭示生命的所有遗传信息转移到在分子整体水平对功能的研究上，人类基因组图揭示了人类遗传的机密，而对生命活动起调节作用的是蛋白质。与基因组相比，蛋白质的结构和功能更精彩，人的生命活动和健康的维护，最终要靠蛋白质的解析得到解决，这就是即将兴起的后基因组学。

一、西医的不足

第一，对“治未病”不够重视。患者有了不适症状，但现有检测手段还不能查到病变数据时，西医一般采取观察等待，直至病变形成才实施治疗。这就造成小病演变为大病才去干预，往往延误最佳防治时机。而中医通过针灸、食疗、体疗来增强体质，预防疾病，并提倡早诊断、早预防、早治疗。《黄帝内经》提出“圣人不治已病治未病，不治已乱治未乱”。

第二，对患者的情感以及得病的社会因素考虑较少。从传统的B超、CT等透视检测设备，到最新的微创、微型机器人、远程手术等操作性的代替手段，医生与患者之间的距离越来越远，“医治”本身变得越来越客观化。医生与患者情感上的交流被减少或隔绝。以器械代替人力也一直是现代临床医学发展的趋势。

纯粹客观化和工具化的医学必然无法成为社会实践的主要模式，人始终是一种社会性主体，有在实践活动中实现“自我意识”和“主观能动性”的要求。同时，生命科学内部也要求将人作为一种“生命主体”重塑，完全客体化、不具有主体性的“人”始终只是片面的，并非真正的人或生命，不能从中揭示

"生命的本质"。

中医历来将"仁心仁术"视为医之灵魂，以"医德高尚、医术精湛"为医生立身之本。

第三，治疗过程中忽略疾病的整体治疗。医疗是以人为中心的人与人互动的关怀过程。那种只见病，不见人，只重病，不重人的"物"化思维同样违背了大自然的客观规律。

中医运用古代具有朴素唯物论和自然辩证法的阴阳五行学说，系统地总结了人体生理、病理、诊断、治疗、预防、养生诸方面的理论，通过理、法、方药相互配合、全面实施，形成完整、独立的医学体系，尤以统一整体观、永恒运动观、辨证施治为指导思想与诊治方法。

二、中医的不足

中医辨证乃至中医理论的形成是意象思维的体现。从"象"到"意"的过程中，无论是"取象"还是"立意"，都存在着一定的主观性和不确定性，直觉起到较大作用。直觉是在丰富的经验之上所产生的一种感觉，凭借的是悟性，由医生的学识、经验、悟性和创造性思维所决定，故不易掌握，这正是中医不被西方认同的原因。中医有待于进一步嫁接现代科学技术，使其客观、标准。

此外，传统中医学主要基于实践提出假说，再通过实践加以验证而形成新的理论，走的是理论—实践—理论—再实践的过程。这种方法存在着客观性弱、规范性差、时间周期长等缺点。

受诸多因素影响，中医未能利用工业革命的成果，找到合适的切入点，以多学科技术为支撑，将中医理论用严密的科学分析方法来验证、表达、分析，因此，至今难以发展出符合中医学的人体寒、热、虚、实量化诊断数据，致使中医理论仍是哲学思辨体系。

综上所述，伟大的中医药生命辩证发展大科学文化是人类历史发展过程的智慧结晶，是中华民族对人类的卓越贡献。西方医学虽然仅有几百年的发展历史，但因其较好地运用现代科学技术，在某些领域得到快速发展，例如，运用生物技术创新发展生物医药、抗生素等，运用现代物理学光波技术发明各种诊断设备等，使得看病逐渐标准化，治病机制逐渐清晰，这为现代技术的应用作出了杰出的贡献。中医药必须传承、创新和发展,中医药如何融合现代技术在人类养生、防病、治病等方面发挥中医药学的伟大智慧值得大家深入研究。近些年来,中医药工作者已经做了大量基础工作。例如,对病毒性疾病,中医中药存在临床经验优势,要进一步发展就需要更好地挖掘研究。其中,山东中医药大学中医药研究院院长田景振教授与侯林教授共同主编的《中草药抗病毒的研究与应用》,筛选出一百余种中药直接或间接抑杀病毒和有害细菌。研究证明,中药能多靶点、多机理抑制病毒。下一步还需结合中医药理论,深入系统研究中药复方中君臣佐使各药味对病毒性疾病的作用机制,研究药物成分的协同作用等。说得清:中药为什么能抑杀某种病毒?为什么能提高免疫力?为什么能同时保护脏器尽可能不受病毒伤害?从“点”的突破、“面”的创新和“立体”用药思维防治疾病,全方位融合现代技术发展,借鉴西方医学现已成功的技术方法。

西医将疾病过度细化和标准化,使得治病片面化严重,造成只重视病灶而忽视得病之人。西医在发展自己现有的先进医术的同时,更要补充学习中医药学的伟大智慧,完善自己。千万不要夜郎自大,否则必然走向落后。

传统中医学以对人体生命活动不加干扰的观察为基础,主要是一种观察科学;缺少一种对人体生命活动及其动物模型加以人为干扰的实验科学。法国科学家乔治·居维叶(Georges Cuvier)形象地指出:“观察者听取自然的报告;实验者则考察自然界,逼迫他自露真相。”实验是科学发展的加速器。因此,基于数学、物理、化学、实验、逻辑方法的现代学科和技术无疑可以为中医的守正创新发展提供有力支撑。

第三节　中西医融合发展

现阶段,西医有西医的标准,中医也有中医的标准。中西文化,包括中西医学文化,应该相互学习,取长补短,扬长避短,而不应该以一种文化的标准去检验另一种文化,更不能以一种文化去取代另一种文化。“和实生物,同则不继”(《国语·郑语》);“君子和而不同,小人同而不和”(《论语·子路》)。

历史表明，对抗与排拒无法解决问题，多元与共生才是合理的发展路径。现代医学与中国传统医学研究对象的同一性，应用药物的物质统一性，决定了中医学一定能与现代科学结合，中西医一定能融合发展。一句话：西医治病要以人为本，学习中医生命医学的伟大理论，提升自己对中医生命科学文化的认知；中医要学习西医善于运用现代先进技术，完善自己，发展自己，达到中西医互用。例如，中药的药理成分与防病、养生、治未病、治已病的单靶作用和多靶作用等问题的研究，望闻问切与现代技术结合运用。

一、中西医融合发展的必要性

医药加快发展首先要实现中医学与现代医学（西医）的融合。西医，超细微的分析，缺乏整体观念以及疾病与人所处社会、环境、地缘、时间等因素的认识，这是其"缺陷与短板"，人们越来越清楚地认识到现代医学难题需要吸收中医学的优势去解决。中医药涉及生命的全周期，在"生得优，活得好，病得晚，走得安"生命全过程中均有用武之地。因此，发展人类健康事业，必须走中医药学与现代医学融合之路。

中医药学根植于中华优秀传统文化，包含着中国传统文化和哲学智慧，是中国古代科学的瑰宝。中医阴阳学说与矛盾论的契合、中医整体观辨证论治与唯物辩证法的契合、中医抽象思维与哲学认识论的契合均体现了中医学的哲学文化属性。科学与哲学文化密不可分，因为科学解决的只是"真不真""是不是"的问题，哲学文化解决的是"该不该""善不善"的问题。科学是把双刃剑，既可为人类造福，也可使人类遭罪。哲学文化为科学提供世界观和方法论的指导。

只有先进的中医文化与先进的西医科学技术高度统一，医学才能较好完成守护人类健康的使命。毫无疑问，医学的发展早已远远超出了单纯的医学领域，未来将逐渐扮演一种"实践哲学"或者"生活哲学"的角色，与现代医学在科学维度上的发展相协调，成为同一进程的双重性。

将现代科学技术与中医理论的阴阳、藏象、经络、气血津精、病因病机、八纲辨证等学说联系互通，处理好整体性思维和科学定量间的关系，从而发展、创新具有中医特色的诊断技术，实现中医诊断技术现代化。选择切实可行的切入点，以客观事实为依据，表达准确，逻辑严密，符合中医理念。把握中医药创新发展方向，坚持中医药原创思维，充分运用现代科学的新理论、新技术和多学科交叉渗透的思路和方法，从中寻找创新灵感和路径，努力实现突破。

探索在临床实践中发挥中西医各自优势的实现途径和有效措施，形成中、西医方法在疾病发展不同阶段最优化组合的治疗方案，充分发挥中医药“治未病”的优势和特色，加快构建中医药预防保健服务体系，大力发展中医药健康服务，促进中医药与旅游、养老、文化等的结合。

发展中医学回归人本人文与自然科学共生属性的完整理论体系，提升医学自身的价值，激发其原创力、生命力；为现代科学研究拓展认知方式、思维方式；倡导健康理念、生活方式，弘扬和谐的生命观、生态观、发展观。

二、中西医正在进行取长补短相互融合

随着医学的不断进步，中西医正在进行取长补短，相互融合。

中西医结合在疾病的诊疗上一直发挥着重要作用，中国古代接种人痘预防天花，为日后牛痘疫苗的发明提供了宝贵的经验。屠呦呦教授发现了青蒿素，获得了诺贝尔奖，是中医药献给世界的一份礼物。陈竺院士使用砒霜治疗白血病、四川大学华西医院运用中西医结合治疗急性重症胰腺炎、成都中医药大学附属医院使用中西医结合治疗慢性肾脏病，均体现了中西医结合在疾病诊疗中的巨大优势。

目前，西医临床医学模式由“生物医学模式”逐渐向“生物-心理-(以人为本、人文为本)社会医学模式”转变。在生物医学的诊疗方法充分应用的同时，对患者的心理及社会因素进行调查，充分将心理因素及社会因素融入生物医学的治疗中，强化治疗效果。

同时，中医临床医疗由“经验医学”逐渐丰富为“循证医学”。经验医学主要是医生凭借自己的行医经验对患者的疾病进行鉴别及治疗，医生过于相信经验，可能会导致出现误诊等情况，同时，医生缺乏对现代医学知识的学习与更新，导致治疗水平落后。“循证医学”是在医学领域充分利用最新的研究成果，根据研究报告对患者进行有理有据的科学诊断及治疗。中医是生命辩证发展人本科学文化，发展中国中医的科学文化。

西为中用，中西医结合，西医的检查方法可作为中医四诊的延伸，有助于拓展临床资料收集的范围，从中医理论的角度分析这些客观的临床事实。强调对临床客观数据的分析，超越中医朴素的系统论与西医的还原论，将二者有机结合，在新的高度实现两者的统一。

例如，借用现代技术丰富“望、闻、问、切”诊疗内容，使指标主客观相结合。“望诊”在原来理论基础上可借助显微镜、电子显微镜、耳镜、检眼镜、小肠镜、结肠镜、子宫镜、阴道镜、纤维胃镜以及消化道表面微型相机摄影，穿透性检查（如X射线、CT、核磁共振和超声波）等；“闻诊”在原来理论基础上可借助听诊器检查患者的呼吸音、肠鸣音、血管流动杂音等响声的变化；“问诊”可利用网络的便利进行远程会诊等；“切诊”时可利用脉搏记录仪、心电图、超声心动图、脑电图和肌电图等。由此可见，中西医结合不仅提升了中医研究中经验事实的收集能力，同时，也促进了中医诊疗理论的创新。

为更好地促进中西医结合发展，中国工程院设立多项研究项目，张伯礼院士团队承担了“整合医学理论与实践若干战略问题研究——中医与西医的整合（2018）”“中西医结合医学发展战略研究——建立基于‘辨证论治、病证结合’的现代中西医结合诊疗模式（2019）”“中医治未病与建立中西医结合疾病防控体系的战略研究——中西医结合疾病防控人才学科体系建设（2021）”和“健康中国跨领域工程科技未来20年发展战略研究—健康中国专项——中西医结合和中医药现代化的科技发展战略（2021）”等多项研究项目。

所谓“守正”与“创新”，不仅要“守传统之正，创时代之新”，更重要的是“守疗效之正，创共识之新”。

第四节　中西医科学融合发展是必然

中医药学是中国古代科学的瑰宝，也是打开中华文明宝库的钥匙。

——习近平致信祝贺中国中医科学院成立60周年

毛泽东在20岁的时候曾经在《讲堂录》笔记中写道：“医道中西，各有所长。中言气脉，西言实验。然言气脉者，理太微妙，常人难识，故常失之虚。

言实验者，求专质而气则离矣，故常失其本，则二者又各有所偏矣。”[1]表述了对中西医的看法，表达了中西医必须结合起来，不能偏废。

中华人民共和国成立以后，毛主席提出中西医结合。1950 年 8 月 7 日，第一届全国卫生会议确定了新中国卫生工作的三大准则：面向工农兵，预防为主，团结中西各部分医药卫生工作人员。毛泽东主席亲自为会议题词："团结新老中西各部分医药卫生工作人员。组成巩固的统一战线，为开展伟大的人民卫生工作而奋斗。”[2]在本次会议上，毛主席正式提出中西医结合。

2015 年 10 月，中国中医科学院首席专家屠呦呦教授、博士生导师，获得诺贝尔生理学或医学奖。她成为第一位获得诺贝尔科学奖项的中国本土科学家，屠教授借鉴了葛洪的《肘后备急方》“青蒿一握绞汁……”，把中西结合融入，完成了几千年的历史突破，为人类的健康作出了巨大的贡献。

近几年新型冠状病毒感染疫情流行，经过广大医务工作者和国人的共同努力，临床实践证明，中医药及中西结合救治新型冠状病毒感染患者的效果十分显著。国家卫生健康委组织专家推出的“清肺排毒汤”等“三方三药”，经大量临床验证疗效确切，使西医医务工作者近距离感受到中医中药的神奇和伟大。在西医先进设备和先进技术共同协同下，抗疫圆满胜利收官。

三株集团为配合防疫抗疫，方便患者服用，将“清肺排毒汤”原方进行生物工程发酵，取得了令人满意的疗效，不少患者服用发酵后的“清肺排毒汤”，疗效好，显效快，配合综合疗法很快康复，谱写了中西医结合融合发展的凯歌。

一、继承发扬中医外科

中国古代中医解剖学史可以追溯到公元前 2000 多年，当时中国的医学家们就已经开始研究解剖学。

从我国医学经典著作《黄帝内经》《难经》，到明清时代名医专著，多有不同程度地记载了人体解剖内容。唐代孙思邈的《千金方》、元代滑寿(伯仁)的《十四经发挥》、明代李中梓的《医宗必读》、章潢的《图书编》、赵献可的《医贯》、李梴的《医学入门》、王圻的《三才图会》等，不仅详细记载了人体解剖内

[1] 孙隆椿.毛泽东卫生思想研究论丛(上)[M].北京：人民卫生出版社，1998：530.

[2] 李经纬.中医史[M].海口：海南出版社，2003：434.

容，还附有部分解剖图谱，供后人学习参考。特别是通过对人体的解剖研究，对经络、穴位、经脉、脏腑等学说的确立发挥了重要作用，至今仍指导中医临床实践。值得一提的是，清代著名医家王清任所著的《医林改错》，从中医外科解剖当中结合临床实践，创立了系列活血化瘀方，至今仍在广泛应用。老祖宗留下的解剖外科文献，至今都被西方医学所尊崇。

尊重彼此医学体系学说，相互取长补短，结合融合，造福全人类健康。

越是有名望的专家医生，越懂得尊重别的医学体系。吴孟超被授予中国科学院院士，荣获“国家最高科技奖”的医学界第一人、“中国肝胆外科之父”，担任上海东方肝胆外科医院院长。对肿瘤的治疗，他一直主张中西医结合。他说：“治疗肿瘤要中西结合，就好像人要两条腿走路，不可偏废。”

吴院士是有名的肿瘤外科西医医生，对中医却非常尊重。吴院士尊重中医，学习研究中医，临床上把中西医相互结合融入，取得了突破性的进展，极大地影响了国内外同行。

回顾历史，中华中医文化由于偏重整体观的阴阳平衡、五脏六腑平衡，淡化了中医外科手术，这是事实。到 1912～1913 年，国家恢复成立北京医学院，开展了解剖学的研究，以吴孟超为代表的中华有识之士又重新把解剖外科拾起来，这项科学研究始终没有间断，最终走到了世界前面，让西方医学敬仰不已。吴孟超院士继承了中国古代解剖外科之精髓，融入了现代外科手术之精华，一生为患者手术 14000 例，救助 2 万名患者，为国家培养了一大批高端外科手术人才。吴孟超院士尽毕生所学毫无保留地将自己的学术、临床实践经验传给了门生和医疗团队成员。

肝脏这方寸之地，他早已烂熟于心，用手一摸就知道里面的情况。《道德经》讲过一句话，叫“大象无形”，解剖可以看到腹内有形的脏腑，但中华文明的解剖外科哲思智慧是看不到的。吴孟超院士以无形之智解惑了有形之赘，成为一代翘楚，登上了世界肝胆外科之巅，让世界仰视中国中西融合的伟大成果。

二、中西医必然走向融合发展

中医与西医是各自独立的医学体系，这两种医学体系在临床实践中都为人类的健康作出了巨大的贡献。西医在漫长的临床实践中发现，目前的慢性病越治人越多，医院的大楼越盖越多，进口的检测设备几乎覆盖了整个医院系统，这使西医的有识之士主动提出要中西医结合。

国家人事部、卫生部和国家中医药管理局于1990年6月13日联合颁发了《关于采取紧急措施做好老中医药专家学术经验继承工作的决定》。根据这一决定，从1990年开始，国家第一批、第二批共有1021名老中医药专家被聘为指导老师，他们毫无保留地向他们的学术继承人传授学术理论和临床经验。

世界公认的观点：西医是群体化的医疗模式，中医是个体化的医疗模式。任何局部的病变都是人体整体病变的局部反应。有相当数量的中医大师呼吁，中西医之间不要有门派之见，两种医疗模式要相结合，互相取长补短，中医要借用现代医学的先进检测结果，融入中医的辨证论治当中，使证、病、人三者统一起来，逐步解决中医把患者的病治好了，但无法用现代医学原理说清楚是什么机理治好了病。大多数的临床医生都有这个愿望，通过中西医的深化融合发展，搞清楚中药治病机理，现在微生态理论、免疫学理论均从不同侧面揭示部分机理，还需要更全方位的理论支撑，达到中西医全面融合发展，这一天不会太遥远。

屠呦呦教授从《肘后备急方》等中医药古典文献中获取灵感，先驱性地发现了青蒿素，开创了疟疾治疗新方法，获得诺贝尔生理学或医学奖。三氧化二砷和全反式维甲酸联合治疗急性早幼粒细胞白血病、活血化瘀法治疗冠心病等一大批科研成果，都是中西医结合科研与临床智慧有机结合的结果。

中国科学院院士、中国中医科学院首席研究员陈可冀教授，在中国经济网举办的2021年全国安全用药企业家论坛上提到，通过中西医结合与基础医学的深度交叉融合，医学与药学、信息学等多学科的交叉，中西医结合在临床诊疗、科学研究、技术创新、人才培养、平台建设以及新药方面频出硕果，为我国卫生健康事业高质量发展作出了重要贡献。

陈可冀院士在中医研究院建院时被调到北京参加工作，由一名内科西医师转而参加学习和研究中医。在系统研究中医药血瘀证及活血化瘀经典理论及方药的基础上，通过冠心Ⅱ号方的反复筛选验证进入临床，陈可冀教授团队观察到中医药治疗稳定性冠心病及降低急性心肌梗死率的明显疗效，开辟了“活血化瘀法”治疗冠心病、心梗的先河，并于1978年发表了我国第一篇心血管疾病多中心中医药循证医学的临床研究论著。陈可冀教授用经典医学的药证对病症“活血化瘀法”治疗冠心病、心梗，中医的循证医学进入了全新的阶段，西医的检测结果与中医的“活血化瘀法”形成了完美的结合。自此，“活血化瘀”理论和实际临床应用取得很大进展，获得了国内外专家的一致认可，中医有良效，西医检测结果充分证实了疗效。陈可冀院士表示，中西医结合应用可发挥中医、西医二者之长，在实际临床中已被广大医药界和临床采用，确实提高了疗效，这是一个不争的事实。

面对世界范围的新型冠状病毒感染疫情，中国的中西医相互合作、携手共进、相互融合，为世界树立了光辉的榜样。

目前，AI智能待诊机器人已经进入中西结合的实验阶段，这是现代科技发展的必然，相信不久便会得到普及，这需要专家临诊的大数据、芯片、量子物理的参与，不论设备如何先进，都需要中西医专家和科研工作者的参与操控，目的是更好地造福人类健康，让中西医携手共进，迎接中西医不断融合的春天。

第五节　新中国成立后中国中医药重大理论传承创新成果集锦

中医药之所以历久弥新，根本在于其具有系统的理论和独特的方法。中医药理论一直在传承与创新中发展，推动着中医药学术不断地进步。特别是中华人民共和国成立以来，中医药事业得到了长足的发展，中医药理论也在不断进步。

例如：青蒿素研究——抗疟新药；针麻镇痛研究——促进了针刺疗法在全世界的应用，同时推动了针灸疗法本身和神经科学的发展，阐述了血瘀证与活血化瘀的科学内涵，并开发成功活血化瘀新药——冠心Ⅱ号；中医肾的研究——阐明肾阳虚证的现代生物学基础；脾虚理论及其应用；中西医结合治疗骨折；中风病证治理论及其应用；砷剂治疗白血病的分子机制及其临床转化成果;络病理论及其应用;中医四诊客观化研究——仪器设备研发及临床应用(舌诊仪、面诊仪、脉诊仪、四诊合参仪、经穴探测仪、耳诊仪);中医体质学说——“体质可分、体质相关、体质可调”;扶正培本治疗肿瘤;中医防治糖尿病;通里攻下治疗急腹症;醒脑开窍理论及其针刺疗法临床应用;脏器纤维化的中医药防治理论与实践;组分中药理论和方法,推动中成药二次开发……

附 录

附录一 新冠1号全谱分析成分表

附表1-1 新冠1号中抗病毒功效成分

序号	名称	分类参考	新冠1号各物质相对浓度/(μg/mL)	文献报道功效作用
1	异连翘酯苷A	肉桂酸及其衍生物	396.047	主要药理活性是抗菌、抑制病毒等
2	黄豆黄苷	异黄酮类	146.224	具有抗菌、抗病毒、雌激素样作用。可预防骨质疏松症，防止心脑血管疾病，预防癌症和减少肿瘤数目，减轻或避免因雌激素减少引起的更年期综合征，以及具有抗衰老和防止酒精中毒等功效
3	5-O-甲基维斯阿米醇苷	苯并吡喃	68.394	具有抗病毒、抗肿瘤、解热、镇痛及抗炎的作用
4	(+)一松脂素-β-D-吡喃葡萄糖苷	木脂素苷	35.047	具有抗氧化、降血压、保肝、抗病毒和环磷酸腺苷（cAMP）磷酸二酯酶抑制作用
5	大黄素	蒽类	27.644	抗炎、抗病毒、抗肿瘤、导泻、调节免疫、促性腺、解痉、止血等
6	黄芩素	黄酮类化合物	27.446	具有显著的抗氧化、抗炎、抗变态反应、抗菌、抗病毒、抗肿瘤等多种药理活性
7	右旋奎宁酸	脂环有机酸	23.076	是一种环己基羧酸，具有增强胆汁、降低脂肪、肝脏解毒、预防脂肪肝的作用，是最新型抗病毒原料药

续表

序号	名称	分类参考	新冠1号各物质相对浓度/(μg/mL)	文献报道功效作用
8	毛蕊异黄酮	异黄酮类	11.844	具有抗氧化、抗辐射、抗癌、抗菌、抗病毒、降血脂、降血糖、减少糖尿病并发症、保护心脑血管、保护脑细胞、提高记忆力、提高免疫功能及激素样作用
9	红景天苷	有机氧化合物	10.361	提高机体免疫力、增强体质、改善人体造血机能、抗缺氧、抗衰老、抗肿瘤、抗疲劳、降血糖、抗病毒、抗放射、保护心脑血管及预防高原反应等
10	广藿香酮	有机氧化合物	9.404	具有抗真菌、抑菌、抗病毒的作用
11	野黄芩苷	黄酮类化合物	7.927	具有抗氧化、抗炎、抗癌、抗病毒、神经保护、抑制蛋白激酶C的活性、减轻心脑血管缺血再灌注损伤等作用
12	绿原酸	有机氧化合物	7.695	具有抗菌、抗病毒、抗癌、抗氧化、降血糖、降血脂、抗紫外线与辐射、免疫调节、利胆、止血、提高白细胞等作用
13	异绿原酸C	有机氧化合物	4.345	抗氧化、抗炎、抗病毒(疱疹病毒和人类免疫缺陷病毒)、抗纤维化、抑制平滑肌收缩、降血脂、保护肝脏、抗乙肝等
14	白杨素	黄酮类化合物	4.105	抗肿瘤、抗过敏、抗炎、抗病毒、抗病原微生物以及降血糖等
15	木通苯乙醇苷B	肉桂酸及其衍生物	3.269	具有抗菌、抗炎、保肝、抗病毒、抗氧化、免疫调节、增强记忆、强心等多种药理活性
16	芦丁	黄酮类化合物	3.182	维生素类药,抗炎、抗病毒,维持血管抵抗力,降低其通透性、减少脆性。食用色素、抗氧化剂、营养增补剂
17	毛蕊异黄酮苷	异黄酮类	2.814	具有抗氧化、抗辐射、抗癌、抗菌、抗病毒、降血脂、降血糖、减少糖尿病并发症、保护心脑血管、保护脑细胞、提高记忆力、提高免疫功能及激素样作用
18	连翘酯苷I	肉桂酸及其衍生物	2.689	具有抗微生物、抗病毒、抗氧化等药理作用
19	咖啡酸	肉桂酸及其衍生物	1.948	具有抗氧化、抗癌、抗炎、抗菌、抗病毒等活性

续表

序号	名称	分类参考	新冠1号各物质相对浓度/(μg/mL)	文献报道功效作用
20	橙皮苷	黄酮类化合物	1.856	维生素类药，能降低毛细管的脆性，高血压病的辅助治疗。天然抗氧化剂，抗炎抗病毒，广谱抑菌，食品添加剂
21	马鞭草苷	孕烯醇酮脂类	1.819	具有抗炎、抗真菌、抗病毒等活性。可用于前列腺炎的研究。能减轻脑缺血再灌注损伤
22	紫云英苷	黄酮类化合物	1.659	具有抗炎、抗氧化、强心、镇痛、抗菌、抗过敏、抗肝毒作用，并有增强机体抵抗力、刺激干扰素的产生、抗心律失常、扩张血管、保护心肌等作用
23	异甘草苷	黄酮类化合物	1.384	具有抗溃疡、抗人类免疫缺陷病毒的作用
24	木犀草素	黄酮类化合物	1.265	抗氧化、抗炎、抗菌、抗病毒、抗肿瘤、保护神经、抗纤维化、抗生育与激素、免疫调节
25	没食子酸	苯及其取代衍生物	1.105	具有抗菌、抗炎、抗肿瘤、抗突变，保护肝脏和抗乙肝病毒的作用。又称五倍子酸，化学名3,4,5-三羟基苯甲酸，是可水解单宁的组成部分
26	异补骨脂素	香豆素及其衍生物	1.056	具有抗癌、抗炎、抗菌、抗病毒等活性。具有细胞毒性
27	莪术醇	孕烯醇酮脂类	0.84	抗癌、抗真菌、抗病毒和抗炎，临床对宫颈癌疗效较好
28	芹菜苷	黄酮类化合物	0.833	镇静、解痉、抗氧化、抗菌、抗病毒、抗癌、抗衰老、降低心血管疾病发病率
29	甜橙黄酮	黄酮类化合物	0.759	具有抗菌消炎、抗过敏、镇痛、防治心血管疾病、抗病毒、抗氧化、抗癌等很好的保健作用
30	金石蚕苷	有机氧化合物	0.732	具有抗菌、消炎、抗病毒作用
31	异阿魏酸	肉桂酸及其衍生物	0.692	具有抗氧化、清除自由基、细胞保护、抗病毒的作用
32	7-去甲基软木花椒素	香豆素及其衍生物	0.605	抗氧化、抗肿瘤、抗菌、抗病毒、抗炎、降血压、降血脂、镇痛、抗过敏

续表

序号	名称	分类参考	新冠1号各物质相对浓度/(μg/mL)	文献报道功效作用
33	甘草苷	黄酮类化合物	0.488	具有抗溃疡、抗艾滋病的作用。与其他甜味剂混合用作甜味改良剂或增强剂
34	吉马酮	孕烯醇酮脂类	0.402	具有镇咳、平喘的作用，抑制流感病毒感染，制备治疗或预防流感病毒药物
35	异樱花素	黄酮类化合物	0.315	具有心血管系统活性、抗菌及抗病毒活性、抗肿瘤活性、抗氧化自由基活性、抗炎镇痛活性及保肝活性和抗疲劳作用，此外还能降血压、降血脂、抗衰老、提高机体免疫力
36	柠檬苦素	孕烯醇酮脂类	0.064	具有抗肿瘤、抗炎抗菌、抗病毒、抗氧化、抑制人类免疫缺陷病毒毒、降低胆固醇、昆虫拒食、镇痛、催眠、利尿、调节细胞色素等多种生物活性

附表1-2　新冠1号中增强免疫力、抗疲劳功效成分

序号	名称	分类参考	新冠1号各物质相对浓度/(μg/mL)	文献报道功效作用
1	升麻苷	苯并吡喃	42.349	具有抗炎、免疫抑制、解热、镇痛、抗血小板聚集的作用
2	汉黄芩素	黄酮类化合物	33.07	具有抗氧化活性、抗炎、免疫调节、脑缺血时的神经保护、解痉、降血脂、抗癌和利尿作用
3	升麻素	苯骈吡喃	31.177	具有提高免疫力、抑制核苷转运和抗肿瘤活性
4	大黄素	蒽类	27.644	抗炎、抗病毒、抗肿瘤、导泻、调节免疫、促性腺、解痉、止血等
5	异麦角甾苷	肉桂酸及其衍生物	20.461	具有免疫调节、抗氧化、抗炎、增强体力、抗疲劳等药理作用
6	5-羟基马鞭草苷	孕烯醇酮脂类	18.337	抗细菌、抗真菌、抗滤过性病原体、抗炎、止痛、利胆、通便、降血压、镇静、保肝、抗肿瘤、免疫调节以及治疗风湿等
7	三栀子苷甲酯	孕烯醇酮脂类	15.346	活血化瘀、抗菌消炎、增强免疫力

续表

序号	名称	分类参考	新冠1号各物质相对浓度/(μg/mL)	文献报道功效作用
8	红景天苷	有机氧化合物	10.361	提高机体免疫力、增强体质、改善人体造血机能、抗缺氧、抗衰老、抗肿瘤、抗疲劳、降血糖、抗病毒、抗放射、保护心脑血管及预防高原反应等
9	藁本内酯	异苯并呋喃	9.056	具有解痉、平喘、镇静、改善微循环、松弛平滑肌、抑菌、提高机体免疫调节的作用
10	牛蒡子苷元	呋喃木脂素	8.175	抗炎、免疫调节、抗肿瘤。抑制尿中总蛋白排泄,改善高胆固醇血症,强力抑制超氧化物的产生,抗血小板聚集活性,抗炎作用,体外抑制人型白血病细胞株 HL-60 和 MOLT-4 的生长。抑制 HIV-1 的复制
11	鸟嘌呤	咪唑嘧啶类	7.447	运动表现增强,免疫调节,血管保护,抗炎
12	甘草酸二铵	孕烯醇酮脂类	5.153	有较强的抗炎、免疫调节、改善肝功能及类激素样作用
13	丹参素	苯丙酸	4.246	抗菌消炎、增强机体免疫、抑制血小板聚集、抗凝、舒张冠脉平滑肌、治疗心肌梗死
14	木通苯乙醇苷 B	肉桂酸及其衍生物	3.269	具有抗菌、抗炎、保肝、抗病毒、抗氧化、免疫调节、增强记忆、强心等多种药理活性
15	大黄素甲醚	蒽类	3.084	具有通便、保肝、抗炎、抗菌、抗增殖、抗肿瘤作用
16	毛蕊异黄酮苷	异黄酮类	2.814	具有抗氧化、抗辐射、抗癌、抗菌、抗病毒、降血脂、降血糖、减少糖尿病并发症、保护心脑血管、保护脑细胞、提高记忆力、提高免疫功能及激素样作用
17	紫云英苷	黄酮类化合物	1.659	具有抗炎、抗氧化、强心、镇痛、抗菌、抗过敏、抗肝毒作用,并有增强机体抵抗力、刺激干扰素的产生、抗心律失常、扩张血管、保护心肌等作用
18	莽草酸	有机氧化合物	1.579	通过影响花生四烯酸代谢,抑制血小板聚集,抑制动、静脉血栓及脑血栓形成,具有抗炎、镇痛作用
19	木犀草素	黄酮类化合物	1.265	抗氧化、抗炎、抗菌、抗病毒、抗肿瘤、保护神经、抗纤维化、抗生育与激素、免疫调节

续表

序号	名称	分类参考	新冠1号各物质相对浓度/(μg/mL)	文献报道功效作用
20	桑黄素	黄酮类化合物	1.177	抗癌、抗炎、抗菌、抗痛、免疫调节、抑制酶活性、抗氧化、抗动脉粥样硬化、降低血糖和抗应激
21	阿魏酸	肉桂酸及其衍生物	0.675	抗氧化、调节血糖、预防脑血栓、抗菌、提高免疫力
22	10-羟基-2-癸烯酸	羟基酸及其衍生物	0.294	具有抗菌、灭菌、强壮机体和强烈抑制淋巴癌、乳腺癌等多种癌细胞的作用。还可增强机体免疫功能，防治脱发，并用作化妆品的增效剂，还用作治疗急性辐射损伤和化学物质所致损伤

附表1-3　新冠1号中抗心肌缺氧、有益心脑血管功效成分

序号	名称	分类参考	新冠1号各物质相对浓度/(μg/mL)	文献报道功效作用
1	葛根素	异黄酮类	190.222	具有降血糖、调血脂、保护血管、抗氧化应激、抗感染、提高胰岛素的敏感指数等作用，被临床用于治疗心脑血管疾病、癌症、帕金森病、阿尔茨海默病、糖尿病和糖尿病并发症等疾病
2	隐绿原酸	有机氧化合物	157.518	具有抗血小板聚集、抗菌、消炎的作用
3	豆苷	异黄酮类	67.302	具有扩张冠状动脉和脑血管，增加心、脑血流量和降低心肌耗氧量，抗动脉粥样硬化和促进血液循环等作用
4	紫花前胡苷	香豆素及其衍生物	63.297	具有明显的抗血小板聚集和镇痛作用。具有改善学习记忆障碍的功能
5	大豆苷元	异黄酮类	51.318	具有明显的抗心律失常、抗缺氧缺血、解痉挛、雌激素样作用、促进骨细胞的形成和抑制癌细胞生长等作用
6	升麻苷	苯并吡喃	42.349	具有抗炎、免疫抑制、解热、镇痛、抗血小板聚集的作用

续表

序号	名称	分类参考	新冠1号各物质相对浓度/(μg/mL)	文献报道功效作用
7	水苏碱	羧酸及其衍生物	33.634	具有兴奋子宫、改善血液流变学、抗血栓的作用
8	异紫花前胡内酯	香豆素及其衍生物	26.063	具有降低血压和解痉作用
9	洋川芎内酯A	异苯并呋喃	18.158	具有抗惊厥、中枢性肌肉松弛、抗动脉硬化活性
10	三栀子苷甲酯	孕烯醇酮脂类	15.346	活血化瘀、抗菌消炎、增强免疫力
11	紫花前胡醇	香豆素及其衍生物	15.151	具有抗血小板聚集、钙通道阻滞作用
12	香豆素	香豆素及其衍生物	14.695	抗凝药物
13	芹菜素	黄酮类化合物	11.275	天然抗氧化剂,有降血压和舒张血管、预防动脉粥样硬化、抑制肿瘤等作用
14	红景天苷	有机氧化合物	10.361	具有提高机体免疫力,增强体质,改善人体造血机能,抗缺氧,抗衰老,抗肿瘤,抗疲劳,降血糖,抗病毒,抗放射,保护心脑血管及预防高原反应等多种功能
15	鸟嘌呤	咪唑嘧啶类	7.447	运动表现增强,免疫调节,血管保护,抗炎
16	黄豆黄苷	异黄酮类	6.654	抗菌、抗病毒、雌激素样作用。可预防骨质疏松症,防止心脑血管疾病
17	1,3-二咖啡酰奎宁酸	有机氧化合物	5.543	具有利胆、保肝、降胆固醇作用
18	腺苷	嘌呤核苷	5.245	用于治疗心绞痛、心肌梗死、冠脉功能不全、动脉硬化、原发性高血压、脑血管障碍、中风后遗症、进行性肌肉萎缩等
19	丹参素	苯丙酸	4.246	抗菌消炎、增强机体免疫、抑制血小板聚集、抗凝、舒张冠脉平滑肌、治疗心肌梗死
20	毛蕊异黄酮苷	异黄酮类	2.814	具有抗氧化、抗辐射、抗癌、抗菌、抗病毒、降血脂、降血糖、减少糖尿病并发症、保护心脑血管、保护脑细胞、提高记忆力、提高免疫功能及激素样作用

续表

序号	名称	分类参考	新冠1号各物质相对浓度/(μg/mL)	文献报道功效作用
21	腺苷环磷酸酯	嘌呤核苷酸	1.767	属于蛋白激酶致活剂,有改善心肌缺氧、扩张冠脉、增强心肌收缩力、增加心排血量等作用
22	紫云英苷	黄酮类化合物	1.659	具有抗炎、抗氧化、强心、镇痛、抗菌、抗过敏、抗肝毒作用,并有增强机体抵抗力、刺激干扰素的产生、抗心律失常、扩张血管、保护心肌等作用
23	荠草酸	有机氧化合物	1.579	通过影响花生四烯酸代谢,抑制血小板聚集,抑制动、静脉血栓及脑血栓形成,具有抗炎、镇痛作用
24	原儿茶醛	有机氧化合物	1.333	扩张冠状动脉,增加冠脉血流量,抗心肌缺血,抑制血小板聚集,广谱抗菌抗炎,抗氧化,钙拮抗作用
25	牡荆素葡萄糖苷	黄酮类化合物	1.255	治疗缺血性心脏病、降血脂、抗癌
26	山柰酚-3-O-芸香糖苷	黄酮类化合物	0.977	具有降血脂、活血化瘀的作用,有效的抗糖化活性和神经保护作用
27	6,7-二甲氧基香豆素	香豆素及其衍生物	0.941	具有抗凝、降血脂、抗氧化和抗炎作用。平喘、祛痰、镇咳
28	丹酚酸 A	芪类	0.843	具有抗凝血、显著的抗血小板聚集、抗分泌和抗溃疡等作用
29	阿魏酸	肉桂酸及其衍生物	0.675	抗氧化、调节血糖、预防脑血栓、抗菌、提高免疫力
30	断氧化马钱苷	孕烯醇酮脂类	0.638	抑制血流量(BF)减少,防过敏作用
31	野鸢尾苷	异黄酮类	0.626	改善毛细血管通透性,抗透明质酸酶
32	白皮杉醇	芪类	0.603	具有抗氧化、抗炎抗菌、抗血栓、防癌抗癌、防治高脂血症等多方面的活性
33	鸟氨酸	羧酸及其衍生物	0.598	具有抗疲劳作用,不断增加能源消耗的效率,且促进氨的排泄
34	射干苷元	异黄酮类	0.557	具有抗病毒、抗炎、解热和镇痛的作用
35	α-亚麻酸	脂肪酰类	0.478	增强智力,提高记忆力,保护视力,改善睡眠。抑制血栓性疾病,预防心肌梗死和脑梗死。降低血脂、降血压

续表

序号	名称	分类参考	新冠1号各物质相对浓度/(μg/mL)	文献报道功效作用
36	莪术二酮	孕烯醇酮脂类	0.27	具有抑制血小板聚集、抵抗血栓形成的功效。抗肿瘤，临床对宫颈癌疗效较好
37	柚皮素	黄酮类化合物	0.157	具有抗菌、抗炎、抗氧化、止咳祛痰、降血脂、抗肿瘤、解痉、清除自由基、预防和治疗肝病、抑制血小板凝结、抗动脉粥样硬化等作用
38	山姜素	黄酮类化合物	0.123	具有抗菌、抗氧化、抗癌、抗血栓、降血压、降血脂、降血糖、止吐、镇痛等作用

附表 1-4　新冠 1 号中具有抗氧化、抗菌、抗炎、抗肿瘤、抗突变功效成分

序号	名称	分类参考	新冠1号各物质相对浓度/(μg/mL)	文献报道功效作用
1	异连翘酯苷 A	肉桂酸及其衍生物	396.047	主要药理活性是抗菌、抑制病毒等作用
2	黄芩苷	黄酮类化合物	344.465	具有抗氧化、抗炎、抗肿瘤和抗凋亡活性
3	千层纸素 A-7-O-β-D-葡萄糖醛酸苷	黄酮类化合物	283.077	具有抗氧化、脯氨酰寡肽酶（POP）抑制的作用
4	京尼平苷酸	孕烯醇酮脂类	220.63	具有预防性功能降低、抗健忘、防癌抗癌、防止X射线导致的肿瘤发生、抗氧化、抗衰老、泻下、促进胆汁分泌、降压抗应激的作用
5	隐绿原酸	有机氧化合物	157.518	具有抗血小板聚集、抗菌、消炎的作用
6	1-咖啡酰奎宁酸	有机氧化合物	152.349	是一种有效的 NF-κB 抑制剂，具有抗氧化应激、抑制 PD-1/PD-L1 相互作用
7	汉黄芩苷	黄酮类化合物	140.091	抗肿瘤
8	柠檬酸	羧酸及其衍生物	125.215	第一食用酸味剂，为允许使用的食品用酸度调节剂。在食品工业上极广泛地用作酸味剂、增溶剂、缓冲剂、抗氧化剂、除腥脱臭剂、螯合剂等

续表

序号	名称	分类参考	新冠1号各物质相对浓度/(μg/mL)	文献报道功效作用
9	甲基异茜草素	蒽类	100.436	具有抗结核菌、抗真菌、抗癌、抗骨质疏松等功效
10	异绿原酸C	有机氧化合物	79.077	具有抗氧化、抗炎、抗病毒(疱疹病毒和人类免疫缺陷病毒)、抗纤维化、抑制平滑肌收缩、降血脂等多种药理作用
11	黄芩素	黄酮类化合物	76.077	具有显著的抗氧化、抗炎、抗变态反应、抗菌、抗病毒、抗肿瘤等多种药理活性
12	异牡荆素	黄酮类化合物	72.821	用于治疗哮喘和慢性支气管炎,在治疗心血管疾病、抗炎、抑菌等方面也有显著的效果
13	5-O-甲基维斯阿米醇苷	苯并吡喃	68.394	具有抗病毒、抗肿瘤、解热、镇痛及抗炎的作用
14	升麻苷	苯并吡喃	42.349	具有抗炎、免疫抑制、解热、镇痛、抗血小板聚集的作用
15	牡荆素	黄酮类化合物	36.817	抗癌、降血压、抗炎和解痉
16	(+)一松脂素-β-D-吡喃葡萄糖苷	木脂素苷	35.047	具有抗氧化、降血压、保肝、抗病毒和环磷酸腺苷(cAMP)磷酸二酯酶抑制作用
17	汉黄芩素	黄酮类化合物	33.07	抗氧化活性、抗炎、免疫调节、脑缺血时的神经保护、解痉、降血脂、抗癌和利尿
18	茵芋苷	香豆素及其衍生物	32.128	具有保肾、抗炎的作用
19	升麻素	苯骈吡喃	31.177	提高免疫力、抑制核苷转运和抗肿瘤活性
20	大黄素	蒽类	27.644	抗炎、抗病毒、抗肿瘤、导泻、调节免疫、促性腺、解痉、止血等
21	异麦角甾苷	肉桂酸及其衍生物	20.461	具有免疫调节、抗氧化、抗炎、增强体力、抗疲劳等药理作用
22	5-羟基马鞭草苷	孕烯醇酮脂类	18.337	抗细菌、抗真菌、抗滤过性病原体、抗炎、止痛、利胆、通便、降血压、镇静、保肝、抗癌、抗肿瘤
23	金腰乙素	黄酮类化合物	17.775	抗病原微生物、抗炎、镇痛、抗肿瘤,对幽门螺杆菌有抑制作用

续表

序号	名称	分类参考	新冠1号各物质相对浓度/(μg/mL)	文献报道功效作用
24	刺芒柄花素	异黄酮类	16.379	具有抗菌、降胆固醇、降血脂、利尿及雌激素样作用。对预防乳腺癌、前列腺癌、结肠癌,改善骨质疏松和改善妇女更年期症状等有一定的作用
25	三栀子苷甲酯	孕烯醇酮脂类	15.346	活血化瘀、抗菌消炎、增强免疫力
26	甜菜碱	羧酸及其衍生物	14.889	抗肿瘤,降血压,抗消化性溃疡及胃肠功能障碍,治疗肝脏疾病
27	水合氧化前胡素	香豆素及其衍生物	14.12	具有抗真菌、钙拮抗作用
28	芦丁	黄酮类化合物	13.446	维生素类药,具有抗炎、抗病毒作用,可维持血管抵抗力,降低其通透性、减少脆性。食用色素,抗氧化剂,营养增补剂
29	千层纸素A	黄酮类化合物	12.95	抗癌、抗炎、神经保护、抗凝
30	异欧前胡素	香豆素及其衍生物	11.984	具有降血压、解痉、抗癌的作用,还可以治疗银屑病。有效抑制乙酰胆碱酯酶
31	橙皮苷	黄酮类化合物	10.721	维生素类药,能降低毛细管的脆性,高血压病的辅助治疗。天然抗氧化剂,抗炎抗病毒,广谱抑菌,食品添加剂
32	大车前苷	肉桂酸及其衍生物	10.68	抗菌、抗炎、抑制5-脂氧化酶、抑制cAMP磷酸二酯酶
33	白当归素	香豆素及其衍生物	9.92	具有抗肿瘤等活性
34	斑蝥素	呋喃	9.78	高毒,抗肿瘤药,主要用于原发性肝癌,常与其他抗肿瘤药配合使用
35	迷迭香酸	肉桂酸及其衍生物	8.553	抗氧化、抗炎、抗菌、抗抑郁
36	白果内酯	孕烯醇酮脂类	8.261	为神经精神病药物,主要用于治疗神经病、脑病和脊髓病,抗衰老

续表

序号	名称	分类参考	新冠1号各物质相对浓度/(μg/mL)	文献报道功效作用
37	牛蒡子苷元	呋喃木脂素	8.175	抗炎、免疫调节、抗肿瘤。抑制尿中总蛋白排泄,改善高胆固醇血症,强力抑制超氧化物的产生,抗血小板聚集活性,抗炎作用,体外抑制人型白血病细胞株 HL-60 和 MOLT-4 的生长。抑制 HIV-1 的复制
38	罗汉松脂素	呋喃木脂素	7.914	具有抗炎、抗氧化、抗肿瘤、抗菌等多种生物活性
39	獐芽菜苷	有机氧化合物	7.584	具有清热解毒、保肝利胆及健胃作用
40	鸟嘌呤	咪唑嘧啶类	7.447	运动表现增强,免疫调节,血管保护,抗炎
41	柳穿鱼黄素	黄酮类化合物	6.951	抗氧化、消炎、抗肿瘤
42	18β-甘草次酸	孕烯醇酮脂类	6.45	具有抗炎、抗过敏、抑制细菌繁殖等作用
43	高车前素	黄酮类化合物	6.136	抗自由基、抗炎、抗疲劳
44	花椒油素	有机氧化合物	5.639	具有抗菌性能和对脲酶的抑制作用,抗真菌和抗癫痫作用
45	芒柄花苷	异黄酮类	5.478	具有一定的抗癌和雌激素样作用,临床上常用作利尿剂
46	L-酒石酸	有机氧化合物	5.449	作为食品中添加的抗氧化剂,可以使食物具有酸味
47	5-羟甲基糠醛	有机氧化合物	5.301	具有抗氧化、改善学习记忆、抗过敏、保护神经细胞、抗炎等药理作用
48	甘草酸二铵	孕烯醇酮脂类	5.153	有较强的抗炎、免疫调节、改善肝功能及类激素样作用
49	小檗碱	原小檗碱生物碱及其衍生物	4.56	抗菌、降血脂、降血压、抗炎、抗氧化等
50	次野鸢尾黄素	异黄酮类	4.52	有明显的抗炎、解热、去痰、抗微生物等多种药理作用
51	獐牙菜苦苷	有机氧化合物	4.268	清热解毒、利胆健胃、解痉、镇痛等,可以减少毒性物质对肝的伤害,还可预防大鼠由缺氧引起的肝损伤
52	野黄芩苷	黄酮类化合物	4.196	抗氧化、抗炎、抗癌、抗病毒、神经保护、抑制蛋白激酶C的活性、减轻心脑血管缺血再灌注损伤等

续表

序号	名称	分类参考	新冠1号各物质相对浓度/(μg/mL)	文献报道功效作用
53	白杨素	黄酮类化合物	4.105	抗肿瘤、抗过敏、抗炎、抗病毒、抗病原微生物以及降血糖等作用
54	木通苯乙醇苷B	肉桂酸及其衍生物	3.269	具有抗菌、抗炎、保肝、抗病毒、抗氧化、免疫调节、增强记忆、强心等多种药理活性
55	木犀草素-7-葡萄糖醛酸苷	黄酮类化合物	3.122	自由基清除剂,能够抑制基质金属蛋白酶(MMP)的活性
56	大黄素甲醚	蒽类	3.084	具有通便、保肝、抗炎、抗菌、抗增殖、抗肿瘤作用
57	芥子酸	肉桂酸及其衍生物	3.043	抑制肿瘤细胞、降低血脂血糖、抗炎、抗氧化、促消化、提高免疫力等
58	异泽兰黄素	黄酮类化合物	2.938	抗肿瘤、抗凋亡、抗氧化、抗炎、镇痉、调控血糖、治疗胃溃疡等
59	染料木素	异黄酮类	2.919	抗肿瘤、抗真菌、降血脂
60	对羟基肉桂酸	肉桂酸及其衍生物	2.889	抗氧化、抗炎、抗菌、抗肿瘤,用于制造局部麻醉剂、杀菌剂和止血药等;抑制子宫颈癌;合成抗肾上腺素药艾司洛尔
61	毛蕊异黄酮苷	异黄酮类	2.814	具有抗氧化、抗辐射、抗癌、抗菌、抗病毒、降血脂、降血糖、减少糖尿病并发症、保护心脑血管、保护脑细胞、提高记忆力、提高免疫功能及激素样作用
62	栀子黄素B	黄酮类化合物	2.747	能诱导人白血病细胞死亡、保肝利胆、镇静、消除烦躁、止血、祛热、消肿、利尿、凉血解毒
63	川陈皮素	黄酮类化合物	2.735	抗炎、抗肿瘤和神经保护特性
64	连翘酯苷I	肉桂酸及其衍生物	2.689	具有抗微生物、抗病毒、抗氧化等药理作用
65	莪术烯醇	孕烯醇酮脂类	2.479	具有降血脂、抗氧化、抗炎作用,能够显著抑制由脂多糖刺激引起的巨噬细胞中NO的产生
66	雷公藤内酯甲	孕烯醇酮脂类	2.283	抗肿瘤及免疫抑制作用,有较大毒性

续表

序号	名称	分类参考	新冠1号各物质相对浓度/(μg/mL)	文献报道功效作用
67	野鸢尾黄素	异黄酮类	2.276	具有抗癌作用。它通过增强胃癌细胞中促凋亡分子的表达来敏化肿瘤坏死因子相关凋亡诱导配体(TRAIL)诱导的凋亡
68	马钱苷酸	孕烯醇酮脂类	2.2	是一种环烯醚萜,具有很强的自由基清除活性,对重金属介导的毒性有显著的细胞保护作用
69	亥茅酚苷	苯并吡喃	2.177	具有镇痛、镇静、抗炎、抗过敏的作用
70	木犀草苷	黄酮类化合物	2.123	杀菌消炎,解热镇痛。呼吸道杀菌,降低胆固醇在动脉粥样硬化中的作用,增强毛细血管的舒张作用,缓解苯巴比妥的麻醉作用
71	咖啡酸	肉桂酸及其衍生物	1.948	具有抗氧化、抗癌、抗炎、抗菌、抗病毒等活性
72	漆黄素	黄酮类化合物	1.892	具有抗氧化、抗炎、抗肿瘤、抗衰老等作用
73	曲酸	吡喃	1.88	酪氨酸酶抑制剂,食品抗氧化剂
74	龙胆苦苷	有机氧化合物	1.848	是一种天然的环烯醚萜苷,具有抗炎和抗氧化活性
75	2-环戊基苯酚	酚类	1.828	抗氧化剂
76	紫云英苷	黄酮类化合物	1.659	具有抗炎、抗氧化、强心、镇痛、抗菌、抗过敏、抗肝毒作用,并有增强机体抵抗力、刺激干扰素的产生、抗心律失常、扩张血管、保护心肌等作用
77	岚香酮酸	孕烯醇酮脂类	1.481	诱导细胞凋亡,具有抗癌和抗炎作用
78	尿嘧啶	二嗪	1.374	阻断替加氟的降解作用,提高氟尿嘧啶的浓度,而增强抗癌作用。主要用于消化系癌、乳腺癌及甲状腺癌等
79	木犀草素	黄酮类化合物	1.265	抗氧化、抗炎、抗菌、抗病毒、抗肿瘤、保护神经、抗纤维化、抗生育与激素、免疫调节
80	α-香附酮	孕烯醇酮脂类	1.219	具有抗毒力、抗原毒性、抗菌、解热镇痛等生物活性
81	射干苷	异黄酮类	1.192	具有抗炎、抗菌的作用

续表

序号	名称	分类参考	新冠1号各物质相对浓度/(μg/mL)	文献报道功效作用
82	异槲皮苷	黄酮类化合物	1.173	具有抗氧化、降血压、抗抑郁、镇静、抗炎、杀虫、降酶作用
83	黄藤素	原小檗碱生物碱及其衍生物	1.059	具有清热解毒作用，用于妇科炎症、菌痢、肠炎、呼吸道及泌尿道感染等
84	异补骨脂素	香豆素及其衍生物	1.056	具有抗癌、抗炎、抗菌、抗病毒等活性。具有细胞毒性
85	秦皮苷	香豆素及其衍生物	1.024	具有明显的抗炎和降低血尿酸作用
86	6,7-二甲氧基香豆素	香豆素及其衍生物	0.941	具有抗凝、降血脂、抗氧化和抗炎作用。平喘、祛痰、镇咳
87	松香酸	孕烯醇酮脂类	0.898	具有抗增殖、抗菌和抗肥胖的活性，抑制脂氧合酶活性，对心脑血管疾病、高血压、酸性体液导致的疾病有显著疗效，对维持碱性体质、提高机体综合能力的保健作用明显
88	邻藜芦醛	苯及其取代衍生物	0.837	苯甲酸的类似物，具有较高的抗菌活性，可用于合成黄连素
89	异香草酸	苯及其取代衍生物	0.812	具有抗炎、抗菌、清热解毒的作用
90	异嗪皮啶	香豆素及其衍生物	0.812	具有抑菌消炎、抗肿瘤的作用
91	橙皮素	黄酮类化合物	0.804	具有抗氧化、抗炎、降血脂、保护心血管、抗肿瘤作用
92	异阿魏酸	肉桂酸及其衍生物	0.692	具有抗氧化、清除自由基、保护细胞、抗病毒的作用
93	石竹素	孕烯醇酮脂类	0.689	防腐剂，具有消炎、抗癌和增强皮肤渗透活性
94	7-去甲基软木花椒素	香豆素及其衍生物	0.605	抗氧化、抗肿瘤、抗菌、抗病毒、抗炎、降血压、降血脂、镇痛、抗过敏。香豆素类化合物，具有抗炎活性

续表

序号	名称	分类参考	新冠1号各物质相对浓度/(μg/mL)	文献报道功效作用
95	白皮杉醇	芪类	0.603	抗氧化剂，具有抗炎、抗菌、抗血栓、防癌、抗癌、防治高脂血症等多方面的活性
96	芳姜黄酮	孕烯醇酮脂类	0.594	具有抗肿瘤、抗炎和抗氧化等活性
97	异甘草素	线性1,3-二芳基丙烷	0.571	可溶性鸟苷酸环化酶激活剂，具有抗肿瘤活性。用作化妆品助剂、食品添加剂等
98	没食子酸辛酯	苯及其取代衍生物	0.557	抗氧化剂，由辛醇与没食子酸酯化而得
99	去氧穿心莲内酯	孕烯醇酮脂类	0.535	具有解热、抗炎、抗钩端螺旋体病、抗菌、抗癌、保肝和防治高血压等作用
100	白术内酯Ⅱ	孕烯醇酮脂类	0.52	具有健脾益气、燥湿利水、止汗、安胎，抗炎、抗肿瘤、调节胃肠道的作用
101	柚皮苷查耳酮	线性1,3-二芳基丙烷	0.519	通过查耳酮异构酶自发代谢成柚皮素，具有抗炎和抗过敏作用
102	维采宁Ⅱ	黄酮类化合物	0.508	具有抗癌、降压、抗炎和解痉的作用
103	熊果酸	孕烯醇酮脂类	0.46	具有镇静、抗炎、抗菌、防治糖尿病、抗溃疡、抗氧化、抗癌等多种生物学效应
104	4-甲基七叶亭	香豆素及其衍生物	0.379	是香豆素衍生物，具有强大的抗氧化和抗炎活性
105	秦皮素	香豆素及其衍生物	0.367	具有抗肿瘤、抗氧化、抗炎、抗痢疾杆菌、诱导细胞凋亡、治疗关节炎作用
106	软木花椒素	香豆素及其衍生物	0.303	具有抗炎和抗血凝的活性
107	淫羊藿素	黄酮类化合物	0.231	具有抗肿瘤、抗肝纤维化、抑制骨质疏松和神经保护药理作用
108	美迪紫檀素	异黄酮类	0.218	具有抗细菌、抗真菌、抗结核菌、抗肿瘤作用
109	香叶木素	黄酮类化合物	0.203	具有抗氧化、抗感染、抗休克等功效
110	白术内酯Ⅲ	孕烯醇酮脂类	0.183	具有抗炎、抗肿瘤、调节胃肠道功能和促进营养物质吸收的作用
111	橙黄决明素	蒽类	0.181	具有降血脂、抗动脉粥样硬化的作用
112	棕矢车菊素	黄酮类化合物	0.167	抗肿瘤、抗氧化、清除氧自由基

续表

序号	名称	分类参考	新冠1号各物质相对浓度/(μg/mL)	文献报道功效作用
113	柚皮素	黄酮类化合物	0.157	具有抗菌、抗炎、抗氧化、止咳祛痰、降血脂、抗癌、抗肿瘤、解痉、清除自由基、预防和治疗肝病、抑制血小板凝结、抗动脉粥样硬化等作用
114	欧前胡素	孕烯醇酮脂类	0.14	具有抗菌、平喘及抗过敏等作用
115	刺甘草查耳酮	线性-1,3-二芳基丙烷	0.099	抗肿瘤、保肝抗炎
116	去甲基川陈皮素	黄酮类化合物	0.086	具有抗炎、抗癌、抗氧化、抗动脉硬化、抗肥胖、抗衰老和其他多种生物活性

附表 1-5　新冠 1 号中镇咳、祛痰、平喘、镇静、安神、解热镇痛、解痉、麻醉、保护神经功效成分

序号	名称	分类参考	新冠1号各物质相对浓度/(μg/mL)	文献报道功效作用
1	异牡荆素	黄酮类化合物	72.821	用于治疗哮喘和慢性支气管炎，在治疗心血管疾病、抗炎、抑菌等方面也有显著的效果
2	5-O-甲基维斯阿米醇苷	苯并吡喃	68.394	具有抗病毒、抗肿瘤、解热、镇痛及抗炎的作用
3	7-羟基香豆素	香豆素及其衍生物	28.754	有较强的解痉、镇痛、利胆作用
4	异欧前胡素	香豆素及其衍生物	11.984	具有降压、解痉、抗癌的作用，还可以治疗银屑病。有效抑制乙酰胆碱酯酶
5	欧前胡素	香豆素及其衍生物	10.422	具有抗菌、平喘及抗过敏等作用
6	藁本内酯	异苯并呋喃	9.056	具有解痉、平喘、镇静、改善微循环、松弛平滑肌、抑菌、提高机体免疫调节的作用
7	甘草素	黄酮类化合物	6.541	解痉，抗溃疡，抗菌，肝细胞单胺氧化酶抑制剂
8	异戊巴比妥	二嗪	3.717	催眠、镇静、抗惊厥以及麻醉前给药
9	松柏醛	酚类	2.249	具有镇静、抗惊厥、镇痛、抗炎、镇咳、祛痰、平喘的作用

续表

序号	名称	分类参考	新冠1号各物质相对浓度/(μg/mL)	文献报道功效作用
10	花椒毒素	香豆素及其衍生物	1.87	具有抗炎、解痉、抗菌、治疗心绞痛、镇痛及抑制中枢神经、抗心律失常、抗氧化的作用，临床上主要用于补骨脂素紫外线A(PUVA)疗法治疗白癜风、牛皮癣，银屑病等皮肤顽疾。对血液中多种DNA病毒和RNA病毒等有很好的灭活作用，诱导肿瘤细胞凋亡
11	苦杏仁苷	有机氧化合物	1.649	杏仁含有苦杏仁苷3%，经酶分解后形成氢氰酸，氢氰酸有毒但少量对呼吸中枢有镇静作用，故有镇咳平喘效用，有杀死伤寒杆菌及其他菌类效力。近年国内外科研证明氢氰酸还有抗癌作用
12	氧化前胡素	香豆素及其衍生物	1.42	具有镇咳、镇痛、平滑肌解痉的作用
13	佛手酚	香豆素及其衍生物	1.089	是羌活中的一种成分。羌活具有散寒、祛风、除湿、止痛功效，主治风寒感冒头痛、风湿痹痛、肩背酸痛
14	6,7-二甲氧基香豆素	香豆素及其衍生物	0.941	具有抗凝、降血脂、抗氧化和抗炎作用。平喘、祛痰、镇咳
15	高车前苷	黄酮类化合物	0.805	具有抗氧化、抗肝损、抑菌、抗肿瘤、祛痰及抗组胺、止咳平喘、降血糖、调血脂等作用
16	丹皮酚	有机氧化合物	0.645	具有镇静、催眠、抗菌、抗炎、抗氧化、降血压等作用
17	斯皮诺素	黄酮类化合物	0.641	具有镇静、安神、催眠的作用
18	东莨菪内酯	香豆素及其衍生物	0.404	抗癌、抗氧化、抗炎、镇痛、祛痰、降血压，有抑菌活性，可用于治疗支气管疾病和哮喘，能调节激素平衡，减轻焦虑症和抑郁症
19	东莨菪苷	香豆素及其衍生物	0.332	抗风湿、镇痛、抗炎、抗肿瘤、抗真菌、祛痰、平喘、抑制单胺氧化酶等活性
20	羟基芫花素	黄酮类化合物	0.313	镇咳、祛痰、平喘
21	秦皮甲素	香豆素及其衍生物	0.12	具有抗炎、抗氧化、抗菌、抗血凝、镇痛等活性，防止化学诱导致癌，对细菌性痢疾和气管炎的治疗均有良好的效果

附表 1-6　新冠 1 号中维生素、氨基酸等营养性物质

序号	名称	分类参考	新冠 1 号各物质相对浓度/(μg/mL)	文献报道功效作用
1	DL-精氨酸	羧酸及其衍生物	65.321	营养增补剂、调味剂。对成人为非必需氨基酸,但体内生成速度较慢,对婴幼儿为必需氨基酸,有一定的解毒作用
2	L-亮氨酸	羧酸及其衍生物	65.289	必需氨基酸,降血糖、增加睡眠,营养增补剂,植物生长促进剂,香料
3	L-脯氨酸	羧酸及其衍生物	51.556	合成人体蛋白质的重要氨基酸之一,氨基酸输液的重要原料,医药中间体,营养增补剂、风味剂
4	胆碱	有机氮化合物	50.341	营养强化剂,促进大脑的发育,提高记忆能力,降低胆固醇
5	L-焦谷氨酸	羧酸及其衍生物	32.748	保湿剂,表面活性剂
6	D-半乳糖	有机氧化合物	21.571	作为半乳糖基转移酶标记缓冲液的成分,在 MRS 肉汤中补充乳酸杆菌的生长,诱导解偶联蛋白(UCP)在酵母转化的表达
7	芦丁	黄酮类化合物	13.446	维生素类药,具有抗炎、抗病毒作用,维持血管抵抗力,降低其通透性、减少脆性。食用色素,抗氧化剂,营养增补剂
8	次黄嘌呤	咪唑嘧啶类	5.438	帮助铁的吸收、智力的发育
9	吡多胺	吡啶及其衍生物	3.827	维生素 B_6 的一种形式,防治糖尿病慢性并发症发生、发展
10	谷氨酸	羧酸及其衍生物	3.564	调节神经、促进脑发育和增强记忆力、调节酸碱平衡、有利于身体的生长发育,治疗肝昏迷和严重肝功能不全
11	L-苯丙氨酸	羧酸及其衍生物	2.681	人体和动物的必需氨基酸,用作营养强化剂,氨基酸输液和复合氨基酸制剂的成分
12	脯氨酰-亮氨酸	羧酸及其衍生物	2.036	能量补充剂。影响合成代谢激素的分泌、运动期间的燃料供应、压力相关任务期间的精神表现,并防止运动引起的肌肉损伤。被认为是有益的能生膳食物质
13	烟酸	吡啶及其衍生物	0.997	维生素 B_3,人体必需的 13 种维生素之一

续表

序号	名称	分类参考	新冠 1 号各物质相对浓度/(μg/mL)	文献报道功效作用
14	吡哆醛	吡啶及其衍生物	0.939	维生素 B_6 以吡哆醛、吡哆醇和吡哆胺三种同效维生素存在于食物中
15	D-泛酸钙	羧酸及其衍生物	0.851	是 B 族维生素的一种，是生物正常生长必需的营养物质之一。可用作营养增补剂，用于治疗 B 族维生素缺乏症、周围神经炎、手术后肠绞痛
16	鸟氨酸	羧酸及其衍生物	0.598	具有抗疲劳作用，不断增加能源消耗的效率，且促进氨的排泄
17	DL-2-氨基辛二酸	羧酸及其衍生物	0.512	氨基酸类
18	亮氨酰脯氨酸	羧酸及其衍生物	0.453	是一种二肽，在蛋白酶活性的介质依赖性调控中起重要作用

附录二 新冠3号全谱分析成分表

附表 2-1 新冠 3 号中抗病毒功效成分

序号	名称	分类参考	新冠 3 号各物质相对浓度/(μg/mL)	文献报道功效作用
1	橙皮苷	黄酮类化合物	835.076	维生素类药,能降低毛细管的脆性,高血压病的辅助治疗。天然抗氧化剂,抗炎抗病毒,广谱抑菌,食品添加剂
2	芸香柚皮苷	黄酮类化合物	301.182	具有抗炎、抗病毒、抗癌、抗突变、抗过敏、抗溃疡、镇痛、降血压活性,能降血胆固醇、减少血栓的形成
3	咖啡酸	肉桂酸及其衍生物	102.28	具有抗氧化、抗癌、抗炎、抗菌、抗病毒等活性
4	枸橘苷	黄酮类化合物	54.042	有抗肿瘤、抗病毒、抗自由基、松弛血管、抑制脂质过氧化等药理活性
5	异连翘酯苷 A	肉桂酸及其衍生物	28.187	主要来源是连翘,主要药理活性是抗菌、抑制病毒等
6	异绿原酸 C	有机氧化合物	23.793	植物来源是金银花,具有抗氧化、抗炎、抗病毒(疱疹病毒和人类免疫缺陷病毒)、抗纤维化、抑制平滑肌收缩、降血脂等多种药理作用
7	野黄芩苷	黄酮类化合物	17.101	抗氧化、抗炎、抗癌、抗病毒、神经保护作用、蛋白激酶 C 的抑制活性、减轻心脑血管缺血再灌注损伤等
8	芦丁	黄酮类化合物	16.402	维生素类药,具有抗炎、抗病毒作用,维持血管抵抗力,降低其通透性、减少脆性。食用色素,抗氧化剂,营养增补剂
9	广藿香酮	有机氧化合物	12.619	具有抗真菌、抑菌、抗病毒的作用
10	异甘草苷	黄酮类化合物	10.131	抗溃疡、抗人类免疫缺陷病毒
11	右旋奎宁酸	有机氧化合物	8.957	是一种环己基羧酸,具有增强胆汁降低脂肪,肝脏解毒,预防脂肪肝的作用,是最新型抗病毒原料药
12	荭草苷	黄酮类化合物	6.215	具有抗氧化、抗癌、抗病毒、抗凋亡、抗脂质形成、抗辐射、镇痛、抗血栓等作用

续表

序号	名称	分类参考	新冠 3 号各物质相对浓度/(μg/mL)	文献报道功效作用
13	去芹糖桔梗皂苷 D	孕烯醇酮脂类	5.96	一种具有抗丙型肝炎病毒(HCV)活性的三萜皂苷
14	甜橙黄酮	黄酮类化合物	5.694	具有抗菌消炎、抗过敏、镇痛、防治心血管疾病、抗病毒、抗氧化、抗癌等很好的保健作用
15	木通苯乙醇苷 B	肉桂酸及其衍生物	5.501	具有抗菌、抗炎、保肝、抗病毒、抗氧化、免疫调节、增强记忆、强心等多种药理活性
16	木犀草素	黄酮类化合物	3.797	抗氧化、抗炎、抗菌、抗病毒、抗肿瘤、保护神经、抗纤维化、抗生育与激素、免疫调节
17	异樱花素	黄酮类化合物	2.583	心血管系统活性、抗菌及抗病毒活性、抗肿瘤活性、抗氧化自由基活性、抗炎镇痛活性及保肝活性和抗疲劳作用,以及降血压、降血脂、抗衰老、提高机体免疫力
18	黄豆黄苷	异黄酮类	2.582	抗菌、抗病毒、雌激素样作用。可预防骨质疏松症,防止心脑血管疾病 预防癌症和减少肿瘤数目,减轻或避免因雌激素减少引起的更年期综合征,以及具有抗衰老和防止酒精中毒等功效
19	芹菜素-7-O-β-D-吡喃葡萄糖苷	黄酮类化合物	2.519	抗氧化活性,抗肿瘤、消炎、抗病毒
20	红景天苷	有机氧化合物	2.106	具有提高机体免疫力、增强体质、改善人体造血机能、抗缺氧、抗衰老、抗肿瘤、抗疲劳、降血糖、抗病毒、抗放射、保护心脑血管及预防高原反应等多种功能
21	海罂粟碱	阿朴啡类	1.976	具有抗氧化、抗病毒、镇咳、支气管扩张和抗炎作用
22	黄芩素	黄酮类化合物	1.612	具有显著的抗氧化、抗炎、抗变态反应、抗菌、抗病毒、抗肿瘤等多种药理活性
23	异补骨脂素	香豆素及其衍生物	1.362	具有抗癌、抗炎、抗菌、抗病毒等活性,具有细胞毒性

续表

序号	名称	分类参考	新冠 3 号各物质相对浓度/(μg/mL)	文献报道功效作用
24	绿原酸	有机氧化合物	0.79	具有抗菌、抗病毒、抗癌、抗氧化、降血糖、降血脂、抗紫外线与辐射、免疫调节、利胆、止血、提高白细胞数量等作用
25	柠檬苦素	孕烯醇酮脂类	0.763	具有抗肿瘤、抗炎抗菌、抗病毒、抗氧化、抑制人类免疫缺陷病毒、降低胆固醇、昆虫拒食、镇痛、催眠、利尿、调节细胞色素等多种生物活性
26	莪术醇	孕烯醇酮脂类	0.739	抗癌、抗微生物、抗真菌、抗病毒和抗炎，临床对宫颈癌疗效较好
27	7-去甲基软木花椒素	香豆素及其衍生物	0.735	抗氧化、抗肿瘤、抗菌、抗病毒、抗炎、降血压、降血脂、镇痛、抗过敏。香豆素类化合物，具有抗炎活性
28	大黄素	蒽类	0.727	具有泻下、降压、利尿、抗癌、消炎等作用
29	左旋紫草素	萘类	0.137	能用作染料，有伤口愈合、抗炎、抗菌、抗肿瘤等作用

附表 2-2　新冠 3 号中增强免疫力、抗疲劳功效成分

序号	名称	分类参考	新冠 3 号各物质相对浓度/(μg/mL)	文献报道功效作用
1	甘草酸二铵	孕烯醇酮脂类	373.276	有较强的抗炎、免疫调节、改善肝功能及类激素样作用
2	异麦角甾苷	肉桂酸及其衍生物	218.084	是肉苁蓉中主要活性成分之一，具有免疫调节、抗氧化、抗炎、增强体力、抗疲劳等药理作用
3	桔梗皂苷 D	孕烯醇酮脂类	23.4	具有抗炎、降血糖血脂、抗肿瘤及免疫调节和抗过敏等多种药理作用
4	洛塞琳	脂肪酰类	4.648	具有抗疲劳、抗癌、抗氧化、增强免疫力、抗炎和神经保护作用
5	L-天冬酰胺	羧酸及其衍生物	3.02	增强免疫力、改善睡眠、促进胃肠道健康、降血糖等

续表

序号	名称	分类参考	新冠3号各物质相对浓度/(μg/mL)	文献报道功效作用
6	异樱花素	黄酮类化合物	2.583	心血管系统活性、抗菌及抗病毒活性、抗肿瘤活性、抗氧化自由基活性、抗炎镇痛活性及保肝活性和抗疲劳作用，以及降血压、降血脂、抗衰老、提高机体免疫力
7	红景天苷	有机氧化合物	2.106	具有提高机体免疫力、增强体质、改善人体造血机能、抗缺氧、抗衰老、抗肿瘤、抗疲劳、降血糖、抗病毒、抗放射、保护心脑血管及预防高原反应等多种功能
8	10-羟基-2-癸烯酸	羟基酸及其衍生物	1.826	具有抗菌、防治脱发、增强免疫力、抗肿瘤等作用，还可治疗急性辐射损伤和化学物质所致损伤
9	DL-赖氨酸	羧酸及其衍生物	1.374	促进生长发育、增强免疫力、稳定提高中枢神经功能、预防骨质疏松
10	鸟氨酸	羧酸及其衍生物	0.669	具有抗疲劳作用，不断增加能源消耗的效率，且促进氨的排泄

附表 2-3　新冠 3 号中抗心肌缺氧、有益心脑血管功效成分

序号	名称	分类参考	新冠3号各物质相对浓度/(μg/mL)	文献报道功效作用
1	紫花前胡苷	香豆素及其衍生物	1039.056	具有明显的抗血小板聚集和镇痛作用，具有改善学习记忆障碍的功能
2	芸香柚皮苷	黄酮类化合物	301.182	具有抗炎、抗病毒、抗癌、抗突变、抗过敏、抗溃疡、镇痛、降血压活性，能降血胆固醇、减少血栓的形成
3	水苏碱	羧酸及其衍生物	83.589	具有兴奋子宫、改善血液流变学、抗血栓的作用
4	隐绿原酸	有机氧化合物	52.853	具有抗血小板聚集、抗菌、消炎的作用
5	丹参素	苯丙酸	37.188	抗菌消炎、增强机体免疫、抑制血小板聚集、抗凝、舒张冠脉平滑肌、治疗心肌梗死
6	1,3-二咖啡酰奎宁酸	有机氧化合物	20.75	具有利胆、保肝、降胆固醇作用

续表

序号	名称	分类参考	新冠 3 号各物质相对浓度/(μg/mL)	文献报道功效作用
7	紫花前胡醇	香豆素及其衍生物	14.622	具有抗血小板聚集、钙通道阻滞作用
8	柚皮素	黄酮类化合物	13.51	具有抗菌、抗炎、抗氧化、止咳祛痰、降血脂、抗肿瘤、解痉、清除自由基、预防和治疗肝病、抑制血小板凝结、抗动脉粥样硬化等作用
9	葛根素	异黄酮类	12.135	具有降血糖、调血脂、保护血管、抗氧化应激、抗感染、提高胰岛素的敏感指数等作用,临床用于治疗心脑血管疾病、癌症、帕金森病、阿尔茨海默病、糖尿病及糖尿病并发症等疾病
10	橙皮素	黄酮类化合物	9.201	抗氧化、抗炎、降血脂、保护心血管、抗肿瘤作用
11	甜橙黄酮	黄酮类化合物	5.694	抗菌消炎、抗过敏、镇痛、防治心血管疾病和抗病毒、抗氧化、抗癌等作用,具有很好的保健作用
12	芹菜素	黄酮类化合物	3.635	天然抗氧化剂,有降血压和舒张血管、预防动脉粥样硬化、抑制肿瘤等作用
13	槲皮素-3-葡萄糖醛酸苷	黄酮类化合物	3.436	具有抗氧化、抗动脉粥样硬化的作用
14	异樱花素	黄酮类化合物	2.583	心血管系统活性、抗菌及抗病毒活性、抗肿瘤活性、抗氧化自由基活性、抗炎镇痛活性及保肝活性和抗疲劳作用,以及降血压、降血脂、抗衰老、提高机体免疫力
15	黄豆黄苷	异黄酮类	2.582	具有抗菌、抗病毒、雌激素样作用。可预防骨质疏松症,防止心脑血管疾病,预防癌症和减少肿瘤数目,减轻或避免因雌激素减少引起的更年期综合征,以及具有抗衰老和防止酒精中毒等功效
16	阿魏酸	肉桂酸及其衍生物	2.568	抗氧化、调节血糖、预防脑血栓、抗菌、提高免疫力

续表

序号	名称	分类参考	新冠3号各物质相对浓度/(μg/mL)	文献报道功效作用
17	红景天苷	有机氧化合物	2.106	具有提高机体免疫力、增强体质、改善人体造血机能、抗缺氧、抗衰老、抗肿瘤、抗疲劳、降血糖、抗病毒、抗放射、保护心脑血管及预防高原反应等多种功能
18	荭草苷	黄酮类化合物	0.415	具有抗氧化、抗癌、抗病毒、抗凋亡、抗脂质形成、抗辐射、镇痛、抗血栓等作用

附表2-4　新冠3号中具有抗氧化、抗菌、抗炎、抗肿瘤、抗突变功效成分

序号	名称	分类参考	新冠3号各物质相对浓度/(μg/mL)	文献报道功效作用
1	橙皮苷	黄酮类化合物	835.076	维生素类药,能降低毛细管的脆性,高血压病的辅助治疗。天然抗氧化剂,抗炎抗病毒,广谱抑菌,食品添加剂
2	迷迭香酸	肉桂酸及其衍生物	533.001	抗氧化、抗炎、抗菌、抗抑郁
3	厚朴酚	苯及其取代衍生物	361.52	具有抗菌、抗炎、抗肿瘤、抗内霉素、肌肉松弛、缓解急性炎性疼痛等作用
4	芸香柚皮苷	黄酮类化合物	301.182	具有抗炎、抗病毒、抗癌、抗突变、抗过敏、抗溃疡、镇痛、降血压活性,能降血胆固醇、减少血栓的形成
5	美迪紫檀素	异黄酮类	208.542	具有抗细菌、抗真菌、抗结核菌、抗肿瘤作用
6	野黄芩苷	黄酮类化合物	196.999	具有抗氧化、抗炎、抗癌、抗病毒、神经保护、蛋白激酶C的抑制活性、减轻心脑血管缺血再灌注损伤等作用
7	甘草素	黄酮类化合物	141.033	解痉,抗溃疡,抗菌,肝细胞单胺氧化酶抑制剂
8	甘草苷	黄酮类化合物	125.476	具有抗溃疡,抗艾滋病的作用。与其他甜味剂混合用作甜味改良剂或增强剂
9	和厚朴酚	苯及其取代衍生物	124.376	抗血管新生、抗肿瘤和抗焦虑
10	咖啡酸	肉桂酸及其衍生物	102.28	具有抗氧化、抗癌、抗炎、抗菌、抗病毒等活性

续表

序号	名称	分类参考	新冠3号各物质相对浓度/(μg/mL)	文献报道功效作用
11	异欧前胡素	香豆素及其衍生物	85.387	具有降血压、解痉、抗癌、治疗银屑病的作用。能有效抑制乙酰胆碱酯酶
12	刺芒柄花素	异黄酮类	66.852	具有抗菌、抗真菌、降胆固醇、降血脂、利尿及雌激素样作用。对预防乳腺癌、前列腺癌、结肠癌，改善骨质疏松和改善妇女更年期症状等有一定的作用
13	1-咖啡酰奎宁酸	有机氧化合物	57.868	一种有效的 NF-κB 抑制剂，有抗氧化应激能力。抑制 PD-1/PD-L1 相互作用
14	枸橘苷	黄酮类化合物	54.042	有抗肿瘤、抗病毒、抗自由基、松弛血管、抑制脂质过氧化等药理活性
15	隐绿原酸	有机氧化合物	52.853	具有抗血小板聚集、抗菌、消炎的作用
16	木犀草素-7-葡萄糖醛酸苷	黄酮类化合物	49.719	自由基清除剂，能抑制基质金属蛋白酶(MMP)的活性
17	壬二酸	脂肪酰类	45.134	用于黑变病、黄褐斑、恶性小痣、黑色瘤、晒斑等。对寻常痤疮有较好疗效，对酒渣鼻及脂溢性皮炎也有效
18	对羟基肉桂酸	肉桂酸及其衍生物	35.187	抗氧化、抗炎、抗菌、抗肿瘤，用于制造局部麻醉剂、杀菌剂和止血药等；抑制子宫颈癌；合成抗肾上腺素药艾司洛尔
19	异连翘酯苷 A	肉桂酸及其衍生物	28.187	具有抗菌、抑制病毒等作用
20	黄芩素	黄酮类化合物	27.223	具有显著的抗氧化、抗炎、抗变态反应、抗菌、抗病毒、抗肿瘤等多种药理活性
21	千层纸素 A-7-O-β-D-葡萄糖醛酸苷	黄酮类化合物	24.881	具有抗氧化、脯氨酰寡肽酶(POP)抑制的作用
22	异绿原酸 C	有机氧化合物	23.793	具有抗氧化、抗炎、抗病毒(疱疹病毒和人类免疫缺陷病毒)、抗纤维化、抑制平滑肌收缩、降血脂等多种药理作用
23	桔梗皂苷 D	孕烯醇酮脂类	23.4	具有抗炎、降血糖血脂、抗肿瘤、免疫调节和抗过敏等多种药理作用

续表

序号	名称	分类参考	新冠3号各物质相对浓度/(μg/mL)	文献报道功效作用
24	水合氧化前胡素	香豆素及其衍生物	22.846	具有抗真菌,钙拮抗作用
25	甜菜碱	羧酸及其衍生物	18.955	抗肿瘤,降血压,抗消化性溃疡及胃肠功能障碍,治疗肝脏疾病
26	橙皮素	黄酮类化合物	16.755	抗氧化、抗炎、降血脂、保护心血管、抗肿瘤作用
27	芦丁	黄酮类化合物	16.402	维生素类药,具有抗炎、抗病毒作用,能维持血管抵抗力,降低其通透性、减少脆性。食用色素,抗氧化剂,营养增补剂
28	柚皮素	黄酮类化合物	13.51	具有抗菌、抗炎、抗氧化、止咳祛痰、降血脂、抗癌抗肿瘤、解痉、清除自由基、预防和治疗肝病、抑制血小板凝结、抗动脉粥样硬化等作用
29	川陈皮素	黄酮类化合物	13.356	抗炎、抗肿瘤和神经保护特性
30	7-去甲基软木花椒素	香豆素及其衍生物	13.158	抗氧化、抗肿瘤、抗菌、抗病毒、抗炎、降血压、降血脂、镇痛、抗过敏。香豆素类化合物,具有抗炎活性
31	甲槟榔碱	生物碱及其衍生物	13.122	具有抗癌、抗炎的作用
32	芹菜素-7-O-葡萄糖醛酸苷	黄酮类化合物	12.687	具有抗炎、抗肿瘤、降血压的作用
33	白当归素	香豆素及其衍生物	11.388	具有抗肿瘤等活性
34	七叶亭	香豆素及其衍生物	11.04	具有抗水肿、抗炎、抗菌、抗肿瘤的生物和药理学特性,能抑制脂肪氧化酶。平喘、祛痰、镇咳,治疗慢性气管炎、急性菌痢
35	异泽兰黄素	黄酮类化合物	10.761	抗肿瘤、抗凋亡、抗氧化、抗炎、镇痉、调控血糖、治疗胃溃疡等
36	龙胆苦苷	有机氧化合物	8.971	是一种天然的环烯醚萜苷,具有抗炎和抗氧化活性
37	18β-甘草次酸	孕烯醇酮脂类	8.103	具有抗炎抗过敏、抑制细菌繁殖等作用

续表

序号	名称	分类参考	新冠 3 号各物质相对浓度/(μg/mL)	文献报道功效作用
38	甲基异茜草素	蒽类	7.897	具有抗结核菌、抗真菌、抗癌、抗骨质疏松等功效
39	没食子酸	苯及其取代衍生物	7.638	具有抗菌、抗炎、抗肿瘤、抗突变、保护肝脏和抗乙肝病毒作用
40	黄芩苷	黄酮类化合物	6.998	具有抗氧化、抗炎、抗肿瘤和抗凋亡活性
41	秦皮苷	香豆素及其衍生物	6.968	具有明显的抗炎和降低血尿酸作用
42	秦皮甲素	香豆素及其衍生物	6.92	具有抗炎、抗氧化、抗菌、抗血凝、镇痛等活性,防止化学诱导致癌,对细菌性痢疾和气管炎的治疗均有良好的效果
43	甘草酸二铵	孕烯醇酮脂类	6.499	有较强的抗炎、免疫调节、改善肝功能及类激素样作用
44	荭草苷	黄酮类化合物	6.215	具有抗氧化、抗癌、抗病毒、抗凋亡、抗脂质形成、抗辐射、镇痛、抗血栓等作用
45	5-羟甲基糠醛	有机氧化合物	5.857	具有抗氧化、改善学习记忆、抗过敏、保护神经细胞、抗炎等药理作用。 抗氧化、保肝护肝、降血压、改善血液微循环和血液流变性、改善脑部缺血
46	甜橙黄酮	黄酮类化合物	5.694	具有抗菌消炎、抗过敏、镇痛、防治心血管疾病和抗病毒、抗氧化、抗癌等作用,具有很好的保健作用
47	木通苯乙醇苷 B	肉桂酸及其衍生物	5.501	具有抗菌、抗炎、保肝、抗病毒、抗氧化、免疫调节、增强记忆、强心等多种药理活性
48	汉黄芩素	黄酮类化合物	5.321	抗氧化活性、抗炎、免疫调节、脑缺血时的神经保护、解痉、降血脂、抗癌和利尿
49	洛塞琳	脂肪酰类	4.648	具有抗疲劳、抗癌、抗氧化、增强免疫力、抗炎和神经保护作用
50	棕矢车菊素	黄酮类化合物	4.409	抗肿瘤、抗氧化、清除氧自由基
51	木犀草素	黄酮类化合物	3.797	抗氧化、抗炎、抗菌、抗病毒、抗肿瘤、保护神经、抗纤维化、抗生育与激素、免疫调节
52	大黄素甲醚	蒽类	3.746	具有通便、保肝、抗炎、抗菌、抗增殖、抗肿瘤作用

续表

序号	名称	分类参考	新冠3号各物质相对浓度/(μg/mL)	文献报道功效作用
53	淫羊藿素	黄酮类化合物	3.421	具有抗肿瘤、抗肝纤维化、抑制骨质疏松和神经保护等药理作用
54	黄豆黄苷	异黄酮类	2.582	具有抗菌、抗病毒、雌激素样作用。可预防骨质疏松症,防止心脑血管疾病,预防癌症和减少肿瘤数目,减轻或避免因雌激素减少引起的更年期综合征,以及具有抗衰老和防止酒精中毒等功效
55	阿魏酸	肉桂酸及其衍生物	2.568	抗氧化、调节血糖、预防脑血栓、抗菌、提高免疫力
56	丁香酸	苯及其取代衍生物	2.515	潜在的抗血管生成、抗糖基化、抗高血糖、神经保护和增强记忆的活性,有抗氧化、抗菌、镇静和局部麻醉作用
57	红景天苷	有机氧化合物	2.106	具有提高机体免疫力、增强体质、改善人体造血机能、抗缺氧、抗衰老、抗肿瘤、抗疲劳、降血糖、抗病毒、抗放射、保护心脑血管及预防高原反应等多种功能
58	熊果酸	孕烯醇酮脂类	2.071	具有镇静、抗炎、抗菌、防治糖尿病、抗溃疡、抗氧化、抗癌等多种生物学效应
59	白术内酯Ⅲ	孕烯醇酮脂类	1.716	具有抗炎、抗肿瘤、调节胃肠道功能和促进营养物质吸收的作用
60	欧前胡素	孕烯醇酮脂类	1.69	具有抗疟与抗菌作用
61	汉黄芩苷	黄酮类化合物	1.64	抗肿瘤
62	异牡荆素	黄酮类化合物	1.447	用于治疗哮喘和慢性支气管炎,在治疗心血管疾病、抗炎、抑菌等方面也有显著的效果
63	α-香附酮	孕烯醇酮脂类	1.399	具有抗毒力、抗原毒性、抗菌、解热镇痛等生物活性
64	绿原酸	有机氧化合物	0.79	具有抗菌、抗病毒、抗癌、抗氧化、降血糖、降血脂、抗紫外线与辐射、免疫调节、利胆、止血、提高白细胞等作用
65	柠檬苦素	孕烯醇酮脂类	0.763	具有抗肿瘤、抗炎、抗菌、抗病毒、抗氧化、抑制人类免疫缺陷病毒、降低胆固醇、昆虫拒食、镇痛、催眠、利尿、调节细胞色素等多种生物活性
66	莪术醇	孕烯醇酮脂类	0.739	抗癌、抗微生物、抗真菌、抗病毒和抗炎,临床对宫颈癌疗效较好

续表

序号	名称	分类参考	新冠3号各物质相对浓度/(μg/mL)	文献报道功效作用
67	大黄素	蒽类	0.727	具有泻下、降压、利尿、抗癌、消炎等作用
68	金腰乙素	黄酮类化合物	0.539	抗病原微生物、抗炎、镇痛、抗肿瘤，对幽门螺杆菌有抑制作用

附表2-5　新冠3号中镇咳、祛痰、平喘、镇静、安神、解热镇痛、解痉、麻醉、保护神经功效成分

序号	名称	分类参考	新冠3号各物质相对浓度/(μg/mL)	文献报道功效作用
1	紫花前胡苷	香豆素及其衍生物	1039.056	具有明显的抗血小板聚集和镇痛作用。具有改善学习记忆障碍的功能
2	和厚朴酚	苯及其取代衍生物	124.376	抗血管新生、抗肿瘤、抗焦虑
3	乙基吗啡	吗啡	54.025	具有镇静镇痛、镇咳、抑制呼吸、麻醉等作用
4	异紫花前胡内酯	香豆素及其衍生物	32.467	具有降低血压和解痉作用，来源白芷
5	7-羟基香豆素	香豆素及其衍生物	26.048	有较强的解痉、镇痛、利胆作用
6	野黄芩苷	黄酮类化合物	17.101	抗氧化、抗炎、抗癌、抗病毒、神经保护、抑制蛋白激酶C的活性、减轻心脑血管缺血再灌注损伤等
7	七叶亭	香豆素及其衍生物	11.04	具有抗水肿、抗炎、抗菌、抗肿瘤的生物和药理学特性，能抑制脂肪氧合酶活性。平喘、祛痰、镇咳，治疗慢性气管炎、急性菌痢
8	白果内酯	孕烯醇酮脂类	7.618	为神经精神病药物，主要用于治疗神经病、脑病和脊髓病，抗衰老
9	羟基芫花素	黄酮类化合物	4.733	镇咳、祛痰、平喘
10	洛塞琳	脂肪酰类	4.648	具有抗疲劳、抗癌、抗氧化、增强免疫力、抗炎和神经保护作用
11	异戊巴比妥	二嗪	3.456	催眠、镇静、抗惊厥以及麻醉前给药
12	苦杏仁苷	有机氧化合物	3.224	杏仁含有苦杏仁苷3%，经酶分解后形成氢氰酸，氢氰酸有毒但少量对呼吸中枢有镇静作用，故有镇咳平喘效用，有杀死伤寒杆菌及其他菌类效力。近年国内外科研证明氢氰酸还有抗癌作用

续表

序号	名称	分类参考	新冠3号各物质相对浓度/(μg/mL)	文献报道功效作用
13	异樱花素	黄酮类化合物	2.583	心血管系统活性、抗菌及抗病毒活性、抗肿瘤活性、抗氧化自由基活性、抗炎镇痛活性及保肝活性和抗疲劳作用，以及降血压、降血脂、抗衰老、提高机体免疫力
14	丁香酸	苯及其取代衍生物	2.515	潜在的抗血管生成、抗糖基化、抗高血糖、神经保护和增强记忆的活性，有抗氧化、抗菌、镇静和局部麻醉作用
15	熊果酸	孕烯醇酮脂类	2.071	具有镇静、抗炎、抗菌、防治糖尿病、抗溃疡、抗氧化、抗癌等多种生物学效应
16	氧化前胡素	香豆素及其衍生物	1.775	具有镇咳、镇痛、平滑肌解痉的作用
17	栀子黄素B	黄酮类化合物	1.604	能诱导人白血病细胞死亡，保肝利胆、镇静、消除烦躁、止血、祛热、消肿、利尿、凉血解毒等
18	藁本内酯	异苯并呋喃	1.495	具有解痉、平喘、镇静、改善微循环、松弛平滑肌、抑菌、提高机体免疫调节的作用
19	α-香附酮	孕烯醇酮脂类	1.399	具有抗毒力、抗原毒性、抗菌、解热镇痛等生物活性
20	佛手酚	香豆素及其衍生物	1.176	是羌活中的一种成分。羌活具有散寒、祛风、除湿、止痛功效，主治风寒感冒头痛、风湿痹痛、肩背酸痛
21	柠檬苦素	孕烯醇酮脂类	0.763	具有抗肿瘤、抗炎抗菌、抗病毒、抗氧化、抑制人类免疫缺陷病毒、降低胆固醇、昆虫拒食、镇痛、催眠、利尿、调节细胞色素等多种生物活性
22	甘松新酮	孕烯醇酮脂类	0.184	具有镇静、抗癫痫、抗抑郁、促神经生长、改善认知能力、保护心肌细胞、降血压、抑菌与抗疟、抗肿瘤的作用
23	秦皮甲素	香豆素及其衍生物	0.131	具有抗炎、抗氧化、抗菌、抗血凝、镇痛等活性，防止化学诱导致癌，对细菌性痢疾和气管炎均有良好的效果

附表 2-6　新冠 3 号中维生素、氨基酸等营养性物质

序号	名称	分类参考	新冠 3 号各物质相对浓度/(μg/mL)	文献报道功效作用
1	D-半乳糖	有机氧化合物	221.247	作为半乳糖基转移酶标记缓冲液的成分，在 MRS 肉汤中补充乳酸杆菌的生长，诱导解偶联蛋白(UCP)在酵母转化中的表达
2	DL-精氨酸	羧酸及其衍生物	100.503	营养增补剂，调味剂。对成人为非必需氨基酸，但体内生成速度较慢，对婴幼儿为必需氨基酸，有一定的解毒作用
3	L-亮氨酸	羧酸及其衍生物	66.524	必需氨基酸，增加睡眠，营养增补剂，降血糖剂，植物生长促进剂，香料
4	L-脯氨酸	羧酸及其衍生物	57.071	合成人体蛋白质的重要氨基酸之一，氨基酸输液的重要原料，医药中间体，营养增补剂、风味剂
5	L-色氨酸	吲哚及其衍生物	14.793	可改善营养、增强体质，用于营养和生化研究，制备组织培养基
6	D-泛酸钙	羧酸及其衍生物	4.217	是 B 族维生素的一种，是生物正常生长必需的营养物质之一。可用作营养增补剂，用于治疗 B 族维生素缺乏症、周围神经炎、手术后肠绞痛
7	吡多胺	吡啶及其衍生物	3.166	维生素 B_6 的一种形式，防治糖尿病慢性并发症发生、发展
8	L-苯丙氨酸	羧酸及其衍生物	2.466	人体和动物的必需氨基酸，用作营养强化剂、氨基酸输液和复合氨基酸制剂的成分
9	DL-赖氨酸	羧酸及其衍生物	1.374	促进生长发育、增强免疫力、稳定提高中枢神经功能、预防骨质疏松
10	N-乙酰基-DL-正亮氨酸	羧酸及其衍生物	1.283	非天然氨基酸衍生物
11	吡哆醛	吡啶及其衍生物	0.833	维生素 B_6 的一种形式，防治糖尿病慢性并发症发生、发展

附录三　扶正散结合剂全谱分析具有促进癌细胞凋亡活性成分表

附表 3-1　正离子模式测定分析鉴定出的文献报道具有促进癌细胞凋亡活性成分

序号	名称	分子式	分类参考	偏差	分子量	保留时间/min	扶正散结合剂各物质相对浓度/(μg/mL)	扶正散结合剂各物质相对百分比/%
1	黄芩苷	$C_{21}H_{18}O_{11}$	黄酮类化合物	−1.22	446.08437	7.69	309.764	5.273
2	甜菜碱	$C_5H_{11}NO_2$	羧酸及其衍生物	1.78	117.07919	0.855	84.822	1.444
3	汉黄芩素	$C_{16}H_{12}O_5$	黄酮类化合物	−1.42	284.06807	11.122	48.711	0.829
4	金腰乙素	$C_{19}H_{18}O_8$	黄酮类化合物	−1.19	374.09972	11.214	20.377	0.347
5	腺苷	$C_{10}H_{13}N_5O_4$	嘌呤核苷	−0.56	267.0966	1.207	19.821	0.337
6	千层纸素 A	$C_{16}H_{12}O_5$	黄酮类化合物	−1.2	284.06813	11.341	17.891	0.305
7	豆苷	$C_{21}H_{20}O_9$	异黄酮类	−1.53	416.11009	6.106	17.542	0.299
8	柳穿鱼黄素	$C_{17}H_{14}O_6$	黄酮类化合物	−1.69	314.07851	11.23	14.983	0.255
9	毛蕊异黄酮	$C_{16}H_{12}O_5$	异黄酮类	−2.38	284.0678	8.928	14.394	0.245
10	染料木苷	$C_{21}H_{20}O_{10}$	异黄酮类	−1.43	432.10503	6.829	14.327	0.244
11	大豆苷元	$C_{15}H_{10}O_4$	异黄酮类	−1.26	254.05759	8.425	8.777	0.149
12	葛根素	$C_{21}H_{20}O_9$	异黄酮类	−2.49	416.1097	5.626	7.818	0.133
13	甘草次酸	$C_{30}H_{46}O_4$	孕烯醇酮脂类	−0.9	470.33919	10.012	7.755	0.132
14	刺芒柄花素	$C_{16}H_{12}O_4$	异黄酮类	−1.34	268.0732	10.452	6.105	0.104
15	高黄芩素	$C_{15}H_{10}O_6$	黄酮类化合物	−1.18	286.0474	7.684	4.109	0.07

续表

序号	名称	分子式	分类参考	偏差	分子量	保留时间/min	扶正散结合剂各物质相对浓度/(μg/mL)	扶正散结合剂各物质相对百分比/%
16	芒柄花苷	$C_{22}H_{22}O_9$	异黄酮类	−1.26	430.12584	7.762	3.87	0.066
17	异甘草素	$C_{15}H_{12}O_4$	线性1,3-二芳基丙烷	−1.77	256.07311	6.66	3.75	0.064
18	野黄芩苷	$C_{21}H_{18}O_{12}$	黄酮类化合物	−1.46	462.07915	6.668	2.133	0.036
19	高良姜素	$C_{15}H_{10}O_5$	黄酮类化合物	−1.17	270.05251	9.954	2.056	0.035
20	黄芩素	$C_{15}H_{10}O_5$	黄酮类化合物	−2.87	270.05205	8.246	1.994	0.034
21	大黄素甲醚	$C_{16}H_{12}O_5$	蒽类	−3.56	284.06746	8.567	1.916	0.033
22	毛蕊异黄酮苷	$C_{22}H_{22}O_{10}$	异黄酮类	−1.51	446.12062	6.493	1.573	0.027
23	熊果酸	$C_{30}H_{48}O_3$	孕烯醇酮脂类	−1.28	456.35976	16.578	1.229	0.021
24	白杨素	$C_{15}H_{10}O_4$	黄酮类化合物	−0.9	254.05768	11.153	1.119	0.019
25	冬凌草甲素	$C_{20}H_{28}O_6$	孕烯醇酮脂类	−1.2	364.18815	8.871	1.134	0.019
26	异泽兰黄素	$C_{18}H_{16}O_7$	黄酮类化合物	−0.93	344.08928	11.528	0.975	0.017
27	牡荆素	$C_{21}H_{20}O_{10}$	黄酮类化合物	−0.65	432.10536	5.177	0.833	0.014
28	甘草素	$C_{15}H_{12}O_4$	黄酮类化合物	−1.77	256.07311	10.277	0.637	0.011
29	灵芝酸C6	$C_{30}H_{42}O_8$	孕烯醇酮脂类	−0.49	530.28771	9.799	0.614	0.01
30	黄豆黄素	$C_{16}H_{12}O_5$	异黄酮类	−2.6	284.06774	6.201	0.522	0.009
31	莪术烯醇	$C_{15}H_{22}O_2$	孕烯醇酮脂类	−0.67	234.16182	10.169	0.337	0.006
32	异甜菊醇	$C_{20}H_{30}O_3$	孕烯醇酮脂类	−1.26	318.21909	6.801	0.378	0.006
33	冬凌草乙素	$C_{20}H_{26}O_6$	孕烯醇酮脂类	−1.83	362.17228	9.888	0.371	0.006
34	高车前素	$C_{16}H_{12}O_6$	黄酮类化合物	−2.8	300.06255	8.336	0.255	0.004

续表

序号	名称	分子式	分类参考	偏差	分子量	保留时间/min	扶正散结合剂各物质相对浓度/(μg/mL)	扶正散结合剂各物质相对百分比/%
35	异牡荆素	$C_{21}H_{20}O_{10}$	黄酮类化合物	−1.29	432.10509	7.15	0.22	0.004
36	木蝴蝶苷 A	$C_{21}H_{20}O_{10}$	黄酮类化合物	−1.36	432.10506	7.43	0.208	0.004
37	野鸢尾苷	$C_{24}H_{26}O_{13}$	异黄酮类	−0.87	522.13689	7.312	0.237	0.004
38	原儿茶醛	$C_{7}H_{6}O_{3}$	有机氧化合物	−0.4	138.03164	5.049	0.231	0.004
39	积雪草酸	$C_{30}H_{48}O_{5}$	孕烯醇酮脂类	−0.81	488.34978	11.75	0.211	0.004
40	灵芝酸 G	$C_{30}H_{44}O_{8}$	孕烯醇酮脂类	−0.88	532.30315	9.578	0.223	0.004
41	沙蟾蜍精	$C_{24}H_{32}O_{6}$	类固醇和类固醇衍生物	−1.3	416.21935	8.735	0.218	0.004

附表 3-2　负离子模式测定分析鉴定出的文献报道具有促进癌细胞凋亡活性成分

序号	名称	分子式	分类参考	偏差	分子量	保留时间/min	扶正散结合剂各物质相对浓度/(μg/mL)	扶正散结合剂各物质相对百分比/%
1	汉黄芩苷	$C_{22}H_{20}O_{11}$	黄酮类化合物	−2.72	460.09931	8.565	592.171	25.003
2	黄芩素	$C_{15}H_{10}O_{5}$	黄酮类化合物	−3.45	270.05189	10.065	355.715	15.019
3	汉黄芩素	$C_{16}H_{12}O_{5}$	黄酮类化合物	−3.15	284.06758	11.123	266.163	11.238
4	豆苷	$C_{21}H_{20}O_{9}$	异黄酮类	−2.82	416.10956	6.099	165.952	7.007
5	槐角苷	$C_{21}H_{20}O_{10}$	异黄酮类	−3.22	432.10426	6.825	149.862	6.328
6	葛根素	$C_{21}H_{20}O_{9}$	异黄酮类	−2.94	416.10951	5.624	123.719	5.224
7	柳穿鱼黄素	$C_{17}H_{14}O_{6}$	黄酮类化合物	−3.97	314.07779	11.216	112.264	4.74

续表

序号	名称	分子式	分类参考	偏差	分子量	保留时间/min	扶正散结合剂各物质相对浓度/(μg/mL)	扶正散结合剂各物质相对百分比/%
8	迷迭香酸	$C_{18}H_{16}O_{8}$	肉桂酸及其衍生物	−2.72	360.08354	7.451	109.575	4.627
9	刺芒柄花素	$C_{16}H_{12}O_{4}$	异黄酮类	−3.29	268.07268	10.45	31.884	1.346
10	棕矢车菊素	$C_{17}H_{14}O_{7}$	黄酮类化合物	−3.13	330.07292	10.122	28.951	1.222
11	野黄芩苷	$C_{21}H_{18}O_{12}$	黄酮类化合物	−2.53	462.07866	6.663	26.069	1.101
12	毛蕊花糖苷	$C_{29}H_{36}O_{15}$	肉桂酸及其衍生物	−2.68	624.20375	6.821	18.189	0.768
13	染料木素	$C_{15}H_{10}O_{5}$	异黄酮类	−3.45	270.05189	9.736	14.051	0.593
14	高车前素	$C_{16}H_{12}O_{6}$	黄酮类化合物	−3.73	300.06227	10.216	13.867	0.586
15	异牡荆素	$C_{21}H_{20}O_{10}$	黄酮类化合物	−2.99	432.10435	5.171	13.832	0.584
16	齐墩果酸	$C_{30}H_{48}O_{3}$	孕烯醇酮脂类	−2.9	456.35902	16.584	9.653	0.408
17	毛蕊异黄酮	$C_{16}H_{12}O_{5}$	异黄酮类	−3.36	284.06752	8.666	9.29	0.392
18	异泽兰黄素	$C_{18}H_{16}O_{7}$	黄酮类化合物	−3.25	344.08848	11.531	8.922	0.377
19	大豆苷元	$C_{15}H_{10}O_{4}$	异黄酮类	−3.56	254.05701	6.098	7.889	0.333
20	芥子酸	$C_{11}H_{12}O_{5}$	肉桂酸及其衍生物	−4.81	224.0674	6.931	6.452	0.272
21	灵芝酸 C6	$C_{30}H_{42}O_{8}$	孕烯醇酮脂类	−2.97	530.28639	9.8	6.277	0.265
22	千层纸素 A	$C_{16}H_{12}O_{5}$	黄酮类化合物	−2.82	284.06767	8.567	6	0.253
23	灵芝酸 G	$C_{30}H_{44}O_{8}$	孕烯醇酮脂类	−3.01	532.30202	9.935	4.51	0.19
24	车叶草苷酸	$C_{18}H_{24}O_{12}$	孕烯醇酮脂类	−2.81	432.12556	4.957	4.188	0.177
25	鹰嘴豆芽素 A	$C_{16}H_{12}O_{5}$	异黄酮类	−3.36	284.06752	9.18	4.17	0.176
26	高黄芩素	$C_{15}H_{10}O_{6}$	黄酮类化合物	−3.4	286.04677	7.964	3.892	0.164

续表

序号	名称	分子式	分类参考	偏差	分子量	保留时间/min	扶正散结合剂各物质相对浓度/(μg/mL)	扶正散结合剂各物质相对百分比/%
27	木犀草素	$C_{15}H_{10}O_6$	黄酮类化合物	−3.18	286.04683	8.725	3.073	0.13
28	18β-甘草次酸	$C_{30}H_{46}O_4$	孕烯醇酮脂类	−3.3	470.33806	13.92	2.344	0.099
29	野鸢尾苷	$C_{24}H_{26}O_{13}$	异黄酮类	−2.29	522.13614	7.305	2.319	0.098
30	丹酚酸 C	$C_{26}H_{20}O_{10}$	2-芳基苯并呋喃类黄酮	−3	492.10417	8.899	2.054	0.087
31	连翘酯苷 A	$C_{29}H_{36}O_{15}$	肉桂酸及其衍生物	−2.38	624.20393	6.6	1.759	0.074
32	木犀草苷	$C_{21}H_{20}O_{11}$	黄酮类化合物	−2.91	448.09926	6.202	1.445	0.061
33	甘草查耳酮 B	$C_{16}H_{14}O_5$	线性 1,3-二芳基丙烷	−3.64	286.08308	8.337	1.32	0.056
34	积雪草酸	$C_{30}H_{48}O_5$	孕烯醇酮脂类	−3.25	488.34859	11.288	1.157	0.049
35	甘草查耳酮 A	$C_{21}H_{22}O_4$	线性 1,3-二芳基丙烷	−2.98	338.1508	11.748	0.958	0.04
36	拓扑替康	$C_{23}H_{23}N_3O_5$	喜树碱类	−3.04	421.16249	11.171	0.771	0.033

附录四　菌葛汤全谱分析成分表

附表 4-1　正离子模式检测出菌葛汤中对心脑血管等代谢性疾病有作用的成分

序号	名称	分类参考	菌葛汤各物质相对浓度/(μg/mL)	文献报道成分功效作用
1	葛根素	异黄酮类	932.363	益智健脑、稳定血压血脂、美容养颜等，对于血压和血脂偏高及皮肤颜色差者都有非常好的作用
2	大豆苷元	异黄酮类	382.678	来源于葛根，降血压，扩张冠脉
3	豆苷	异黄酮类	353.1	来源于葛根，调节血压、预防疾病、调节心率和改善血液循环
4	牡荆素	黄酮类化合物	250.58	对中枢系统和周围神经系统具有明显的保护作用，包括抗记忆损伤、抗癫痫、抗缺血缺氧性脑损伤、抗抑郁、镇痛等作用
5	葛根素 芹菜糖苷	孕烯醇酮脂类	186.603	具有抗氧化、抗炎症、抗菌、抗癌、降血压、调节血脂、保护心脑血管、改善记忆和抗衰老等作用
6	刺芒柄花素	异黄酮类	136.935	具有抗菌、抗真菌、降胆固醇、降血脂、利尿及雌激素样作用。对预防乳腺癌、前列腺癌、结肠癌，改善骨质疏松和改善妇女更年期症状等有一定的作用
7	胆碱	有机氮化合物	123.265	来源于山楂，具有促进大脑发育、降低胆固醇等作用
8	栀子黄素 B	黄酮类化合物	86.44	能诱导人白血病细胞死亡，保肝利胆、镇静、消除烦躁、止血、祛热、消肿、利尿、凉血解毒等
9	染料木素	异黄酮类	74.308	抗肿瘤、抑菌、抗氧化、抗血栓
10	黄豆黄苷	异黄酮类	72.71	辅助治疗出现高血压以及症状性高血压和脑血栓、冠心病
11	毛蕊异黄酮	异黄酮类	68.084	具有抗氧化、抗辐射、抗癌、抗菌、抗病毒、降血脂、降血糖、减少糖尿病并发症、保护心脑血管、保护脑细胞、提高记忆力、提高免疫功能及激素样作用

续表

序号	名称	分类参考	菌葛汤各物质相对浓度/(μg/mL)	文献报道成分功效作用
12	橙黄决明素	蒽类	63.097	来源于决明子,能显著降低高脂血症大鼠的胆固醇、甘油三酯和低密度脂蛋白胆固醇
13	芹菜素-7-O-β-D-吡喃葡萄糖苷	黄酮类化合物	47.193	抗肿瘤、消炎、防治糖尿病
14	异泽兰黄素	黄酮类化合物	33.463	抗肿瘤、抗凋亡、抗氧化、抗炎、镇痉、调控血糖、治疗胃溃疡等
15	木犀草苷	黄酮类化合物	30.901	杀菌消炎,解热镇痛。呼吸道杀菌,降低胆固醇在动脉粥样硬化中的作用,增强毛细血管的舒张作用,缓解苯巴比妥的麻醉作用
16	橙黄决明素-6-O-葡萄糖苷	蒽类	19.802	来源于决明子,降血脂成分
17	腺苷	嘌呤核苷	19.445	强血管扩张剂
18	山柰酚	黄酮类化合物	16.811	具有防癌抗肿瘤、活血化瘀、理气通脉、抗炎、解痉、降压等作用
19	7-羟基香豆素	香豆素及其衍生物	14.612	改善微循环、减轻肿胀和抗氧化
20	高车前苷	黄酮类化合物	14.331	具有降血糖、降血脂、改善胰岛素抵抗、保护血管、抗代谢综合征等作用
21	牡荆素葡萄糖苷	黄酮类化合物	14.122	具有治疗高脂血症、脂肪肝以及保护心脏功能等作用
22	鸟苷	嘌呤核苷	8.986	也叫阿昔洛韦,属于一种合成的嘌呤核苷类似物,主要作用是对抗病毒,一种比较常用的抗病毒类药物。改善心血管健康、增强免疫力
23	异鼠李素	黄酮类化合物	8.827	预防多种类型癌症、防止动脉硬化
24	异绿原酸 C	有机氧化合物	6.904	抗血小板聚集、抗菌、消炎
25	绿原酸	有机氧化合物	6.189	具有抗菌、抗病毒、抗癌、抗氧化、降血糖、降血脂、抗紫外线与辐射、免疫调节、利胆、止血、增高白细胞等作用

续表

序号	名称	分类参考	菌葛汤各物质相对浓度/(μg/mL)	文献报道成分功效作用
26	蒙花苷	黄酮类化合物	5.836	抗衰老、抗缺氧、抗不良刺激、抗疲劳、抑制血糖升高
27	大黄素	蒽类	4.919	具有泻下、降压、利尿、抗癌、消炎等作用
28	1,3-二咖啡酰奎宁酸	有机氧化合物	4.712	一种天然的抗氧化剂,被广泛应用于保护眼睛健康。有保肝、降胆固醇的功效
29	木犀草素-7-葡萄糖醛酸苷	黄酮类化合物	4.087	具有治疗心血管疾病、改善微循环、降血脂等功效
30	鹰嘴豆芽素 A	异黄酮类	3.731	具有雌激素样作用,能抑制胆固醇的升高,还具有抗真菌和抗肿瘤作用
31	隐绿原酸	有机氧化合物	3.177	抗血小板聚集、抗菌、消炎
32	圣草酚	黄酮类化合物	2.746	具有抗氧化、抗炎、镇痛、改善糖尿病及糖尿病并发症等作用
33	腺苷环磷酸酯	嘌呤核苷酸	2.409	具有营养心肌、正性肌力、舒张血管、抗心律失常等作用
34	金丝桃苷	黄酮类化合物	2.19	具有保肝、保护心脑血管、保护神经系统、抗炎、抗癌、利尿、解痉镇痛、降血脂、增强免疫功能、抗抑郁、雌激素样等作用
35	木犀草素	黄酮类化合物	2.129	消炎、抗菌、抗肿瘤、抗高尿酸
36	黄芩苷	黄酮类化合物	2.066	具有抗氧化、抗炎、抗肿瘤和抗凋亡活性
37	烟酸	吡啶及其衍生物	1.971	扩张血管、降低血脂、防止血栓形成
38	艾黄素	黄酮类化合物	1.804	一种天然黄酮,具有抗氧化、抗炎、抗菌、抗病毒、抗肿瘤、降血压的作用
39	沉香四醇	吡喃	1.604	增强心肌收缩能力、扩张冠状动脉
40	地奥司明	黄酮类化合物	1.526	增强静脉张力、改善微循环及促进淋巴回流
41	薏苡素	恶唑	1.294	降血压、降血糖、镇痛
42	草质素	黄酮类化合物	1.104	具有抗氧化、抗肝癌活性、保护心肌等功能
43	丁香酸	苯及其取代衍生物	1.038	具有潜在的抗血管生成、抗糖基化、抗高血糖、神经保护和增强记忆的活性
44	槲皮素-3-葡萄糖醛酸苷	黄酮类化合物	1.000	来源于山楂,抗氧化,抗动脉粥样硬化

续表

序号	名称	分类参考	菌葛汤各物质相对浓度/(μg/mL)	文献报道成分功效作用
45	6′-O-乙酰黄豆黄苷	异黄酮类	0.991	一种乙酰基葡萄糖苷
46	白杨素	黄酮类化合物	0.943	具有抗癌、降治血脂、防治心脑血管疾病、抗菌、消炎等作用
47	桑黄素	黄酮类化合物	0.928	抗病毒感染,治疗胃病、慢性炎症和冠心病
48	柚皮素	黄酮类化合物	0.925	抗菌、抗炎、清除自由基、抗氧化、止咳祛痰、降血脂、抗肿瘤、解痉和利胆、预防和治疗肝病、抑制血小板凝结、抗动脉粥样硬化
49	花青色素	黄酮类化合物	0.864	抗菌、抗动脉硬化、抗癌
50	槲皮素	黄酮类化合物	0.779	具有抗炎、抗血栓、抗过敏、降血糖、降血脂等作用
51	香草乙酮	有机氧化合物	0.614	可作强心、利尿药用
52	黄豆黄素	异黄酮类	0.57	提高抗癌药效、抑制血管生成
53	黄芩黄酮Ⅱ	黄酮类化合物	0.401	抗炎、抗菌、降胆固醇
54	莪术烯醇	孕烯醇酮脂类	0.365	抗肿瘤、抗早孕、抗凝血、抗氧化和保肝
55	莪术二酮	孕烯醇酮脂类	0.362	抑制血小板聚集、抵抗血栓形成
56	儿茶精	黄酮类化合物	0.296	酚类活性物质,具有防治心血管疾病、预防癌症等多种功能
57	阿格拉宾	孕烯醇酮脂类	0.271	抗动脉粥样硬化和抗癌
58	熊果酸	孕烯醇酮脂类	0.27	具有镇静、抗炎、抗菌、抗溃疡、降血糖等作用
59	瑞香素(7,8-二羟基香豆素)	香豆素及其衍生物	0.238	具有扩张冠状血管、增加冠脉流量、减少心肌耗氧量、改善心肌代谢、促进心功能恢复及抗血栓形成等作用
60	雌马酚	异黄酮类	0.234	防治更年期综合征、心血管疾病
61	滨蒿内酯	香豆素及其衍生物	0.231	具有显著的降压作用
62	(+)-异芝麻素	呋喃木脂素	0.158	具有抗炎、降低胆固醇、保护肝脏、恢复正常血压和帮助维生素E吸收等作用
63	6-姜烯酚	酚类	0.144	抗癌、抗炎和抗氧化

附表 4-2　负离子模式检测出菌葛汤对心脑血管等代谢性疾病有作用的成分

序号	名称	分类参考	菌葛汤各物质相对浓度/(μg/mL)	文献报道成分功效作用
1	大豆苷元	异黄酮类	147.537	降血压、扩张冠脉
2	柠檬酸	羧酸及其衍生物	120.405	第一食用酸味剂，为允许使用的食品用酸度调节剂。在食品工业上极广泛地用作酸味剂、增溶剂、缓冲剂、抗氧化剂、除腥脱臭剂、螯合剂等
3	豆苷	异黄酮类	70.863	调节血压、预防疾病、调节心率和改善血液循环
4	牡荆素	黄酮类化合物	60.75	具有抗癌、降压、抗炎、抗记忆损伤、抗癫痫、抗缺血缺氧性脑损伤、抗抑郁、镇痛解痉等作用
5	刺芒柄花素	异黄酮类	34.823	具有抗菌、降胆固醇、降血脂、利尿及雌激素样作用。对预防乳腺癌、前列腺癌、结肠癌，改善骨质疏松和改善妇女更年期症状等有一定的作用
6	葛根素	异黄酮类	23.087	益智健脑、稳定血压血脂、美容养颜等，对于血压和血脂偏高以及皮肤颜色差者有非常好的作用
7	棕矢车菊素	黄酮类化合物	19.422	具有抗肿瘤、抗炎、抗菌、降血糖、降血脂、免疫抑制作用
8	鹰嘴豆芽素 A	异黄酮类	17.12	具有雌激素样作用，能抑制胆固醇的升高，还具有抗真菌和抗肿瘤作用
9	橙黄决明素-6-O-葡萄糖苷	蒽类	15.744	具有降血脂作用
10	邻乙酰水杨酸	苯及其取代衍生物	14.984	具有解热、镇痛、抗炎、抗风湿和抗血小板聚集等多方面的药理作用
11	异绿原酸 C	有机氧化合物	14.251	抗血小板聚集、抗菌、消炎
12	甘露醇	有机氧化合物	11.746	具有脱水、利尿、降颅压和降低眼压的作用
13	木犀草素	黄酮类化合物	11.118	具有消炎、抗菌、抗肿瘤、抗高尿酸作用
14	黄豆黄苷	异黄酮类	11.08	辅助治疗出现高血压以及症状性高血压和脑血栓、冠心病
15	隐绿原酸	有机氧化合物	10.999	抗血小板聚集、抗菌、消炎

续表

序号	名称	分类参考	菌葛汤各物质相对浓度/(μg/mL)	文献报道成分功效作用
16	木犀草苷	黄酮类化合物	9.99	杀菌消炎,解热镇痛。呼吸道杀菌,降低胆固醇在动脉粥样硬化中的作用,增强毛细血管的舒张作用,缓解苯巴比妥的麻醉作用
17	泽兰黄酮	黄酮类化合物	5.016	抗炎活性,能显著降低体外黄嘌呤氧化酶活性,同时可有效降低高尿酸血症模型小鼠的血清尿酸水平
18	异牡荆素	黄酮类化合物	2.686	具有舒张血管、抗癌、抗血小板和抗心律失常等作用
19	芫花素	黄酮类化合物	2.21	具有抗氧化、抗肿瘤、抗炎、镇痛、降血压等多种功效
20	圣草酚	黄酮类化合物	1.846	具有抗氧化、抗炎、镇痛、改善糖尿病及糖尿病并发症的作用
21	咖啡酸	肉桂酸及其衍生物	1.623	具有抗氧化、抗癌、抗炎、抗菌、抗病毒等活性
22	野黄芩苷	黄酮类化合物	1.549	具有降低脑血管阻力,改善脑血循环,增加脑血流量及抗血小板凝集的作用
23	蒙花苷	黄酮类化合物	1.462	具有抗衰老、抗缺氧、抗不良刺激、抗疲劳、抑制血糖升高的作用
24	大黄素	蒽类	1.273	具有泻下、降压、利尿、抗癌、消炎等作用
25	异槲皮苷	黄酮类化合物	1.24	具有抗氧化、抗癌、抗衰老、降血糖、降血压、降血脂作用
26	地奥司明	黄酮类化合物	1.219	增强静脉张力、改善微循环以及促进淋巴回流
27	三叶苷	黄酮类化合物	1.217	具有降血糖、抗氧化、抗炎、抗肿瘤等作用,甜味口感良好
28	槲皮素	黄酮类化合物	0.939	具有抗炎、抗血栓、抗过敏、降低血糖、降低血脂等作用
29	槲皮素-3-葡萄糖醛酸苷	黄酮类化合物	0.595	抗氧化、抗动脉粥样硬化
30	甘露三糖	脂肪酰类	0.51	具有促进造血细胞的增殖、提高免疫力、降血糖、抗肿瘤等药理活性
31	根皮苷	黄酮类化合物	0.495	促进葡萄糖的分泌、降低空腹和餐后血糖水平,菌体代谢物
32	黄豆黄素	异黄酮类	0.479	提高抗癌药效、抑制血管生成
33	甘草苷	黄酮类化合物	0.364	保肝和降低转氨酶

续表

序号	名称	分类参考	菌葛汤各物质相对浓度/(μg/mL)	文献报道成分功效作用
34	柚皮苷	黄酮类化合物	0.332	降血糖、降血脂、抑制血小板聚集，对血管有一定的保护作用
35	荭草苷	黄酮类化合物	0.282	保护心血管、抗衰老
36	异鼠李素	黄酮类化合物	0.244	预防多种类型癌症、防止动脉硬化
37	芹菜素-7-O-葡萄糖醛酸苷	黄酮类化合物	0.225	具有抗炎、抗肿瘤、降血压的作用
38	芦丁	黄酮类化合物	0.15	维生素类药，具有抗炎、抗病毒作用，能维持血管抵抗力，降低其通透性、减少脆性。食用色素，抗氧化剂，营养增补剂
39	没食子酸辛酯	苯及其取代衍生物	0.13	具有抗氧化、抗血小板凝聚、治疗心脑血管疾病的作用
40	(+)一儿茶素	黄酮类化合物	0.114	具有抑制血压及血糖、降低血中胆固醇及低密度脂蛋白(LDL)并增加高密度脂蛋白(HDL)、抗辐射以及紫外线的作用
41	土大黄苷	芪类	0.108	具有抗菌、改善微循环、降血脂、降血糖、抗肿瘤、抑制过敏反应、调节机体免疫防御系统、抗血栓及抗氧化等作用
42	柚皮素	黄酮类化合物	0.095	抗菌、抗炎、清除自由基、抗氧化、止咳祛痰、降血脂、抗肿瘤、解痉和利胆、预防和治疗肝病、抑制血小板凝结、抗动脉粥样硬化
43	胆酸	类固醇和类固醇衍生物	0.041	胆酸是人体内重要的胆汁成分，具有促进脂肪消化和吸收、调节胆固醇代谢等作用

附表 4-3 菌葛汤发酵后成分含量增加举例

序号	名称	分类参考	菌葛汤发酵前各物质相对浓度/(μg/mL)	菌葛汤发酵后各物质相对浓度/(μg/mL)	文献报道成分功效作用
1	大豆苷元	异黄酮类	81.523	147.537	来源于葛根，降血压、扩张冠脉
2	胆碱	有机氮化合物	115.17	123.265	来源于山楂，促进大脑的发育，具有一定的降低胆固醇的作用

续表

序号	名称	分类参考	菌葛汤发酵前各物质相对浓度/(μg/mL)	菌葛汤发酵后各物质相对浓度/(μg/mL)	文献报道成分功效作用
3	毛蕊异黄酮	异黄酮类	38.902	68.084	来源于葛根,抗氧化、抗辐射、抗癌、抑制病毒、降血脂
4	刺芒柄花素	异黄酮类	7.035	34.823	来源于葛根,具有调节体内血脂代谢,抑制肝脏脂肪沉积和预防动脉粥样硬化效果
5	鹰嘴豆芽素 A	异黄酮类	8.658	17.12	来源于葛根,具有雌激素样作用,能抑制胆固醇的升高,还具有抗真菌和抗肿瘤作用
6	隐绿原酸	有机氧化合物	6.315	10.999	来源于菊花,抗血小板聚集、抗菌、消炎
7	烟酸	吡啶及其衍生物	1.36	1.971	扩张血管、降低血脂、防止血栓形成
8	莪术二酮	孕烯醇酮脂类	0	0.362	抑制血小板聚集、抵抗血栓形成

附表 4-4　菌葛汤发酵后成分含量减少举例

序号	名称	分类参考	菌葛汤发酵前各物质相对浓度/(μg/mL)	菌葛汤发酵后各物质相对浓度/(μg/mL)	文献报道成分功效作用
1	豆苷	异黄酮类	418.313	353.100	调节血压、预防疾病、调节心率和改善血液循环
2	黄豆黄苷	异黄酮类	92.626	72.710	抗菌、抗病毒、雌激素样作用。可预防骨质疏松症,防止心脑血管疾病,预防癌症和减少肿瘤数目

续表

序号	名称	分类参考	菌葛汤发酵前各物质相对浓度/(μg/mL)	菌葛汤发酵后各物质相对浓度/(μg/mL)	文献报道成分功效作用
3	绿原酸	有机氧化合物	14.638	6.189	具有抗菌、抗病毒、抗癌、抗氧化、降血糖、降血脂、抗紫外线与辐射、免疫调节、利胆、止血、提高白细胞等作用
4	染料木苷	异黄酮类	3.714	0.000	改善女性更年期综合征、抗肿瘤、改善心肌缺血、调节代谢综合征、抗炎和细胞保护等药理活性

附录五　卫士康全谱分析成分表

附表 5-1　卫士康中镇痛作用成分

序号	名称	分类参考	卫士康各物质相对浓度/(μg/mL)	文献报道成分功效作用
1	L-亮氨酸	羧酸及其衍生物	104.349	降低对疼痛的敏感性
2	吗啡	吗啡	2.411	镇痛作用
3	松柏醛	酚类	0.649	具有镇静、抗惊厥、镇痛、抗炎、镇咳、祛痰、平喘的作用
4	乙基吗啡	吗啡	0.538	镇痛作用

附表 5-2　卫士康中解痉、抗溃疡作用成分

序号	名称	分类参考	卫士康各物质相对浓度/(μg/mL)	文献报道成分功效作用
1	川陈皮素	黄酮类化合物	49.753	具有抗血细胞凝集、抗血栓形成、抗癌、抗真菌、抗炎、抗过敏、抗胆碱酯酶和抗癫痫作用，是碳水化合物代谢促进剂
2	18β-甘草次酸	孕烯醇酮脂类	42.207	肾上腺皮质激素样作用、抗炎及抗免疫作用、抗溃疡等
3	橙皮苷	黄酮类化合物	35.594	能降低毛细血管的脆性，保护毛细血管，防止微血管破裂出血
4	甘草素	黄酮类化合物	10.718	解痉，抗溃疡，抗菌，肝细胞单胺氧化酶抑制剂
5	橙皮素	黄酮类化合物	7.52	健胃、祛痰、镇咳、驱风、利尿、抗病毒、抗菌、止逆和止胃痛
6	异泽兰黄素	黄酮类化合物	7.347	抗肿瘤、抗凋亡、抗氧化、抗炎、镇痉、调控血糖、治疗胃溃疡等
7	芫花素	黄酮类化合物	7.122	具有抗氧化、抗肿瘤、抗炎、镇痛、降血压等多种功效
8	甘草查耳酮 A	线性 1,3-二芳基丙烷	1.523	具有抗溃疡、抗菌消炎、降血脂、清除自由基和抗氧化等作用

续表

序号	名称	分类参考	卫士康各物质相对浓度/(μg/mL)	文献报道成分功效作用
9	异甘草苷	黄酮类化合物	1.235	抗溃疡、抗人类免疫缺陷病毒
10	维采宁Ⅱ	黄酮类化合物	1.114	具有抗炎、抗癌、抗氧化、解痉、降血糖、抗血栓、抗血小板活性等作用
11	熊果酸	孕烯醇酮脂类	0.191	镇静、抗炎、抗菌、防治糖尿病、抗溃疡、降血糖

附表 5-3　卫士康中促进胆汁分泌助消化、保肝、护肝作用成分

序号	名称	分类参考	卫士康各物质相对浓度/(μg/mL)	文献报道成分功效作用
1	5-羟甲基糠醛	有机氧化合物	177.464	抗氧化、保肝护肝、降血压、改善血液微循环和血液流变性、改善脑部缺血
2	齐墩果酸	孕烯醇酮脂类	22.121	抗癌,具有明显的降低谷丙转氨酶及退黄效果,改善病毒性和慢性迁延性肝炎患者的症状
3	忍冬苷	单宁	10.191	抗氧化、抗骨质疏松、抗炎、抗真菌、保肝、抗谷氨酸诱导的神经毒性
4	刺甘草查耳酮	线性 1,3-二芳基丙烷	2.345	具有抗肿瘤、保肝抗炎的作用
5	栀子苷	孕烯醇酮脂类	2.15	利胆、抗炎
6	滨蒿内酯	香豆素及其衍生物	0.643	具有显著的降压作用及利胆、抗炎、镇痛、降血脂、平喘、抗凝等作用
7	6,7-二羟基-4-甲基香豆素	香豆素及其衍生物	0.549	有利胆、解痉、镇痛、排石作用

附表 5-4　卫士康中抗氧化、抗菌消炎、抗肿瘤作用成分

序号	名称	分类参考	卫士康各物质相对浓度/(μg/mL)	文献报道成分功效作用
1	右旋奎宁酸	有机氧化合物	2314.279	具有增强胆汁降低脂肪、肝脏解毒、预防脂肪肝的作用
2	甘草素	黄酮类化合物	402.479	解痉、抗溃疡、抗菌、肝细胞单胺氧化酶抑制剂

续表

序号	名称	分类参考	卫士康各物质相对浓度/(μg/mL)	文献报道成分功效作用
3	甘草苷	黄酮类化合物	216.708	抗氧化、调节内分泌、抗菌和消炎等
4	刺芒柄花素	异黄酮类	186.305	具有抗菌、抗真菌、降胆固醇、降血脂、利尿及雌激素样作用。对预防乳腺癌、前列腺癌、结肠癌,改善骨质疏松和改善妇女更年期症状等有一定的作用
5	水苏碱	羧酸及其衍生物	72.464	抗病毒、抗氧化
6	隐绿原酸	有机氧化合物	56.495	抗血小板聚集、抗菌、消炎
7	川陈皮素	黄酮类化合物	49.753	抗血细胞凝集、抗血栓形成、抗癌、抗真菌、抗炎、抗过敏、抗胆碱酯酶和抗癫痫作用,是碳水化合物代谢促进剂
8	18 β-甘草次酸	孕烯醇酮脂类	42.207	肾上腺皮质激素样作用、抗炎及抗免疫作用、抗溃疡等
9	甜橙黄酮	黄酮类化合物	38.852	抗菌消炎、抗过敏、镇痛、防治心血管疾病和抗病毒、抗氧化、抗癌等作用,具有很好的保健作用
10	小檗碱	原小檗碱生物碱及其衍生物	10.376	具有抗菌作用
11	甜菜碱	羧酸及其衍生物	10.031	抗脂肪肝、降压、抗肿瘤
12	染料木黄酮(素)	异黄酮类	9.004	用于抗肿瘤、抗真菌、降血脂
13	鹰嘴豆芽素 A	异黄酮类	8.674	抑制胆固醇的升高,还具有抗真菌和抗肿瘤作用
14	熊果苷	有机氧化合物	8.102	是一种已知的酪氨酸酶抑制剂,酪氨酸酶反过来可以防止黑色素的形成。常被用作化妆品的美白剂
15	木兰花碱	阿朴啡类	7.726	具有抗炎、降血压、抗生育等作用
16	橙皮素	黄酮类化合物	7.52	健胃、祛痰、镇咳、驱风、利尿、抗病毒、抗菌、止逆和止胃痛
17	枸橘苷	黄酮类化合物	7.461	抗肿瘤与抑制血管生成

续表

序号	名称	分类参考	卫士康各物质相对浓度/(μg/mL)	文献报道成分功效作用
18	异泽兰黄素	黄酮类化合物	7.347	抗肿瘤、抗凋亡、抗氧化、抗炎、镇痉、调控血糖、治疗胃溃疡等
19	芫花素	黄酮类化合物	7.122	具有抗氧化、抗肿瘤、抗炎、镇痛、降血压等多种功效
20	3-吲哚乙酸	吲哚及其衍生物	6.176	具有生长素活性的广谱植物生长调节剂
21	金腰乙素	黄酮类化合物	3.409	抗病原微生物、抗炎、镇痛、抗肿瘤，对幽门螺杆菌有抑制作用
22	阿魏酸	肉桂酸及其衍生物	2.87	抗血小板聚集，抑制血小板5-羟色胺释放，抑制血小板血栓素的生成，增强前列腺素活性，镇痛，缓解血管痉挛等作用
23	异丹叶大黄素	芪类	2.392	显示抗炎效果
24	黄藤素	原小檗碱生物碱及其衍生物	1.845	抗菌消炎
25	艾黄素	黄酮类化合物	1.412	是一种天然黄酮，具有抗氧化、抗炎、抗病毒作用
26	柠檬苦素	孕烯醇酮脂类	1.403	抗肿瘤、昆虫拒食、抗病毒、镇痛、抗炎、催眠等多种生物活性
27	7-羟基香豆素	香豆素及其衍生物	1.301	抗肿瘤
28	毛蕊异黄酮	异黄酮类	1.121	具有抗氧化、抗辐射、抗癌、抗菌、抗病毒、降血脂、降血糖、减少糖尿病并发症、保护心脑血管、保护脑细胞、提高记忆力、提高免疫功能及激素样作用
29	栀子黄素 B	黄酮类化合物	0.849	能诱导人白血病细胞死亡
30	黄柏酮	孕烯醇酮脂类	0.813	具有退热、治痢疾的作用，同时能增强抗肿瘤药的细胞毒作用
31	6-姜烯酚	酚类	0.811	抗癌、抗炎和抗氧化
32	柚皮苷查耳酮	线性1,3-二芳基丙烷	0.732	具有抗炎和抗过敏作用

续表

序号	名称	分类参考	卫士康各物质相对浓度/(μg/mL)	文献报道成分功效作用
33	绿原酸	有机氧化合物	0.701	具有抗菌、抗病毒、抗癌、抗氧化、降血糖、降血脂、抗紫外光与辐射、免疫调节、利胆、止血、增高白细胞等作用
34	芥子酸	肉桂酸及其衍生物	0.683	抗氧化、抗癌、抗菌和消炎药物
35	滨蒿内酯	香豆素及其衍生物	0.643	具有降压、利胆、抗炎、镇痛、降血脂、平喘、抗凝等作用
36	芹菜素	黄酮类化合物	0.358	天然抗氧化剂,有降血压和舒张血管、预防动脉粥样硬化、抑制肿瘤等作用
37	8-姜烯酚	酚类	0.15	具有抗凝、抗氧化、抗肿瘤、升压强心、降血脂、抗动脉粥样硬化、保护胃黏膜、保肝利胆、消炎、镇咳、防晕止吐、对中枢神经抑制等多种功效,具有杀虫、抗病原微生物和杀菌防腐作用

附表 5-5　卫士康中氨基酸、维生素类等营养物质

序号	名称	分类参考	卫士康各物质相对浓度/(μg/mL)	文献报道成分功效作用
1	L-亮氨酸	羧酸及其衍生物	104.349	必需氨基酸,增加睡眠,营养增补剂,降血糖剂,植物生长促进剂,香料
2	胆碱	有机氮化合物	63.116	促进大脑的发育,具有一定的降低胆固醇的作用
3	N-乙酰-DL-缬氨酸	羧酸及其衍生物	50.004	氨基酸衍生物能量补充剂。它们影响合成代谢激素的分泌、运动期间的燃料供应、压力相关任务期间的精神表现,并防止运动引起的肌肉损伤,是有益的能生膳食物质
4	L-脯氨酸	羧酸及其衍生物	43.771	合成人体蛋白质的重要氨基酸之一,氨基酸输液的重要原料,医药中间体,营养增补剂,风味剂

续表

序号	名称	分类参考	卫士康各物质相对浓度/(μg/mL)	文献报道成分功效作用
5	DL-酪氨酸	羧酸及其衍生物	27.185	是由必需氨基酸苯丙氨酸合成的芳香族非必需氨基酸。是几种重要神经递质(肾上腺素、去甲肾上腺素、多巴胺)的前体
6	腺嘌呤	咪唑嘧啶类	13.966	治疗白细胞减少
7	吡多胺	吡啶及其衍生物	4.473	防治糖尿病慢性并发症发生、发展
8	吡哆醛	吡啶及其衍生物	3.753	是具有维生素 B_6 作用的自然物质之一,防治糖尿病慢性并发症发生、发展
9	脯氨酰-亮氨酸	羧酸及其衍生物	2.118	能量补充剂。影响合成代谢激素的分泌、运动期间的燃料供应、压力相关任务期间的精神表现,并防止运动引起的肌肉损伤,是有益的能生膳食物质
10	烟酰胺	吡啶及其衍生物	2.052	防治糙皮病和心脏传导阻滞
11	α-亚麻酸	脂肪酰类	0.953	增强智力,提高记忆力,保护视力,改善睡眠。抑制血栓性疾病,预防心肌梗死和脑梗死。降血脂,降血压
12	L-苯丙氨酸	羧酸及其衍生物	0.694	人体和动物的必需氨基酸,用作营养强化剂、氨基酸输液和复合氨基酸制剂的成分

附表 5-6　卫士康发酵后正离子模式检测含量增加成分举例列表

序号	名称	卫士康发酵前各物质相对浓度/(μg/mL)	卫士康发酵后各物质相对浓度/(μg/mL)	文献报道功效作用
1	L-亮氨酸	87.278	104.349	用于糖代谢失调、伴有胆汁分泌减少的肝病、贫血、中毒、肌萎缩症、脊髓灰质炎后遗症、神经炎及精神病
2	胆碱	59.619	63.116	促进大脑的发育,具有一定的降低胆固醇的作用

续表

序号	名称	卫士康发酵前各物质相对浓度/(μg/mL)	卫士康发酵后各物质相对浓度/(μg/mL)	文献报道功效作用
3	川陈皮素	47.427	49.753	抗血细胞凝集、抗血栓形成、抗癌、抗真菌、抗炎、抗过敏、抗胆碱酯酶和抗癫痫作用,是碳水化合物代谢促进剂
4	L-焦谷氨酸	33.265	45.664	氨基酸
5	甜橙黄酮	37.163	38.852	抗菌消炎、抗过敏、镇痛、防治心血管疾病和抗病毒、抗氧化、抗癌等作用,具有很好的保健作用
6	柠檬酸	3.877	27.853	酸味剂,改善食品的感官性状,增强食欲和促进体内钙、磷物质的消化吸收
7	DL-酪氨酸	1.384	27.185	条件必需氨基酸,它能够刺激神经系统,还有调节情绪的作用;还会帮助加快身体的新陈代谢,治疗慢性疲劳等疾病;还能够帮助调节食欲,疼痛的敏感性和人体对压力的反应
8	刺芒柄花素	1.656	21.46	具有抗菌、降胆固醇、降血脂、利尿及雌激素样作用。对预防乳腺癌、前列腺癌、结肠癌,改善骨质疏松和改善妇女更年期症状等有一定的作用
9	2-丙基哌啶	4.358	20.221	代谢产物
10	甘草次酸	16.298	16.681	防癌和抗癌作用,甘草酸代谢产物
11	腺嘌呤	2.893	13.966	治疗白细胞减少
12	甜菜碱	5.718	10.031	抗脂肪肝、降血压、抗肿瘤
13	山梨酸	4.278	9.333	良好的食品防腐剂
14	曲酸	7.562	9.155	美白剂、食品添加剂、防腐剂、保鲜剂和护色剂
15	桔皮素	8.078	8.164	苦味剂,本品经水解加氢所得柚苷二氢查耳酮为甜味剂,甜度约为蔗糖的150倍
16	3-羟基-2-甲基吡啶	0	7.15	代谢产物

续表

序号	名称	卫士康发酵前各物质相对浓度/(μg/mL)	卫士康发酵后各物质相对浓度/(μg/mL)	文献报道功效作用
17	6-羟基吡啶-2-羧酸	0	4.908	代谢产物
18	环(脯氨酸-亮氨酸)二肽	4.63	4.907	肽类
19	吡多胺	3.922	4.473	维生素 B_6
20	异橙黄酮	4.155	4.25	对 MDR1-MDCKⅡ细胞中的 P- 糖蛋白(P-gp) 具有抑制作用
21	次黄嘌呤	1.73	3.843	代谢产物
22	吡哆醛	0.922	3.753	维生素 B_6 以吡哆醛、吡哆醇和吡哆胺三种同效维生素存在于食物中
23	糠酸	2.049	3.628	医药与香料的中间体
24	顺式-已二烯二酸	3.405	3.563	不饱和有机酸
25	5-甲基脲嘧啶	0	3.069	抗病毒
26	对甲氧基苯甲醛	2.899	3.014	山楂气味,用于香精
27	N-(3-甲基-1-氧代-2-丁烯基)氨基乙酸	0	2.854	代谢产物
28	辛弗林	0	2.677	氧化脂肪、减肥
29	吗啡	2.392	2.411	麻醉剂
30	烟酰胺	1.989	2.052	维生素类物质,防治糙皮病和心脏传导阻滞
31	N-苯甲酰基甘氨酸甲酯	0	1.993	代谢产物
32	2-氨基-6-羟基嘌呤	1.412	1.794	代谢产物
33	4-甲氧基水杨醛	0	1.487	美白
34	艾黄素	1.204	1.412	是一种天然黄酮,具有抗氧化、抗炎、抗病毒作用
35	柠檬苦素	0	1.403	抗肿瘤、昆虫拒食、抗病毒、镇痛、抗炎、催眠等多种生物活性

续表

序号	名称	卫士康发酵前各物质相对浓度/(μg/mL)	卫士康发酵后各物质相对浓度/(μg/mL)	文献报道功效作用
36	间甲肾上腺素	1.11	1.379	肾上腺素和去甲肾上腺素的代谢中间产物
37	吉马酮	0	1.321	镇咳、平喘
38	7-羟基香豆素	0.87	1.301	抗肿瘤
39	甲琥胺	0	1.258	抗癫痫药
40	异泽兰黄素	0.335	1.217	抗肿瘤、抗凋亡、抗氧化、抗炎、镇痉、调控血糖、治疗胃溃疡等
41	3,4-二甲氧基苯乙酮	0.999	1.152	化学物质,是治疗癌症的重要原料
42	毛蕊异黄酮	0.358	1.121	具有抗氧化、抗辐射、抗癌、抗菌、抗病毒、降血脂、降血糖、减少糖尿病并发症、保护心脑血管、保护脑细胞、提高记忆力、提高免疫功能及激素样作用
43	3-吲哚乙酸	0	1.096	具有生长素活性的广谱植物生长调节剂
44	甲醇(6-乙酰吗啡)	0.243	0.957	—
45	α-亚麻酸	0.515	0.953	具有增强智力、提高记忆力、保护视力、改善睡眠、抑制血栓性疾病、预防心肌梗死和脑梗死、降血脂、降血压、抑制出血性脑中风、预防过敏等作用
46	N-乙酰基酪胺	0.729	0.891	是溶藻弧菌 M3-10 产生的群体感应抑制剂(QSI)化合物。 能抑制紫色色杆菌 ATCC 12472 的群体感应(QS)。逆转阿霉素耐药白血病 P388 细胞的耐药性
47	盐酸水苏碱	0	0.867	代谢产物
48	栀子黄素 B	0.749	0.849	能诱导人白血病细胞死亡
49	黄柏酮	0.216	0.813	具有退热、治痢疾的作用,同时能增强抗肿瘤药的细胞毒作用
50	6-姜烯酚	0.512	0.811	抗癌、抗炎和抗氧化

续表

序号	名称	卫士康发酵前各物质相对浓度/(μg/mL)	卫士康发酵后各物质相对浓度/(μg/mL)	文献报道功效作用
51	鹰嘴豆芽素 A	0.153	0.745	对人体内的激素水平具有双向调节作用,还有抗癌、解痉、降血脂作用
52	宝丹酮十一烯酸酯	0.59	0.706	一种食用香精,可用于配制草莓、山楂等食用香精
53	盐酸胡芦巴碱	0.643	0.677	补肾阳,祛寒湿,治寒疝、腹胁胀、满寒湿脚气、肾虚腰酸、阳痿
54	色醇	0.617	0.667	是芳族醇,是酒精发酵的副产品,在人体中可起到催眠作用
55	滨蒿内酯	0	0.643	具有降血压、利胆、抗炎、镇痛、降血脂、平喘、抗凝等作用
56	6,7-二羟基-4-甲基香豆素	0.48	0.549	有利胆、解痉、镇痛、排石作用
57	乙基吗啡	0	0.538	有镇痛作用
58	2-甲氧基-3-仲丁基吡嗪	0.422	0.433	具有清香香气
59	异樱花素	0.203	0.407	降血糖和血脂、改善血管内皮胰岛素抵抗和保护血管内皮细胞活性
60	丙酰二甲氨基丙吩噻嗪	0	0.407	是一种多巴胺受体 DRD2 拮抗剂,是一种镇静剂
61	美迪紫檀素	0.331	0.385	存在于豆科植物,体外有抗细菌、真菌活性
62	六甘醇	0.238	0.369	主要用于生产农药、染料、农林化学品、医药中间体等
63	芹菜素	0.166	0.358	抗癌、神经保护、降低氧化应激,诱导细胞周期抑制,增加肝脏解毒酶功效,并在一定程度上起到抗炎作用
64	金刚烷酮	0	0.354	用于合成医药中间体
65	3-氨基-2-萘甲酸	0.325	0.331	有机合成,染料中间体
66	4-氨基苯甲酸丁酯	0.253	0.3	是一种用于治疗慢性疼痛的长效局部麻醉剂
67	苯庚酮	0	0.269	可用作合成医药中间体
68	L-墨蝶呤	0	0.243	改善 db/db 小鼠肠系膜小动脉内皮功能障碍,诱导血管生成。通过下调 p70S6K 依赖性 VEGFR-2 表达抑制卵巢癌细胞增殖和迁移

续表

序号	名称	卫士康发酵前各物质相对浓度/(μg/mL)	卫士康发酵后各物质相对浓度/(μg/mL)	文献报道功效作用
69	表儿茶素	0	0.236	抗氧化、降血脂、降血糖、预防心血管疾病、抗炎、保护神经、抑菌等作用
70	壬二酸	0	0.235	抑菌、抗炎
71	肉叶云香碱	0	0.193	具有抗肿瘤的作用
72	曲克芦丁	0	0.181	具有抗血小板聚集，防止血栓形成的作用
73	5,7,3'-三羟基-6,4',5'-三甲氧基黄酮	0	0.18	抗氧化
74	8-姜烯酚	0.067	0.15	具有抗凝、抗氧化、抗肿瘤、升压强心、降血脂、抗动脉粥样硬化、保护胃黏膜、保肝利胆、消炎、镇咳、防晕止吐、对中枢神经抑制等多种功效，具有杀虫、抗病原微生物和杀菌防腐作用
75	乙酰丙嗪	0	0.146	基础麻醉药和镇静药
76	楞酮	0	0.142	有可能成为癌症治疗的有价值的候选药物
77	银杏内酯 k	0	0.11	具有神经保护活性
78	次野鸢尾黄素	0.097	0.107	抗炎、抗病毒、抑菌和消除自由基作用。
79	倍他索洛尔	0	0.085	本品系较强的 β_1 肾上腺素能受体阻滞药，无明显的膜稳定作用和内源性拟交感神经作用
80	泽泻醇 C-23-醋酸酯	0	0.077	参与蛋白连接与基因转入等生物功能

附表 5-7　卫士康发酵后正离子模式检测含量减少成分举例

序号	名称	卫士康发酵前各物质相对浓度/(μg/mL)	卫士康发酵后各物质相对浓度/(μg/mL)	文献报道功效作用
1	N-乙酰-DL-缬氨酸	100.08	50.004	氨基酸衍生物能量补充剂。它们影响合成代谢激素的分泌、运动期间的燃料供应、压力相关任务期间的精神表现，并防止运动引起的肌肉损伤

续表

序号	名称	卫士康发酵前各物质相对浓度/(μg/mL)	卫士康发酵后各物质相对浓度/(μg/mL)	文献报道功效作用
2	L-脯氨酸	54.05	43.771	合成人体蛋白质的重要氨基酸之一，氨基酸输液的重要原料，医药中间体，营养增补剂、风味剂
3	橙皮苷	41.122	35.594	有降低毛细血管的脆性、保护毛细血管、防止微血管破裂出血的作用
4	木兰花碱	8.106	7.726	具有抗炎、降血压、抗生育等作用
5	香蜂草苷	6.808	5.94	抗炎和抗氧化
6	大麦芽碱	6.423	5.821	其作用类似于麻黄碱或麻黄素，有松弛支气管平滑肌、收缩血管、血管加压、升血压和兴奋中枢之效
7	腺苷	18.666	2.289	强血管扩张剂
8	脯氨酰-亮氨酸	2.214	2.118	能量补充剂。影响合成代谢激素的分泌、运动期间的燃料供应、压力相关任务期间的精神表现，并防止运动引起的肌肉损伤
9	异甘草苷	2.024	1.235	有抗溃疡、抗人类免疫缺陷病毒的作用
10	5-脱氧-5-甲硫腺苷	3.109	0.916	S-腺苷酸产生的，有强效的抑制作用
11	L-苯丙氨酸	1.094	0.694	是合成阿斯巴甜的主要原料
12	2,2,6,6-四甲基哌啶氧化物	1.342	0.655	有毒
13	柚皮素-7-O-葡萄糖苷	0.591	0.537	较强的抑制作用
14	l-冬胺基乙酸-l-苯丙胺基乙酸	0.796	0.529	抗肿瘤、神经保护
15	阿司帕坦	1.1	0.473	阿司帕坦即阿斯巴甜，用作甜味剂
16	异樱花苷	0.493	0.447	抗氧化
17	丁香醛	0.516	0.429	具有抗氧化，抗高血糖和抗炎活性

续表

序号	名称	卫士康发酵前各物质相对浓度/(μg/mL)	卫士康发酵后各物质相对浓度/(μg/mL)	文献报道功效作用
18	金丝桃苷	0.985	0.405	具有保肝、保护心脑血管、保护神经系统、抗炎、抗癌、利尿、解痉、镇痛、降血脂、增强免疫功能、抗抑郁、雌激素样等作用
19	芒柄花苷	4.322	0.294	是 A-5491 人肺腺癌细胞有效的抑制剂
20	忍冬苷	0.311	0.188	木犀草素-7-O-新橙皮糖苷
21	槲皮素	0.385	0.169	具有抗炎、抗血栓、抗过敏、降血糖、降血脂等作用
22	二苄胺	0.263	0.167	有毒
23	噁唑隆	0.083	0	有毒
24	L-组氨酸	5.592	0	营养增补剂、甜味剂，是氨基酸输液、复合氨基酸制剂中的重要组成成分。可用于治疗胃溃疡
25	丙氨酰-L-酪氨酸	2.34	0	营养增补剂、甜味剂，是氨基酸输液、复合氨基酸制剂中的重要组成成分。可治疗胃溃疡、贫血、过敏症等
26	对羟基肉桂酸	12.179	0	有抑制子宫颈癌的作用
27	5,7-二羟基-4-甲基香豆素	0.358	0	有利胆、解痉、镇痛、排石作用
28	异戊巴比妥	0.906	0	催眠、镇静、抗惊厥
29	5-羧基吲哚-3-乙酸	1.125	0	—
30	槐角苷	0.14	0	护脾养胃、清热解毒、排毒清脂、祛皱消斑
31	1-甲基-3-[(甲基-亚硝基氨基甲酰)氨基]-1-亚硝基脲	32.416	0	有毒
32	葡萄糖-1-磷酸	1.649	0	—

附表 5-8　卫士康发酵后负离子模式检测含量增加成分举例

序号	名称	卫士康发酵前各物质相对浓度/(μg/mL)	卫士康发酵后各物质相对浓度/(μg/mL)	文献报道功效作用
1	右旋奎宁酸	1949.199	2314.279	抗氧化活性
2	甘草素	33.118	402.479	解痉、抗溃疡、抗菌、肝细胞单胺氧化酶抑制剂
3	甘草苷	0	216.708	抗氧化、调节内分泌、抗菌和消炎等
4	刺芒柄花素	10.431	186.305	具有抗菌、降胆固醇、降血脂、利尿及雌激素样作用。对预防乳腺癌、前列腺癌、结肠癌,改善骨质疏松和改善妇女更年期症状等有一定的作用
5	甘露三糖	30.197	135.682	具有促进造血细胞的增殖、提高免疫力、降血糖、抗肿瘤等药理活性
6	(15Z)-9,12,13-三羟基-15-十八碳烯酸	69.551	81.471	不饱和有机酸
7	橙皮素	29.995	72.551	抗氧化
8	水苏糖	52.392	71.116	低聚糖
9	隐绿原酸	30.418	56.495	抗血小板聚集、抗菌、消炎
10	紫质胆素原	46.713	55.951	抗肿瘤
11	壬二酸	29.609	47.553	抑菌、抗炎
12	阿魏酸	40.295	42.612	抗辐射、抗氧化、抗菌、抗病毒
13	18β-甘草次酸	17.166	42.207	肾上腺皮质激素样作用、抗炎及抗免疫作用、抗溃疡等
14	维采宁Ⅱ	32.219	33.754	抗炎作用,特别是对血管性炎症;抗血栓和抗血小板活性;解痉作用
15	甘草酸二铵	26.829	27.662	抑菌、抗炎
16	齐墩果酸	20.898	22.121	抗癌,具有明显的降低谷丙转氨酶及退黄效果,改善病毒性和慢性迁延性肝炎患者的症状
17	(+/−)9,10-二羟基-12Z-十八碳烯酸	11.262	20.554	不饱和有机酸
18	维采宁Ⅲ	13.334	14.173	抑菌、抗炎

续表

序号	名称	卫士康发酵前各物质相对浓度/(μg/mL)	卫士康发酵后各物质相对浓度/(μg/mL)	文献报道功效作用
19	异樱花素	5.33	11.326	降血糖和血脂、改善血管内皮胰岛素抵抗和保护血管内皮细胞活性
20	白果内酯	9.87	10.351	降血压、减慢心率、增加冠脉流量,以及对神经的保护作用
21	3-叔丁基己二酸	6.969	9.865	有机酸
22	染料木素	3.083	9.004	抗氧化、抗肿瘤
23	鹰嘴豆芽素 A	2.096	8.674	抑制胆固醇的升高、抗真菌和抗肿瘤作用
24	熊果苷	0	8.102	镇咳、祛痰、平喘、杀菌消炎、抗氧化、美白淡斑、提亮肤色等
25	枸橘苷	5.756	7.461	抗炎、抗菌
26	异泽兰黄素	1.84	7.347	抗肿瘤、抗凋亡、抗氧化、抗炎、镇痉、调控血糖、治疗胃溃疡等
27	芫花素	1.65	7.122	具有抗氧化、抗肿瘤、抗炎、镇痛、降血压等多种功效
28	原儿茶酸	3.863	6.916	具有平喘和抗菌作用
29	大豆苷元	3.202	6.81	降血压,抑菌
30	3-吲哚乙酸	0	6.176	代谢产物
31	射干苷	5.278	5.538	抗炎、抗菌
32	DL-2-氨基辛二酸	0	5.03	不饱和有机酸
33	地奥司明	3.995	4.121	为毛细血管保护药
34	金腰乙素	1.862	3.409	抗炎、镇痛、抗肿瘤
35	齐墩果酸	1.88	2.847	抗癌,具有明显的降低谷丙转氨酶及退黄效果,改善病毒性和慢性迁延性肝炎患者的症状
36	十二烷二酸	1.722	2.76	有机酸
37	B-鼠胆酸	0	2.656	是一种存在于尿液中的胆汁酸
38	异丹叶大黄素	0	2.392	显示抗炎效果
39	野漆树苷	2.233	2.308	抗肿瘤、防治高血压
40	栀子苷	0	2.15	具有保护肝细胞、促进胆汁分泌、帮助消化等作用

续表

序号	名称	卫士康发酵前各物质相对浓度/(μg/mL)	卫士康发酵后各物质相对浓度/(μg/mL)	文献报道功效作用
41	3-羟基肉豆蔻酸	0	2.119	代谢产物
42	十六碳二酸	0	2.077	有机酸
43	大豆皂苷 BB	1.687	1.924	具有降低胆固醇、降血脂、降血糖、抗氧化的作用
44	柳穿鱼黄素	1.169	1.874	抗氧化、消炎、抗肿瘤
45	芹菜素-7-O-葡萄糖醛酸苷	1.79	1.851	利尿、镇痛
46	12-氧代植物二烯酸	1.208	1.499	不饱和有机酸
47	香叶木素	0	1.364	代谢产物
48	丹酚 A	1.062	1.164	醛糖还原酶(AR)抑制剂，丹酚 A 可以通过直接清除活性氧(ROS)来保护内皮细胞免受氧化应激。丹酚 A 具有抗炎和抗肿瘤特性

附表 5-9　卫士康发酵后负离子模式检测含量减少成分举例列表

序号	名称	卫士康发酵前各物质相对浓度/(μg/mL)	卫士康发酵后各物质相对浓度/(μg/mL)	文献报道功效作用
1	橙皮苷	977.797	909.136	抗炎、抗病毒、抗癌、抗突变、抗过敏、抗溃疡、镇痛、降血压
2	蔗糖	986.148	560.406	营养性甜味剂
3	芸香柚皮苷	247.949	218.078	降血糖、降血脂
4	甘草苷元-7-O-β-D-芹糖-4′-O-β-D-葡萄糖苷	266.377	159.468	—
5	香蜂草苷	129.452	119.948	抗炎、抗氧化
6	葡萄糖酸内酯	95.636	38.97	—
7	1-咖啡酰奎宁酸	83.671	37.243	一种有效的 NF-κB 抑制剂，有抗氧化应激能力。抑制 PD-1/PD-L1 相互作用

续表

序号	名称	卫士康发酵前各物质相对浓度/(μg/mL)	卫士康发酵后各物质相对浓度/(μg/mL)	文献报道功效作用
8	异甘草苷	49.324	32.671	具有抗溃疡、抗人类免疫缺陷病毒的作用
9	乙基B-D-葡萄糖醛酸	57.55	24.509	—
10	甘草查耳酮B	19.077	17.294	具有抗肿瘤、抗炎、抗氧化的作用
11	金丝桃苷	32.842	15.59	具有保肝、保护心脑血管、保护神经系统、抗炎、抗癌、利尿、解痉镇痛、降血脂、增强免疫功能、抗抑郁、雌激素样等作用
12	脱落酸	16.748	14.735	植物激素
13	淫羊藿素	12.163	7.707	提高免疫力、抗肿瘤、抑制骨质疏松
14	龙胆苦苷	5.99	4.019	是一种天然的环烯醚萜苷,具有抗炎和抗氧化活性
15	甘氨酰-L-亮氨酸	20.398	3.345	—
16	黄豆黄苷	3.984	3.206	抗菌、抗病毒、雌激素样作用。可预防骨质疏松症,防止心脑血管疾病。预防癌症和减少肿瘤数目
17	牡荆素葡萄糖苷	2.374	1.626	具有治疗缺血性心脏病、降血脂、抗癌的作用
18	车叶草苷酸	1.986	1.544	具有抗肿瘤、抗氧化和抗炎作用
19	甘草查耳酮A	2.031	1.523	具有抗溃疡、抗菌消炎、降血脂、清除自由基和抗氧化等作用
20	丁内未利葡萄糖苷	8.13	1.19	一种萘糖苷
21	噁唑隆	1.201	0.873	有毒成分
22	丙氨酰-L-酪氨酸	5.633	0	—
23	亮氨酰脯氨酸	3.181	0	是一种二肽,在蛋白酶活性的介质依赖性调控中起重要作用
24	芦丁	10.676	0	维生素类药,具有抗炎、抗病毒、维持血管抵抗力、降低其通透性、减少脆性作用。食用色素,抗氧化剂,营养增补剂
25	羟基芫花素	1.862	0	镇咳、祛痰、平喘

续表

序号	名称	卫士康发酵前各物质相对浓度/(μg/mL)	卫士康发酵后各物质相对浓度/(μg/mL)	文献报道功效作用
26	荭草素-2″-O-β-L半乳糖苷	7.125	0	—
27	L-色氨酸	4.633	0	可改善营养、增强体质,用于营养和生化研究,制备组织培养基
28	(+)—松脂素-β-D-吡喃葡萄糖苷	3.386	0	具有抗氧化、降血压、保肝、抗病毒和环磷酸腺苷(cAMP)磷酸二酯酶抑制作用
29	巴豆苷	6.021	0	有毒成分

附录六　五株王全谱分析成分表

附表 6-1　五株王中抗肿瘤、抗炎、抑菌功效成分

序号	名称	分类参考	五株王发酵前各物质相对浓度/(μg/mL)	五株王发酵后各物质相对浓度/(μg/mL)	文献报道功效作用
1	5-羟甲基糠醛	有机氧化合物	0	113.86	抗氧化、保肝护肝、降血压、改善血液微循环和血液流变性、改善脑部缺血
2	染料木素	异黄酮类	0	78.48	具有抗肿瘤、抗氧化、抑菌、降血脂、雌激素样作用，抑制酪氨酸蛋白激酶(PTK)的活性、抑制拓扑异构酶Ⅱ、诱发细胞程序性死亡、提高抗癌药效、抑制血管生成
3	芹菜素-7-O-葡萄糖醛酸苷	黄酮类化合物	30.239	34.317	具有抗炎、抗肿瘤、降血压的作用
4	小檗碱	原小檗碱生物碱及其衍生物	15.304	16.145	小檗碱亦称黄连素，具有抗菌作用
5	氧化白藜芦醇	芪类	0	13.673	抗氧化剂，具有抗炎、抗血栓、防癌、抗癌、防治高脂血症、抗菌等多方面的活性
6	大黄素	蒽类	5.15	12.154	具有泻下、降压、利尿、抗癌、消炎等作用
7	汉黄芩苷	黄酮类化合物	8.964	7.818	是从黄芩中分离得到的一种黄酮类苷化合物，具有抗炎作用

续表

序号	名称	分类参考	五株王发酵前各物质相对浓度/(μg/mL)	五株王发酵后各物质相对浓度/(μg/mL)	文献报道功效作用
8	汉黄芩素	黄酮类化合物	1.367	6.082	抗氧化活性、抗炎、免疫调节、脑缺血时的神经保护、解痉、降血脂、抗癌和利尿
9	木蝴蝶苷 A	黄酮类化合物	4.46	5.718	具有抗炎、抗菌、细胞毒性、抗癌等作用
10	黄豆黄素	异黄酮类	2.236	4.725	具有雌性激素及抗雌激素性质、抗氧化、抗癌作用
11	刺芒柄花素	异黄酮类	0	2.106	具有抗菌、降胆固醇及雌激素样作用
12	拓扑替康	喜树碱类	0	1.695	西药名，为抗肿瘤药物
13	6,7-二羟基-4-甲基香豆素	香豆素及其衍生物	0.415	1.667	具有强大的抗氧化和抗炎活性
14	宝藿苷 I	黄酮类化合物	0	1.629	作为 CXCR4 的抑制剂，能够抑制 CXCR4 的表达，诱导凋亡，具有抗肿瘤活性
15	糖脂	有机氮化合物	0.715	1.155	是一种磷脂，具有抗癌作用
16	栎樱酸	孕烯醇酮脂类	0.711	0.809	作为一种 COX 的抑制剂，具有抗癌、抗氧化作用
17	石竹素	孕烯醇酮脂类	0	0.298	在食物、药物和化妆品中被用作防腐剂，能消炎、抗癌和增强皮肤渗透活性
18	白皮杉醇	芪类	0	0.231	具有抗氧化、抗炎、抗血栓、防癌、抗癌、防治高脂血症、抗菌等多方面的活性

附表 6-2 五株王中有益心脑血管功效成分

序号	名称	分类参考	五株王发酵前各物质相对浓度/(μg/mL)	五株王发酵后各物质相对浓度/(μg/mL)	文献报道功效作用
1	大豆苷元	异黄酮类	41.662	341.404	具有明显的抗心律失常、抗缺氧缺血、解痉挛、雌激素样作用、促进骨细胞的形成和抑制癌细胞生长等作用
2	大豆皂苷 BB	孕烯醇酮脂类	124.828	154.769	具有降低胆固醇、降血脂、降血糖、抗氧化的作用
3	5-羟甲基糠醛	有机氧化合物	0	113.86	该化合物能有效防治神经退行性疾病、认知损害,抗心肌缺血的心血管疾病,抑制肿瘤,降低血中胆固醇
4	豆苷	异黄酮类	100.055	72.625	来源于大豆,是大豆异黄酮的主要存在形式,具有扩张冠状动脉和脑血管,增加心、脑血流量和降低心肌耗氧量,抗动脉粥样硬化和促进血液循环等作用
5	氧化白藜芦醇	芪类	0	13.673	抗氧化剂,具有抗炎、抗血栓、防癌、抗癌、防治高脂血症、抗菌等多方面的活性
6	阿魏酸	肉桂酸及其衍生物	4.973	7.816	具有抗血小板聚集、抑制血小板 5-羟色胺释放、抑制血小板血栓素 a2(txa2)的生成、增强前列腺素活性、镇痛、缓解血管痉挛等作用

续表

序号	名称	分类参考	五株王发酵前各物质相对浓度/(μg/mL)	五株王发酵后各物质相对浓度/(μg/mL)	文献报道功效作用
7	α-亚麻酸	脂肪酰类	4.126	5.629	具有增强智力、提高记忆力、保护视力、改善睡眠、抑制血栓性疾病、预防心肌梗死和脑梗死、降血脂、降血压、抑制出血性脑中风、预防过敏等作用
8	柚皮素	黄酮类化合物	0	3.984	具有抗菌、抗炎、清除自由基、抗氧化、止咳祛痰、降血脂、抗肿瘤、解痉和利胆、预防和治疗肝病、抑制血小板凝结、抗动脉粥样硬化等作用
9	胆酸	类固醇和类固醇衍生物	0	3.734	参与细胞内物质代谢和各类生物学功能的重要物质，是生命信息传递的“第二信使”，蛋白激酶致活剂。有改善心肌缺氧、扩张冠脉、增强心肌收缩力、增加心排血量等作用
10	葛根素	异黄酮类	1.368	2.186	益智健脑、稳定血压血脂、美容养颜等，对于血压和血脂偏高及皮肤颜色差者都有非常好的作用
11	黄豆黄苷	异黄酮类	0.615	0.536	辅助治疗高血压以及症状性高血压和脑血栓、冠心病
12	白皮杉醇	芪类	0	0.231	植物来源是大黄，抗氧化剂，具有抗炎、抗血栓、防癌、抗癌、防治高脂血症、抗菌等多方面的活性

续表

序号	名称	分类参考	五株王发酵前各物质相对浓度/(μg/mL)	五株王发酵后各物质相对浓度/(μg/mL)	文献报道功效作用
13	棕榈油酸	脂肪酰类	0	0.17	能够降低C-反应蛋白(CRP)的水平，通过减少炎症降低心脏疾病、中风的风险；增加细胞膜的流动性，降低血液中低密度脂蛋白胆固醇(LDL)含量，减少血管中粥样硬化斑块形成而造成的阻塞血管，从而防止心律失常和减少高血压等。能提高人体对胰岛素的敏感性，对糖尿病、代谢综合征有效，且没有明显的不良反应

附表6-3 五株王中调节血糖功效成分

序号	名称	分类参考	五株王发酵前各物质相对浓度/(μg/mL)	五株王发酵后各物质相对浓度/(μg/mL)	文献报道功效作用
1	大豆皂苷BB	孕烯醇酮脂类	124.828	154.769	具有降低胆固醇、降血脂、降血糖、抗氧化的作用
2	盐酸胡芦巴碱	吡啶及其衍生物	11.973	15.36	具有潜在抗糖尿病活性的生物碱，具有抗HSV-1、抗菌活性
3	吡多胺	吡啶及其衍生物	1.883	3.475	是糖基化终产物(AGE)和脂质化终产物(ALE)抑制剂，可防止糖尿病引起的视网膜血管病变
4	葛根素	异黄酮类	1.368	2.186	益智健脑、稳定血压血脂、美容养颜等，对于血压和血脂偏高及皮肤颜色差者都有非常好的作用

续表

序号	名称	分类参考	五株王发酵前各物质相对浓度/(μg/mL)	五株王发酵后各物质相对浓度/(μg/mL)	文献报道功效作用
5	药根碱	原小檗碱生物碱及其衍生物	1.075	1.015	具有抗菌、降血糖、清除氧自由基、抗突变等多种生物活性
6	异阿魏酸	肉桂酸及其衍生物	0.459	0.954	具有防治糖尿病、抗流感病毒的活性
7	棕榈油酸	脂肪酰类	0	0.17	能够降低C-反应蛋白的水平，通过减少炎症降低心脏疾病、中风的风险；增加细胞膜的流动性，降低血液中低密度脂蛋白胆固醇含量，减少血管中粥样硬化斑块形成而造成的阻塞血管，从而防止心律失常和减少高血压等。能提高人体对胰岛素的敏感性，对糖尿病、代谢综合征有效，且没有明显的不良反应

附表6-4　五株王中氨基酸、维生素类营养物质

序号	名称	分类参考	五株王发酵前各物质相对浓度/(μg/mL)	五株王发酵后各物质相对浓度/(μg/mL)	文献报道功效作用
1	L-亮氨酸	羧酸及其衍生物	235.391	309.25	用于糖代谢失调、伴有胆汁分泌减少的肝病、贫血、中毒、肌萎缩症、脊髓灰质炎后遗症、神经炎及精神病
2	L-苯丙氨酸	羧酸及其衍生物	209.132	233.849	是合成阿斯巴甜的主要原料

续表

序号	名称	分类参考	五株王发酵前各物质相对浓度/(μg/mL)	五株王发酵后各物质相对浓度/(μg/mL)	文献报道功效作用
3	DL-精氨酸	羧酸及其衍生物	66.96	75.926	与糖加热反应可获得特殊的香味物质,对高氨血症、肝脏机能障碍等疾病颇有效果
4	L-缬氨酸	羧酸及其衍生物	26.849	50.24	一种天然的人体必需氨基酸
5	L-脯氨酸	羧酸及其衍生物	21.935	33.205	是合成人体蛋白质的重要氨基酸之一,是氨基酸输液的重要原料,也是合成卡托普利、依那普利等一线降血压药物的主要中间体
6	D-泛酸钙(B族维生素)	羧酸及其衍生物	7.367	5.757	是B族维生素的一种,是生物正常生长必需的营养物质之一。可用作营养增补剂,用于治疗B族维生素缺乏症、周围神经炎、手术后肠绞痛
7	α-亚麻酸(维生素F)	脂肪酰类	4.126	5.629	具有增强智力、提高记忆力、保护视力、改善睡眠、抑制血栓性疾病、预防心肌梗死和脑梗死、降血脂、降血压、抑制出血性脑中风、预防过敏等作用
8	DL-赖氨酸	羧酸及其衍生物	4.928	4.795	促进生长发育、增强免疫力、稳定提高中枢神经功能、预防骨质疏松
9	L-酪氨酸	羧酸及其衍生物	0	2.583	营养增补剂。与糖类共热发生氨基羰基反应后,可生成特殊香味物质

续表

序号	名称	分类参考	五株王发酵前各物质相对浓度/(μg/mL)	五株王发酵后各物质相对浓度/(μg/mL)	文献报道功效作用
10	甲萘醌(维生素 K_3)	萘类	0	0.625	维生素 K_3 又叫作甲萘醌,它能促进凝血酶原的形成,同时也具有利尿、降血压的作用

附表 6-5　五株王发酵后含量增多成分

序号	名称	分类参考	五株王发酵前各物质相对浓度/(μg/mL)	五株王发酵后各物质相对浓度/(μg/mL)	文献报道功效作用
1	大豆苷元	异黄酮类	41.662	341.404	来源于大豆,降血压、扩张冠脉
2	L-苯丙氨酸	羧酸及其衍生物	209.132	233.849	是人体必需氨基酸
3	大豆皂苷 BB	孕烯醇酮脂类	124.828	154.769	具有降低胆固醇、降血脂、降血糖、抗氧化的作用
4	染料木素	异黄酮类	0	78.48	具有抗肿瘤、抗氧化、抑菌、降血脂、雌激素样作用,抑制酪氨酸蛋白激酶(PTK)的活性、抑制拓扑异构酶Ⅱ,诱发细胞程序性死亡、提高抗癌药效、抑制血管生成
5	DL-精氨酸	羧酸及其衍生物	66.96	75.926	与糖加热反应可获得特殊的香味物质,对高氨血症、肝脏机能障碍等疾病颇有效果
6	L-缬氨酸	羧酸及其衍生物	26.849	50.24	一种天然的人体必需氨基酸
7	L-焦谷氨酸	羧酸及其衍生物	16.804	33.87	营养增补剂

续表

序号	名称	分类参考	五株王发酵前各物质相对浓度/(μg/mL)	五株王发酵后各物质相对浓度/(μg/mL)	文献报道功效作用
8	亮氨酰脯氨酸	羧酸及其衍生物	7.846	14.32	营养增补剂
9	氧化白藜芦醇	芪类	0	13.673	具有抗氧化、抗炎、抗血栓、防癌、抗癌、防治高脂血症、抗菌等多方面的活性
10	大黄素	蒽类	5.15	12.154	具有抗炎、抗病毒、抗肿瘤等多种药理作用
11	黄豆黄素	异黄酮类	2.906	9.577	雌性激素及抗雌激素性质、抗氧化、抗癌
12	阿魏酸	肉桂酸及其衍生物	4.973	7.816	具有抗血小板聚集、抑制血小板5-羟色胺释放、抑制血小板血栓素a2(txa2)的生成、增强前列腺素活性、镇痛、缓解血管痉挛等作用,是生产用于治疗心脑血管疾病及白细胞减少等症药品的基本原料
13	汉黄芩素	黄酮类化合物	1.367	6.082	抗氧化活性、抗炎、免疫调节抗癌等作用
14	α-亚麻酸	脂肪酰类	4.126	5.629	具有增强智力、提高记忆力、保护视力、改善睡眠、抑制血栓性疾病、预防心肌梗死和脑梗死、降血脂、降血压、抑制出血性脑中风、预防过敏等作用
15	N-乙酰-L-蛋氨酸	羧酸及其衍生物	0	5.356	营养增补剂
16	柚皮素	黄酮类化合物	0	3.984	具有抗菌、抗炎、清除自由基、抗氧化、止咳祛痰、降血脂、抗癌、抗肿瘤、解痉和利胆等作用

续表

序号	名称	分类参考	五株王发酵前各物质相对浓度/(μg/mL)	五株王发酵后各物质相对浓度/(μg/mL)	文献报道功效作用
17	胆酸	类固醇和类固醇衍生物	0	3.734	胆酸在进入肠道后，微生物能够进一步代谢其成为结构多样的初级和次级胆酸，具有免疫调节、抗菌等作用
18	L-酪氨酸	羧酸及其衍生物	0	2.583	营养增补剂。与糖类共热发生氨基羰基反应后，可生成特殊香味物质
19	葛根素	异黄酮类	1.368	2.186	具有降血糖、调血脂、保护血管、抗氧化应激、抗感染、提高胰岛素的敏感指数等作用
20	刺芒柄花素	异黄酮类	0	2.106	具有抗菌、降胆固醇及雌激素样作用

附表 6-6　五株王发酵后含量减少成分

序号	名称	分类参考	五株王发酵前各物质相对浓度/(μg/mL)	五株王发酵后各物质相对浓度/(μg/mL)	文献报道功效作用
1	豆苷	异黄酮类	100.055	72.625	来源于大豆，是大豆异黄酮的主要存在形式，具有扩张冠状动脉和脑血管，增加心、脑血流量和降低心肌耗氧量，抗动脉粥样硬化和促进血液循环等作用
2	槐角苷	异黄酮类	148.019	15.872	是一种异黄酮糖苷，其苷元具有抗炎、抗癌和免疫抑制作用

续表

序号	名称	分类参考	五株王发酵前各物质相对浓度/(μg/mL)	五株王发酵后各物质相对浓度/(μg/mL)	文献报道功效作用
3	汉黄芩苷	黄酮类化合物	8.964	7.818	是一种黄酮类苷化合物,具有抗炎作用
4	大黄素-8-O-β-D-吡喃葡萄糖苷	蒽类	4.281	2.684	大黄素-8-O-β-D-吡喃葡萄糖苷可被益生菌转化为大黄素
5	黄芩苷	黄酮类化合物	1.498	1.337	具有抗氧化、抗炎、抗肿瘤和抗凋亡活性
6	白皮杉醇葡萄糖苷	芪类	2.312	1.079	是一种天然糖苷,具有强大的抗氧化能力和癌症化学预防活性
7	芹菜素-7-O-β-D-吡喃葡萄糖苷	黄酮类化合物	8.118	0.781	抗肿瘤、消炎、抗病毒
8	喹啉	喹啉及其衍生物	0.54	0.295	喹啉是有毒性的
9	巴豆苷	嘌呤核苷	11.451	0	具有致炎、致泻的作用

附录七　梦利宁全谱分析成分表

附表 7-1　梦利宁中镇静、安神、催眠功效成分

序号	名称	分类参考	梦利宁各物质相对浓度/(μg/mL)	文献报道成分作用功效
1	斯皮诺素	黄酮类化合物	221.491	具有镇静、安神、催眠的作用
2	斯皮诺素 B	黄酮类化合物	60.548	是发挥镇静催眠作用的活性物质之一
3	齐墩果酸	孕烯醇酮脂类	28.45	具有消炎、镇静、强心、利尿、降血脂、降血糖以及护肝降酶、增强免疫和抑制 S180 瘤株生长等作用
4	L-色氨酸	吲哚及其衍生物	5.338	医药上用作镇静剂
5	α-亚麻酸	脂肪酰类	1.284	具有增强智力、提高记忆力、保护视力、改善睡眠、抑制血栓性疾病、预防心肌梗死和脑梗死、降血脂、降血压、抑制出血性脑中风、预防过敏等作用
6	熊果酸	孕烯醇酮脂类	0.263	具有镇静、抗炎、抗菌、防治糖尿病、抗溃疡、降低血糖等多种生物学效应

附表 7-2　梦利宁中解热镇痛、解痉、麻醉、保护神经功效成分

序号	名称	分类参考	梦利宁各物质相对浓度/(μg/mL)	文献报道成分作用功效
1	5-羟甲基糠醛	有机氧化合物	31.96	抗氧化、改善学习记忆、抗过敏、保护神经细胞、抗炎
2	非那西丁	苯及其取代衍生物	13.685	解热镇痛药
3	牡荆素葡萄糖苷	黄酮类化合物	10.005	具有治疗缺血性心脏病、降血脂、抗癌等作用
4	皂皮酸	孕烯醇酮脂类	9.079	具有剂量依赖性的镇痛活性
5	鹰嘴豆芽素 A	异黄酮类	5.919	对人体内的激素水平具有双向调节作用，还有抗癌、解痉、降血脂作用

续表

序号	名称	分类参考	梦利宁各物质相对浓度/(μg/mL)	文献报道成分作用功效
6	7-羟基香豆素	香豆素及其衍生物	1.675	有较强的解痉、镇痛、利胆作用
7	托利卡因	苯及其取代衍生物	1.352	有麻醉作用,用作局部麻醉制剂
8	乙基吗啡	吗啡	0.924	有镇静镇痛、镇咳、抑制呼吸、麻醉等作用
9	O(3)-单乙酰吗啡	吗啡	0.757	吗啡通常有镇静镇痛、镇咳、抑制呼吸、麻醉等作用
10	4-氨基苯甲酸丁酯	苯及其取代衍生物	0.432	一种在治疗慢性疼痛中所用到的长效局部麻醉剂
11	牡荆素	黄酮类化合物	0.23	具有抗癌、降血压、抗炎和解痉作用
12	川陈皮素	黄酮类化合物	0.201	抗炎、抗肿瘤和神经保护特性

附表 7-3 梦利宁中抗氧化、抗炎、抗肿瘤、有益心脑血管功效成分

序号	名称	分类参考	梦利宁各物质相对浓度/(μg/mL)	文献报道成分作用功效
1	甘草酸	孕烯醇酮脂类	1090.633	具有抗炎、抗变态反应;作为甜味剂,广泛用于各类食品
2	异甘草素	线性 1,3-二芳基丙烷	630.822	类黄酮,可溶性鸟苷酸环化酶激活剂,具有抗肿瘤活性
3	异甘草苷	黄酮类合物	591.367	具有抗溃疡、抗人类免疫缺陷病毒的作用
4	刺芒柄花素	异黄酮类	309.628	具有抗菌、降胆固醇、降血脂、利尿及雌激素样作用。对预防乳腺癌、前列腺癌、结肠癌,改善骨质疏松和改善妇女更年期症状等有一定的作用
5	甜菜碱	羧酸及其衍生物	197.259	普遍存在于动植物体内,是动物代谢的中间产物,为代谢的次生产物,是非常重要的渗透调节物质,能增强植物抗逆性,用于清洁类护肤品安全有效。抗肿瘤,降血压,抗消化性溃疡及胃肠功能障碍,治疗肝脏疾病

续表

序号	名称	分类参考	梦利宁各物质相对浓度/(μg/mL)	文献报道成分作用功效
6	甘草素	黄酮类化合物	141.122	解痉，抗溃疡，抗菌，肝细胞单胺氧化酶抑制剂
7	木兰花碱	阿朴啡类	123.615	抗炎、降压、抗生育等
8	18β-甘草次酸	孕烯醇酮脂类	98.459	具有抗炎、抗过敏、抑制细菌繁殖等作用
9	甘草酸二铵	孕烯醇酮脂类	95.091	抗过敏、清热解毒、治疗各种类型的肝炎
10	甘草苷	黄酮类化合物	52.632	具有抗溃疡、抗艾滋病的作用。与其他甜味剂混合用作甜味改良剂或增强剂
11	扎西他滨	嘧啶核苷	45.51	抗病毒药，用于抗癌、抗人类免疫缺陷病毒。为核苷类逆转录酶抑制剂，又名2′,3-双脱氧胞嘧啶核苷
12	共轭(9Z 11E)亚油酸	脂肪酰类	41.668	具有抗氧化、增强机体免疫功能、预防动脉粥样硬化等作用
13	咖啡酸	肉桂酸及其衍生物	25.161	具有抗氧化、抗癌、抗炎、抗菌、抗病毒等活性
14	柚皮素	黄酮类化合物	25.005	具有抗菌、抗炎、抗氧化、止咳祛痰、降血脂、抗癌抗肿瘤、解痉、清除自由基、预防和治疗肝病、抑制血小板凝结、抗动脉粥样硬化等作用
15	甘草查耳酮 B	线性1,3-二芳基丙烷	19.903	抗肿瘤、抗炎、抗氧化
16	16-羟基棕榈酸	脂肪酰类	17.982	饱和脂肪酸，有抗氧化和滋润皮肤作用
17	对羟基肉桂酸	肉桂酸及其衍生物	17.767	抗氧化、抗炎、抗菌、抗肿瘤，用于制造局部麻醉剂、杀菌剂和止血药等；抑制子宫颈癌；合成抗肾上腺素药艾司洛尔
18	维采宁Ⅱ	黄酮类化合物	14.266	具有抗癌、降血压、抗炎和解痉的作用
19	阿魏酸	肉桂酸及其衍生物	12.345	清除自由基、抗血栓、抗菌消炎、抑制肿瘤、防治高血压和心脏病、增强精子活力等

续表

序号	名称	分类参考	梦利宁各物质相对浓度/(μg/mL)	文献报道成分作用功效
20	染料木素	异黄酮类	10.804	具有抗肿瘤、抗氧化、抑菌、降血脂、雌激素样作用,抑制酪氨酸蛋白激酶(PTK)的活性、抑制拓扑异构酶Ⅱ、诱发细胞程序性死亡、提高抗癌药效、抑制血管生成
21	黄豆黄素	异黄酮类	10.186	抗氧化、抗癌等作用
22	牡荆素葡萄糖苷	黄酮类化合物	10.005	具有治疗缺血性心脏病、降血脂、抗癌的作用
23	淫羊藿素	黄酮类化合物	8.218	具有抗肿瘤、抗肝纤维化、抑制骨质疏松和保护神经等作用
24	大豆苷元	异黄酮类	7.315	具有明显的抗心律失常、抗缺氧缺血、解痉挛、促进骨细胞的形成和抑制癌细胞生长等作用
25	曲酸	吡喃	7.023	酪氨酸酶抑制剂,食品抗氧化剂
26	光甘草定	异黄酮类	6.495	抑制活性氧的产生,抑制酪氨酸酶,抗炎、抗氧化作用
27	积雪草酸	孕烯醇酮脂类	5.773	抗抑郁、抗胃溃疡、抗肿瘤、增强记忆力
28	小檗碱	原小檗碱生物碱及其衍生物	5.136	抗菌、降血脂、降血压、抗炎、抗氧化等
29	芹菜素-7-O-葡萄糖醛酸苷	黄酮类化合物	3.61	具有抗炎、抗肿瘤、降血压的作用
30	大豆皂苷 BB	孕烯醇酮脂类	3.403	具有降低胆固醇、降血脂、降血糖、抗氧化的作用
31	刺甘草查耳酮	线性 1,3-二芳基丙烷	3.38	抗肿瘤、保肝、抗炎
32	α-乳香酸	孕烯醇酮脂类	1.767	抗炎、抗肿瘤
33	毛蕊异黄酮	异黄酮类	1.62	具有抗氧化、抗辐射、抗癌、抑制病毒、降血脂的作用
34	根皮素	线性 1,3-二芳基丙烷	1.486	抗菌和抗炎
35	1,2,5,6-四氢吡啶-3-羧酸甲酯	生物碱及其衍生物	1.478	镇定、抗炎、防腐和抗氧化

续表

序号	名称	分类参考	梦利宁各物质相对浓度/(μg/mL)	文献报道成分作用功效
36	黄藤素	原小檗碱生物碱及其衍生物	1.085	具有清热解毒作用，用于妇科炎症、菌痢、肠炎、呼吸道及泌尿道感染等
37	新鲁斯可皂苷元	孕烯醇酮脂类	1.052	具有抗癌、保肝的作用
38	新蛇床内酯	异苯并呋喃	0.997	天然化合物，具有抗炎和抗氧化活性
39	拓扑替康	喜树碱类	0.988	抗肿瘤药物
40	柚皮苷查耳酮	线性 1,3-二芳基丙烷	0.796	具有抗炎和抗过敏作用
41	美迪紫檀素	异黄酮类	0.507	具有抗细菌、真菌、结核菌以及抗肿瘤等作用
42	氧化苦参碱	羽扇豆生物碱	0.472	有抗肿瘤、抗菌、抗寄生虫、抗炎、消肿利尿和减轻环磷酰胺引起的白细胞减少等作用
43	丁香醛	酚类	0.46	具有抗氧化、抗高血糖、抗炎活性
44	岚香酮酸	孕烯醇酮脂类	0.425	具有诱导细胞凋亡、抗癌和抗炎作用
45	大黄素甲醚	蒽类	0.195	抗菌消炎、免疫调节
46	四氢二甲氧基二苯并喹啉二醇	阿朴啡类	0.195	抗肿瘤、抗疟疾、抗血小板聚集和血管舒张等活性
47	毛蕊异黄酮苷	异黄酮类	0.191	具有抗氧化、抗辐射、抗癌的作用
48	阿格拉宾	孕烯醇酮脂类	0.136	具有抗炎和抗肿瘤活性
49	海柯皂苷元	孕烯醇酮脂类	0.136	具有抗肿瘤作用，用作激素类药物的原料药
50	延龄草苷	类固醇和类固醇衍生物	0.118	具有抗肿瘤、降血脂的作用
51	光甘草酮	异黄酮类	0.079	具有抗炎、抗衰老、美白肌肤的作用

附表 7-4　梦利宁中维生素、氨基酸等营养性物质

序号	名称	分类参考	梦利宁各物质相对浓度/(μg/mL)	文献报道成分作用功效
1	L-亮氨酸	羧酸及其衍生物	96.393	必需氨基酸，增加睡眠，营养增补剂，降血糖剂，植物生长促进剂，香料
2	L-脯氨酸	羧酸及其衍生物	74.614	合成人体蛋白质的重要氨基酸之一，氨基酸输液的重要原料，医药中间体，营养增补剂、风味剂
3	N-乙酰-L-苯丙氨酸	羧酸及其衍生物	15.031	氨基酸类
4	D-泛酸钙	羧酸及其衍生物	9.179	生物合成辅酶 A 的前提物质，营养增补剂
5	脯氨酰-亮氨酸	羧酸及其衍生物	8.547	能量补充剂。影响合成代谢激素的分泌、运动期间的燃料供应、压力相关任务期间的精神表现，并防止运动引起的肌肉损伤
6	N-乙酰-DL-色氨酸	羧酸及其衍生物	6.893	氨基酸衍生物
7	DL-2-氨基辛二酸	羧酸及其衍生物	3.469	氨基酸类
8	L-蛋氨酸	羧酸及其衍生物	3.231	必需氨基酸，促进肝脏健康，改善皮肤健康，降低胆固醇，减轻炎症，增强免疫力
9	吡多胺	吡啶及其衍生物	2.785	维生素 B_6 的一种形式，防治糖尿病慢性并发症发生、发展
10	DL-精氨酸	羧酸及其衍生物	1.745	营养增补剂，调味剂。对成人为非必需氨基酸，但体内生成速度较慢；对婴幼儿为必需氨基酸，有一定的解毒作用
11	α-亚麻酸	脂肪酰类	1.284	具有增强智力、提高记忆力、保护视力、改善睡眠、抑制血栓性疾病、预防心肌梗死和脑梗死、降血脂、降血压、抑制出血性脑中风、预防过敏等作用

附表 7-5　梦利宁发酵后成分含量增加举例

序号	名称	分类参考	梦利宁发酵前各物质相对浓度/(μg/mL)	梦利宁发酵后各物质相对浓度/(μg/mL)	文献报道成分作用功效
1	异甘草素	线性 1,3-二芳基丙烷	89.314	630.822	类黄酮,可溶性鸟苷酸环化酶激活剂,具有抗肿瘤活性
2	刺芒柄花素	异黄酮类	25.641	309.628	具有抗菌、降胆固醇、降血脂、利尿及雌激素样作用。对预防乳腺癌、前列腺癌、结肠癌,改善骨质疏松和改善妇女更年期症状等有一定的作用
3	甘草素	黄酮类化合物	9.774	141.122	解痉,抗溃疡,抗菌,肝细胞单胺氧化酶抑制剂
4	18β-甘草次酸	孕烯醇酮脂类	20.904	98.459	具有抗炎、抗过敏、抑制细菌繁殖等作用
5	5-羟甲基糠醛	有机氧化合物	0	31.96	抗氧化、改善学习记忆、抗过敏、保护神经细胞、抗炎
6	柚皮素	黄酮类化合物	2.86	25.005	具有抗菌、抗炎、抗氧化、止咳祛痰、降血脂、抗癌、抗肿瘤、解痉、清除自由基、预防和治疗肝病、抑制血小板凝结、抗动脉粥样硬化等作用
7	16-羟基棕榈酸	脂肪酰类	0	17.982	饱和脂肪酸,有抗氧化和滋润皮肤作用
8	染料木素	异黄酮类	3.589	10.804	具有抗肿瘤、抗氧化、抑菌、降血脂、雌激素样作用,抑制酪氨酸蛋白激酶的活性、抑制拓扑异构酶Ⅱ,诱发细胞程序性死亡、提高抗癌药效、抑制血管生成
9	黄豆黄素	异黄酮类	5.015	10.186	抗氧化、抗癌作用

续表

序号	名称	分类参考	梦利宁发酵前各物质相对浓度/(μg/mL)	梦利宁发酵后各物质相对浓度/(μg/mL)	文献报道成分作用功效
10	大豆苷元	异黄酮类	6.059	7.315	具有明显的抗心律失常、抗缺氧缺血、解痉挛、促进骨细胞的形成和抑制癌细胞生长等作用
11	鹰嘴豆芽素A	异黄酮类	0	5.919	具有雌激素样作用,能抑制胆固醇的升高,对人体内的激素水平具有双向调节作用。还有抗癌、抗真菌、解痉、降血脂作用
12	DL-2-氨基辛二酸	羧酸及其衍生物	2.968	3.469	氨基酸类
13	刺甘草查尔酮	线性1,3-二芳基丙烷	3.284	3.38	抗肿瘤、保肝抗炎
14	DL-精氨酸	羧酸及其衍生物	0	1.745	营养增补剂,调味剂。对成人为非必需氨基酸,但体内生成速度较慢;对婴幼儿为必需氨基酸,有一定的解毒作用
15	7-羟基香豆素	香豆素及其衍生物	0	1.675	有较强的解痉、镇痛、利胆作用
16	根皮素	线性1,3-二芳基丙烷	0	1.486	抗菌、抗炎

附表 7-6 梦利宁发酵后成分含量减少举例

序号	名称	分类参考	梦利宁发酵前各物质相对浓度/(μg/mL)	梦利宁发酵后各物质相对浓度/(μg/mL)	文献报道功效作用
1	甘草酸	孕烯醇酮脂类	1685.396	1090.633	具有抗炎、抗变态反应;作为甜味剂,广泛用于各类食品
2	异甘草苷	黄酮类化合物	813.949	591.367	具有抗溃疡、抗人类免疫缺陷病毒的作用
3	甘草苷	黄酮类化合物	60.243	52.632	具有抗溃疡、抗艾滋病的作用。与其他甜味剂混合用作甜味改良剂或增强剂
4	牡荆素葡萄糖苷	黄酮类化合物	13.365	10.005	具有治疗缺血性心脏病、降血脂、抗癌等作用
5	芹菜素-7-O-葡萄糖醛酸苷	黄酮类化合物	5.354	3.61	具有抗炎、抗肿瘤、降血压的作用
6	大豆皂苷 BB	孕烯醇酮脂类	5.928	3.403	具有降低胆固醇、降血脂、降血糖、抗氧化的作用

参考文献

[1]郭生白，郭达成.本能论新解 郭氏中医心悟[M].北京：中国中医药出版社，2020.

[2]谷晓红，马健.温病学说理论与实践[M].北京：中国中医药出版社，2017.

[3]何清湖.传世藏书·子库·医部 1[M].海口：海南国际新闻出版中心，1995.

[4]何清湖.传世藏书·子库·医部 2[M].海口：海南国际新闻出版中心，1995.

[5](明)李时珍，本草纲目[M].张凤娇，译.北京：北京联合出版公司，2019.

[6]刘公望.温病金匮伤寒经典速览[M].北京：华夏出版社，2003.

[7]陆德铭.中医外科学[M].上海：上海科学技术出版社，1997.

[8]孙广仁，郑洪新.中医基础理论[M].北京：中国中医药出版社，2017.

[9]田景振，崔清华.抗病毒中成药的研究与应用[M].济南：山东科学技术出版社，2019.

[10]田景振，侯林.抗病毒中草药的研究与应用[M].济南：山东科学技术出版社，2019.

[11]吴炳新，牛纪江，孙筱林.发酵中药学[M].北京：中国古籍出版社，2014.

[12]吴敦序.中医基础理论学习指导[M].上海：上海科学技术出版社，1998.

[13]严振国. 正常人体解剖学[M]. 上海：上海科学技术出版社，1999.

[14]张伯礼，李振吉. 中国中医药重大理论传承创新典藏[M]. 北京：中国中医药出版社，2018.

[15]张凤娇. 黄帝内经[M]. 北京：北京联合出版公司，2019.

[16]国华，柳长华，周琦，等. 中医药文化核心价值凝练研究[J]. 中国中医基础医学杂志，2016，22(11)：1483-1485.

[17]李慧，奚然然，霍晨露，等. 中药炮制源流初探[J]. 中国民族民间医药，2021，30(11)：29-32.

[18]李水贤，谢莉青，董国英，等. 中西医比较与中医现代化思路[J]. 山东中医药大学学报，2010，34(1)：8-10，13.

[19]刘涛. 论疾病治疗的自然观[J]. 医学与哲学，2014，35(12)：76-78.

[20]龙全江. 论中药材加工的历史渊源与现代研究[J]. 中国中医药信息杂志，2005，12(7)：1-3.

[21]吕玉萍，张丽敏，安丰辉，等. 从量子生物学角度对中医理论的几点思考[J]. 新中医，2016，48(5)：295-297.

[22]余璇，陈凤国，赵国平. 试论古代中医解剖学史[J]. 山东中医药大学学报，2015，39(6)：502-504.

[23]张怀亮，潘钰蔚，李晓霞，等. 中医经络细胞生物场与生物共振概述[J].中国中西医结合皮肤性病学杂志，2009，8(5)：329-330.

[24]张挺，李其忠. 意象思维在中医认识疾病及临床诊疗中的应用[J]. 南京中医药大学学报(社会科学版)，2015，16(3)：141-145.

跋

伟大的中华民族在上下五千年的历史实践发展过程中，认识到人类生命诞生于自然，依靠自然生存。同时，在消费、改造、创造、发展的实践过程中，学会了养生、防病、治未病、治已病，中医药学是在寻求进化中不断发现自身健康规律的实践经验之总结。

在远古时代，相传神农（炎帝）尝百草，代代口耳相传，于东汉时期集结整理成书——《神农百草经》，该书是中医四大经典著作之一，是已知最早的中药学著作。现在每年农历四月二十六日这一天民间祭奠炎帝诞辰。届时，海内外华人同胞聚集宝鸡常羊山炎帝陵、湖北武汉神农架等地，共祭中华人文始祖炎帝，追思始祖的丰功伟绩。炎帝一生教民钻木取火，农耕稼穑，神农尝百草发明医药治病，强大群族，统一华夏。

约公元前7000年，伏羲坐在连山观天象，以类取象，根据宇宙、太阳、月亮、地球山水创造出八卦图。周文王在牢中续接划著64卦。太极、阴阳五行、天干地支与二十四节气等学说，都是华夏民族观察自然总结出的智慧结晶。例如，至今仍在沿用的“二十四节气”是上古农耕文明的产物，农耕生产与大自然的节律息息相关，它是上古先民顺应农时，通过观察天体运行，认知一岁中时令、气候、物候等方面变化规律所形成的知识体系。二十四节气最初是依据斗转星移制定，北斗七星循环旋转，斗柄顺时针旋转一圈为一周期，谓之一“岁”。与现在天文学依据“太阳周年视运动”，也就是以太阳黄经度数确立的二十四节气，两者交节时间基本一致。两种确立方法虽然不同，但造成斗转星移的原因都是地球绕太阳公转。

后来（约公元前1046～公元前771年）先贤提出“道器并重学说”等。中华文化把天地融为密不可分的“和合关系”，强调“天人合一”“天人和谐”“人法地，地法天，天法道，道法自然”“三因制宜”等，中医学思想与传统文化有着千丝万缕的联系。

中医不仅体现了人本人文情怀，也是一种健康的生活方式。在实践过程中发现“万物皆可治病，万物皆可为药”，诸多医家合力完成了经典的《黄帝内经》，汉代张仲景集秦汉时期的医学成就，并结合自己的临床实践，完成了旷世巨著《伤寒杂病论》(包括《金匮要略》)，今天的临床实践证明其依然鲜活有效。辨证施治实践经验规律可称为中医药学精髓之一。一千多年前，华佗等医家可进行人体解剖外科手术，内科医家认识发现引起疾病的原因来自体外自然界的六邪(六淫之邪)和体内七情，六邪、七情致病均可对症治疗；发现人体自身有排毒、修复、康复能力，创造了人体免疫抗病经验；还创造了人体治未病针灸、推拿按摩、拔罐、艾灸等防治方法与身体运动锻炼经验。

伟大的中华民族创造了中医药学生命辩证发展大科学文化，中医药的发展历史从来都是人民在实践中不断认识自己、发展自己的过程。

2021 年 5 月 12 日，习近平总书记在河南省南阳市考察时强调“我们要发展中医药，注重用现代科学解读中医药学原理”。本书结合对中西医学、药学的研究，初步梳理了现代新技术在实践过程的创新发展，努力发扬中医药临证实践的优势，中医的思维加上现代的技术，是未来医学的发展方向。走中西医相结合、相融合的道路，这也是时代的必然。中医药虽然历史悠久，但其理念并不落后，在整体观念、辨证论治、养生保健、复方药物、非药物疗法等方面还代表着未来的医学发展方向。

已故的钱学森院士曾指出，人类的知识远比体系中概括成熟的学科理论技术丰富得多，其中仍有许多实践经验、哲学思维和成文或不成文的实践感受尚未凝练升华，进入现代科学技术体系之中，但这并不意味着它们不具备科学价值。

数千年的临床经验已经证明中医药具有卓越疗效，屠呦呦发现青蒿素获得诺贝尔生理学或医学奖，也表明中医药学蕴含着重要的科学价值。特别是在抗击新型冠状病毒感染疫情中，中医药的优异表现令世人广泛称赞，可以说，中医药有可能是现代科学理论创新和技术创新的一座“富矿”。

科学发展的历史一再向人们昭示，任何科学上的进步都是人类探求科学真理而迈出的步伐，中医药学作为一个开放的理论体系，需要以更加积极开放的姿态接纳并拥抱现代科学理论，为推动中医药的现代化转型提供更为坚实的理论根基，进而走向更为广阔的发展空间。

在习近平新时代中国特色社会主义思想指导下，在新时代、新文化、新文明中医药传承守正、创新快速发展的过程中，中医药必将为更多人的健康服务作出重大的贡献；中医药学生命辩证发展大科学文化正走向世界。

此书之用意，在于助推这一历程的进展，尽绵薄之力。

特此感谢田景振教授、牛纪江院长、孙筱林院长、褚新红主任、王龙卿先生为本书编撰提供的专业指导与宝贵支持。